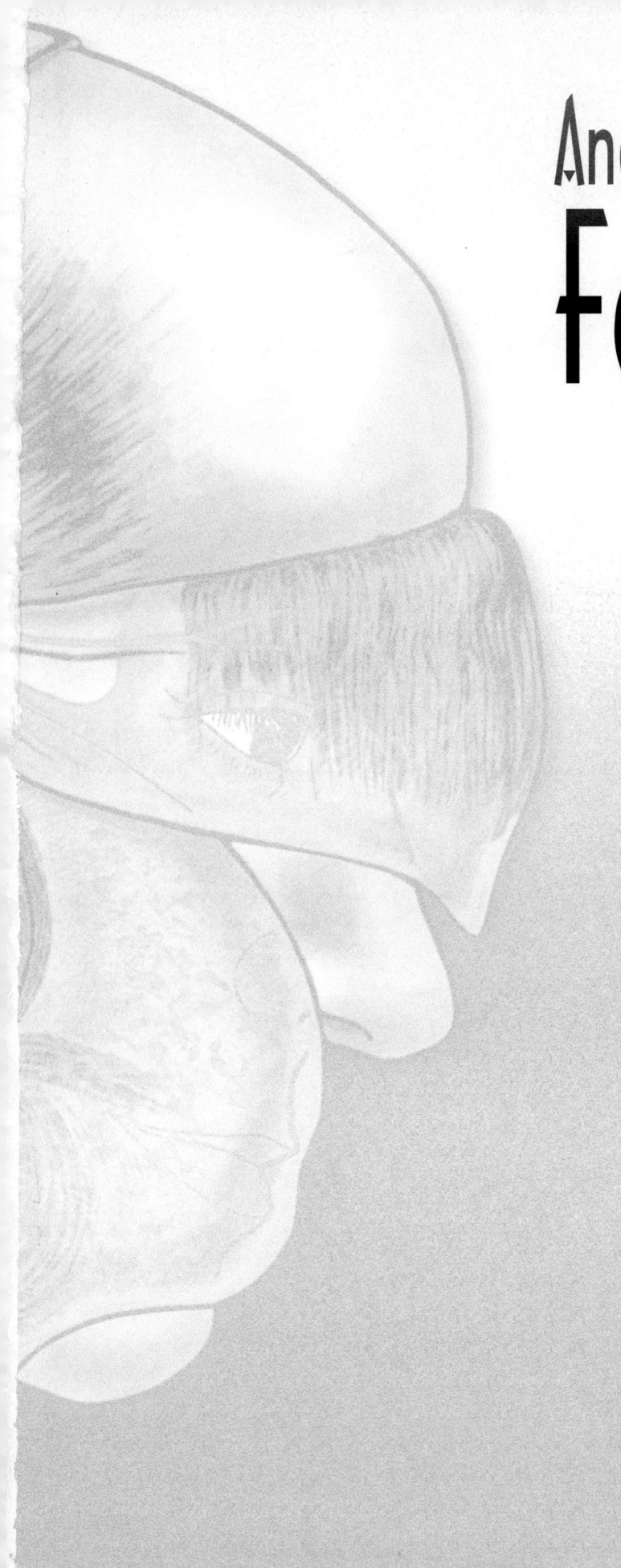

Anatomia Cirúrgica da Face

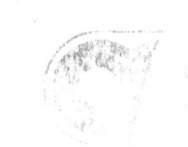

Anatomia Cirúrgica da Face

Segunda Edição

Wayne F. Larrabee, Jr., M.D., F.A.C.S.
*Clinical Professor
Department of Otolaryngology – Head and Neck Surgery
University of Washington School of Medicine
Director
Larrabee Center for Facial Plastic Surgery
Seattle, Washington*

Kathleen H. Makielski, M.D.
*Associate Professor
Department of Otolaryngology Head and Neck Surgery
University of Washington School of Medicine
Chief
Department of Otolaryngology – Head and Neck Surgery
Pacific Medical Center
Seattle, Washington*

Jenifer L. Henderson, M.D., L.C.D.R., M.C., U.S.N.R.
*Staff Surgeon
Department of Otolaryngology – Head and Neck Surgery
Division of Facial Plastic and Reconstructive Surgery
National Naval Medical Center
Assistant Professor of Surgery
Uniformed Services University of the Health Sciences
Bethesda, Maryland*

Revisão Técnica
Jefferson Braga Silva
Professor do Departamento de Cirurgia da Faculdade de Medicina da
Pontifícia Universidade Católica do Rio Grande do Sul

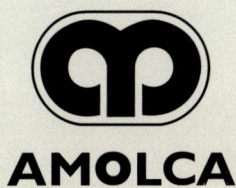
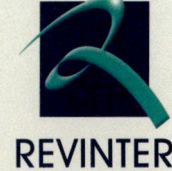

Título original:
Anatomía Quirúrgica de la Cara
Copyright © 2007 by Actualidades Médico Odontológicas Latinoamérica, C.A. (AMOLCA)

ISBN 85-372-0079-4

Todos os direitos reservados.
É expressamente proibida a reprodução
deste livro, no seu todo ou em parte,
por quaisquer meios, sem o consentimento
por escrito da Editora.

Tradução:
NELSON GOMES DE OLIVEIRA
Médico, RJ

Revisão Técnica:
JEFFERSON BRAGA SILVA
Professor do Departamento de Cirurgia da Faculdade de Medicina da
Pontifícia Universidade Católica do Rio Grande do Sul

Ilustrações de Kathleen H. Makielski, M.D.

> **Nota:** A medicina é uma ciência em constante evolução. À medida que novas pesquisas e experiências ampliam os nossos conhecimentos, são necessárias mudanças no tratamento clínico e medicamentoso. Os autores e o editor fizeram verificações junto a fontes que se acredita sejam confiáveis, em seus esforços para proporcionar informações acuradas e, em geral, de acordo com os padrões aceitos no momento da publicação. No entanto, em vista da possibilidade de erro humano ou mudanças nas ciências médicas, nem os autores e o editor nem qualquer outra parte envolvida na preparação ou publicação deste livro garantem que as instruções aqui contidas são, em todos os aspectos, precisas ou completas, e rejeitam toda a responsabilidade por qualquer erro ou omissão ou pelos resultados obtidos com o uso das prescrições aqui expressas. Incentivamos os leitores a confirmar as nossas indicações com outras fontes. Por exemplo e em particular, recomendamos que verifiquem as bulas em cada medicamento que planejam administrar para terem a certeza de que as informações contidas nesta obra são precisas e de que não tenham sido feitas mudanças na dose recomendada ou nas contra-indicações à administração. Esta recomendação é de particular importância em conjunto com medicações novas ou usadas com pouca freqüência.

AMOLCA
Actualidades Médico Odontológicas Latinoamérica, C.A. (AMOLCA)
Ira. Avenida Sur de Altamira, Edifício Rokaje, Planta 3, Urb. Altamira –
Aptdo Postal 68772 – 1062 – A. Caracas – Venezuela
Tels: (58 212) 266.6176 – 266.86.01 – Fax: (58 212) 264.4608
amolca@telcel.net.ve – www.amolca.com.ve

REVINTER
Livraria e Editora REVINTER Ltda.
Rua do Matoso, 170 – Tijuca
20270-135 – Rio de Janeiro – RJ
Tel.: (21) 2563-9700 – Fax: (21) 2563-9701
livraria@revinter.com.br – www.revinter.com.br

Copyright © 2004 by Lippincott Williams & Wilkins

Meu interesse em anatomia facial foi estimulado pelo meu tio, Raymond Truex, Ph.D. (1911–1980), cujos livros sobre neuroanatomia e anatomia de cabeça e pescoço estabeleceram novos padrões de erudição, precisão e projeto. Dedico os meus esforços em *Anatomia Cirúrgica da Face* ao meu irmão, Gregory Robert Larrabee (1949–1976), estudante de anatomia, e ao seu homônimo, Gregory McKee Fox Larrabee.

W.F.L.

Ao Professor Gerald P. Hodge, que inspirou o meu interesse por ilustração médica desde que conheci o seu trabalho, aos 11 anos de idade. Artista e mestre excepcional, ele continuou a estimular o meu interesse em arte científica mesmo depois que me dediquei à carreira de cirurgião.

K.H.M.

Ao meu marido, Tony, pela sua inesgotável paciência e apoio.

J.L.H.

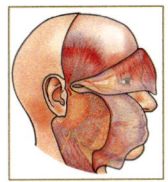

Apresentação

Os autores certamente atingiram o seu objetivo de apresentar as relações da anatomia funcional do ponto de vista cirúrgico. Realizaram isto conceitual e graficamente com uma clareza e especificidade que lidam com o "bom-senso" das técnicas cirúrgicas. Esta situação é embelezada com um estilo bem equilibrado que inclui os nomes dos apropriados pioneiros e inovadores relacionados com as técnicas cirúrgicas específicas. A seleção de tópicos é naturalmente arbitrária, mas suficientemente abrangente para estabelecer um ponto de partida para qualquer tipo de cirurgião regional trabalhando nas áreas da cabeça e pescoço.

Este livro é equilibrado por uma identificação prática e artística das composições geográficas moles e duras das áreas da cabeça e pescoço. Possui orientação regional adicional com uma apresentação individual dos sistemas altamente especializados destas áreas.

A ilustração merece especial atenção em virtude da sua praticidade e elegância, com apresentações vívidas e de bom gosto da anatomia cirúrgica. O uso artístico da linha cheia e das cores brandas acrescentou uma dimensão ilustrativa e artística, que é muito útil à compreensão do processo anatômico.

A síntese do desenho anatômico com a relação clínica implícita em um programa cirúrgico ajuda grandemente na organização do texto. O satisfatório fluxo seqüencial desta informação científica específica, com a ênfase exclusiva em anatomia básica, monta, adequadamente, o cenário para a intervenção cirúrgica inteligente.

John Conley, M.D.

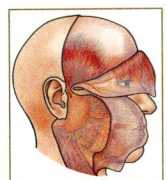

Prefácio

Durante a última década, a cirurgia facial experimentou crescimento e avanço sem precedentes. Nosso objetivo ao escrever este atlas é apresentar a anatomia facial relevante do ponto de vista cirúrgico. Demasiado freqüentemente, os livros de anatomia não apresentam as estruturas como elas seriam vistas na sala de operações e tendem a perder a perspectiva na importância de detalhes cirúrgicos relevantes. Em contraposição, numerosas publicações que descrevem pontos-chave anatômicos para um procedimento operatório particular, freqüentemente, não possuem clareza e constância ilustrativas. Esta segunda edição da *Anatomia Cirúrgica da Face* foi planejada para consolidar as informações de maneira concisa e compreensível. Os assuntos abordados são selecionados e refletem a visão dos autores sobre a sua importância relativa.

Nosso desejo foi criar ilustrações anatômicas esteticamente agradáveis e precisas para aqueles que estudam cirurgia facial. Escolhemos usar a cor de uma maneira consistente e projetar maneiras inovadoras para demonstrar relações complexas. Exemplos clínicos e dissecções em cadáver foram usados para suplementar as ilustrações e demonstrar os pontos-chave anatômicos. Finalmente, as ilustrações, que representam uma ampla variedade de indivíduos, ajudam a representar a maravilhosa diversidade que vemos em nossos pacientes.

Wayne F. Larrabee, Jr., M.D., F.A.C.S.
Kathleen H. Makielski, M.D.
Jenifer L. Henderson, M.D., L.C.D.R., M.C., U.S.N.R.

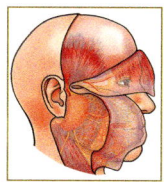

Agradecimentos

Queremos agradecer o auxílio de várias pessoas na preparação deste atlas: Patti Peterson, pelos consideráveis esforços e dedicação na preparação do original através das múltiplas revisões; Ward Makielski, pelo aconselhamento artístico e assistência gráfica; Douglas Wilson, Ph.D., pelo apoio, encorajamento e assistência editorial; Carol Risan, pelo suporte administrativo; Daniel Graney, Ph.D., pela revisão do original quanto à precisão anatômica; Craig Murakami, M.D., pelo auxílio nas dissecções; e Ernest A. Weymuller, Jr., M.D., pelo suporte departamental. Finalmente, agradecemos a Craig L. Cupp, M.D., Douglas J. Kibblewhite, M.D., F.R.C.S.(C.) e Brock Ridenour, M.D., por suas contribuições à primeira edição deste texto.

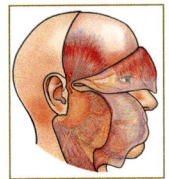

Sumário

PARTE I – Análise da Face

1 Análise do Contorno Facial 3
2 Embriogênese Facial 13
3 Variações na Anatomia Facial devidas a Raça, Sexo e Idade 23

PARTE II – Sistemas Anatômicos

4 Arcabouço de Tecidos Duros 33
5 Pele e Tecidos Moles 47
6 Sistema Musculoaponeurótico Superficial 51
7 Musculatura Facial 61
8 Nervo Facial 79
9 Inervação Sensitiva Facial 89
10 Padrões Vasculares da Face 99
11 Linfáticos da Face 109

PARTE III – Regiões Anatômicas

12 Cabelo e Couro Cabeludo 119
13 Testa e Supercílios 127
14 Pálpebras, Órbita Anterior e Sistema Lacrimal 133
15 Nariz 153
16 Orelhas 173
17 Bochechas e Pescoço 181
18 Lábios e Mento 187
   Índice Remissivo 193

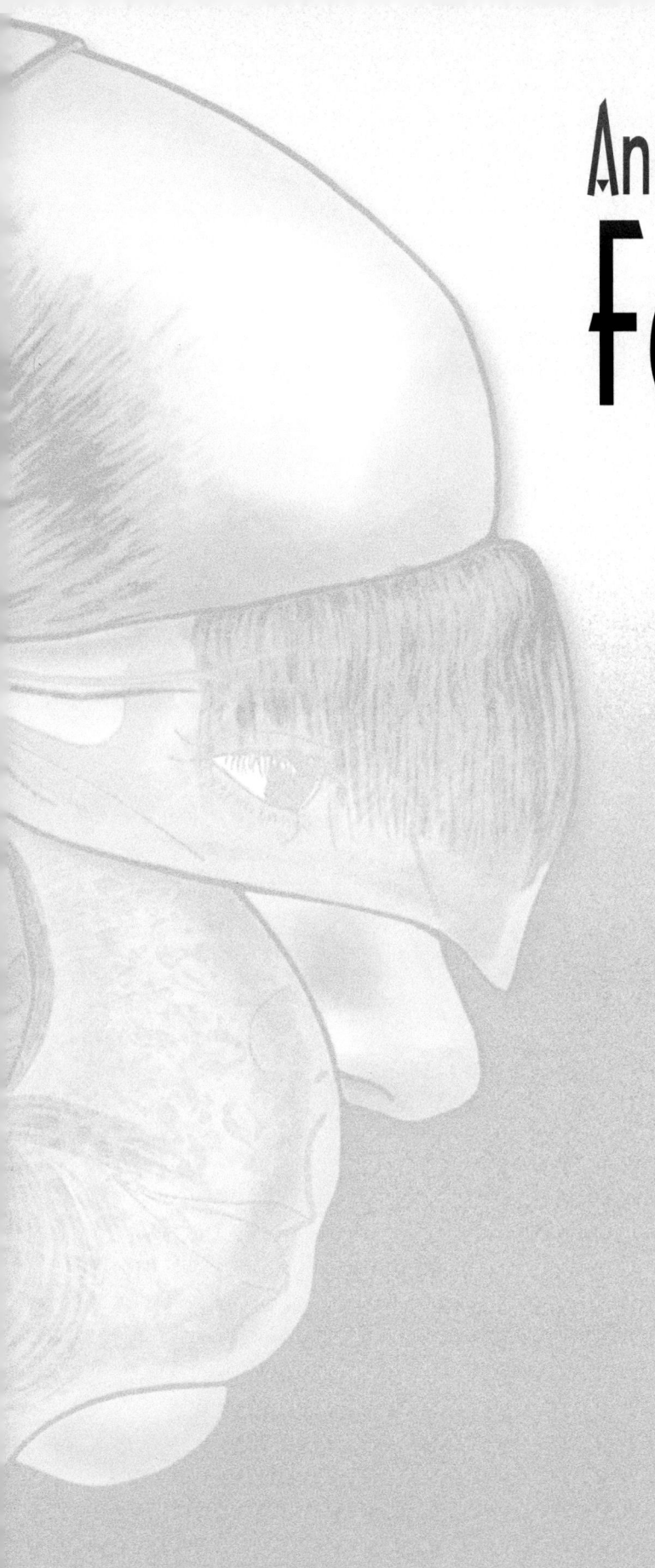

Anatomia Cirúrgica da Face

PARTE I

Análise da Face

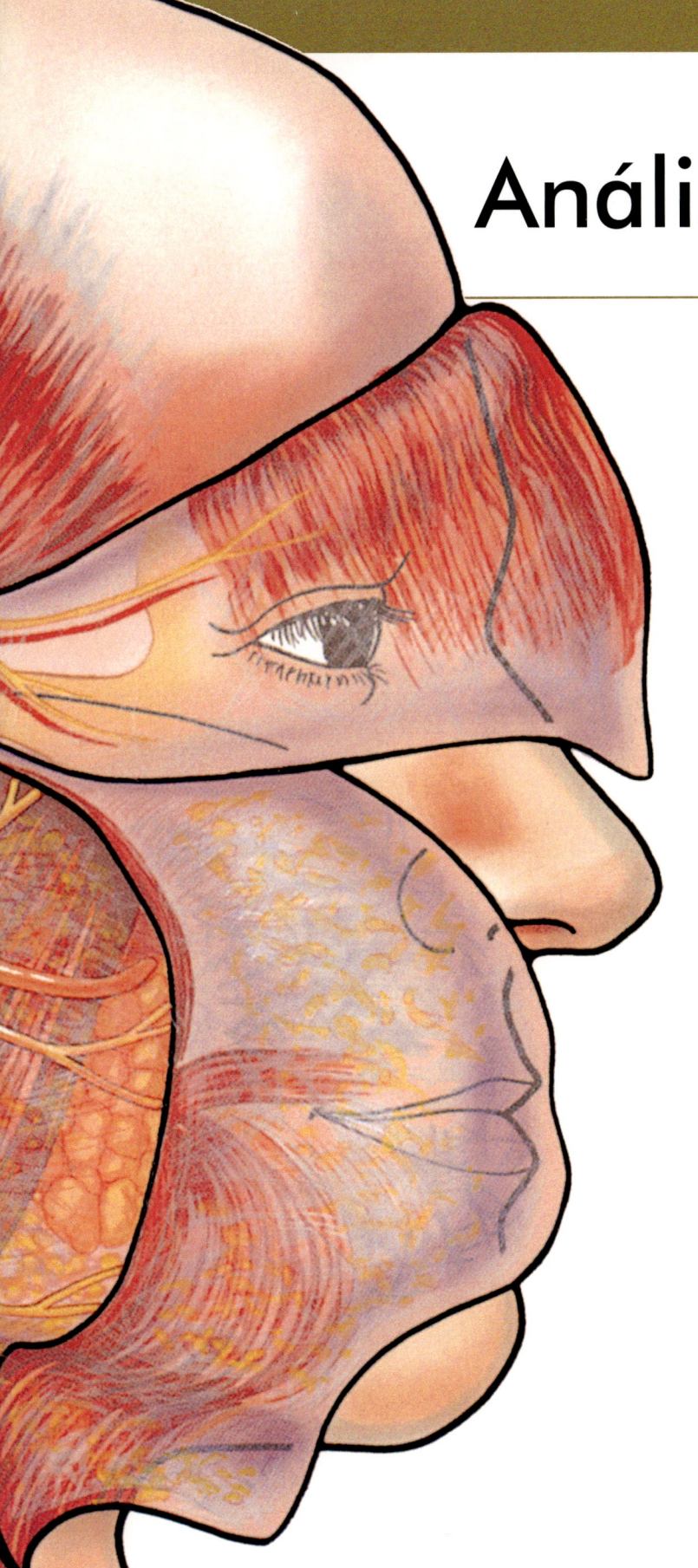

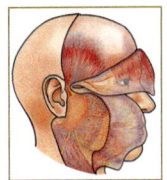

CAPÍTULO 1

Análise do Contorno Facial

A estrutura anatômica da face pode ser conceituada como uma composição de três partes: (1) pele, (2) tecidos moles (gordura, músculo e tecido conjuntivo) e (3) o alicerce de tecidos duros (ossos, dentes, cartilagem). A forma básica da face é determinada pelos tecidos duros. A pele e os tecidos subjacentes criam um invólucro de tecidos moles.

De particular importância para o contorno facial são os ossos faciais convexos, a saber, os ossos nasais, as margens supra-orbitárias, as eminências malares, a mandíbula e o osso hióide. A cirurgia plástica da face interessa-se cada vez mais pelos procedimentos nesse arcabouço ósseo. A relação entre as alterações feitas nos tecidos duros e a posição final dos tecidos moles, no entanto, é complexa. Em uma área com pele elástica fina (como o dorso nasal), uma alteração óssea pode resultar na mesma alteração dos tecidos moles; em contraposição, uma alteração no mento pode resultar em uma alteração menor dos tecidos moles no espesso perfil de tecidos moles sobrejacente (Gallagher *et al.*, 1984).

PROPORÇÕES FACIAIS

Na direção horizontal, os terços faciais de Leonardo são proporções simples, mas úteis (Fig. 1.1). A altura do lábio superior é, aproximadamente, a metade daquela do lábio inferior e do mento. Horizontalmente, a largura do nariz e sua base deve ser aproximadamente igual à distância entre os olhos (Fig. 1.2).

Ao analisar a vista frontal deve-se também considerar a forma global da face. Uma proporção de 3:4 entre a largura e a altura da cabeça é bastante típica, mas há ampla variação. As faces podem ser classificadas como quadradas, redondas, ovais ou triangulares. Uma face quadrada ou uma redonda pode sugerir nariz um pouco mais largo e mais curto do que uma oval ou triangular. Uma face oval geralmente é considerada mais agradável.

Na vista lateral, a forma geral do perfil facial é importante em cirurgia estética. O conceito básico da convexidade facial foi bem descrito por Woolnoth em 1865: "A forma e o contorno gerais de todas as faces, especialmente quando vistas de perfil, são de três ordens — a reta, a convexa e a côncava. A face reta é considerada a mais bela." González-Ulloa (1961) definiu uma face reta com a sua perfiloplastia; nessa técnica, uma linha é traçada do násio perpendicularmente ao plano horizontal de Frankfort e deve tocar a testa, os lábios e o mento.

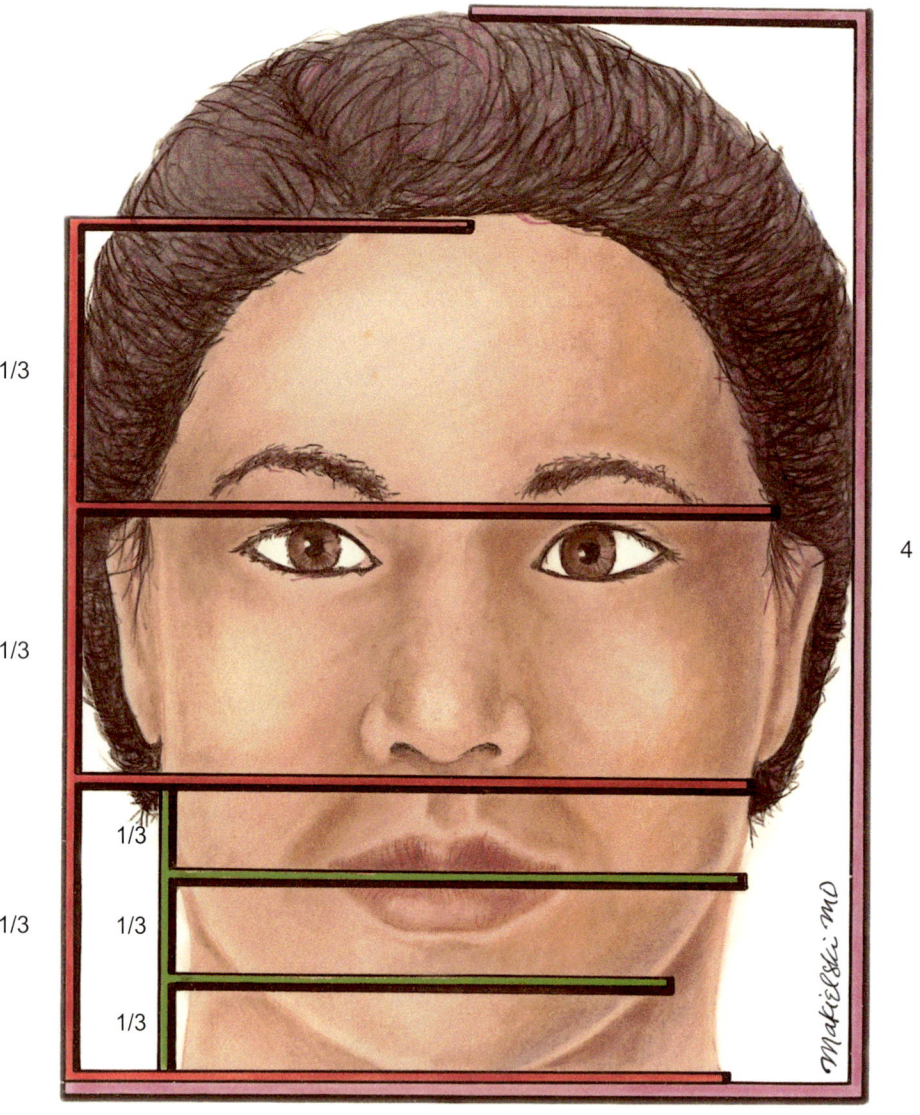

FIG. 1.1. Proporções faciais horizontais. Entre a linha do cabelo e o mento, a face pode ser dividida em terços, em geral imediatamente abaixo dos supercílios e na base do nariz. O terço inferior da face pode ser subdividido em terços, com o lábio superior tendo a metade da altura do lábio inferior e do mento. A proporção entre a largura e a altura da cabeça é tipicamente 3:4.

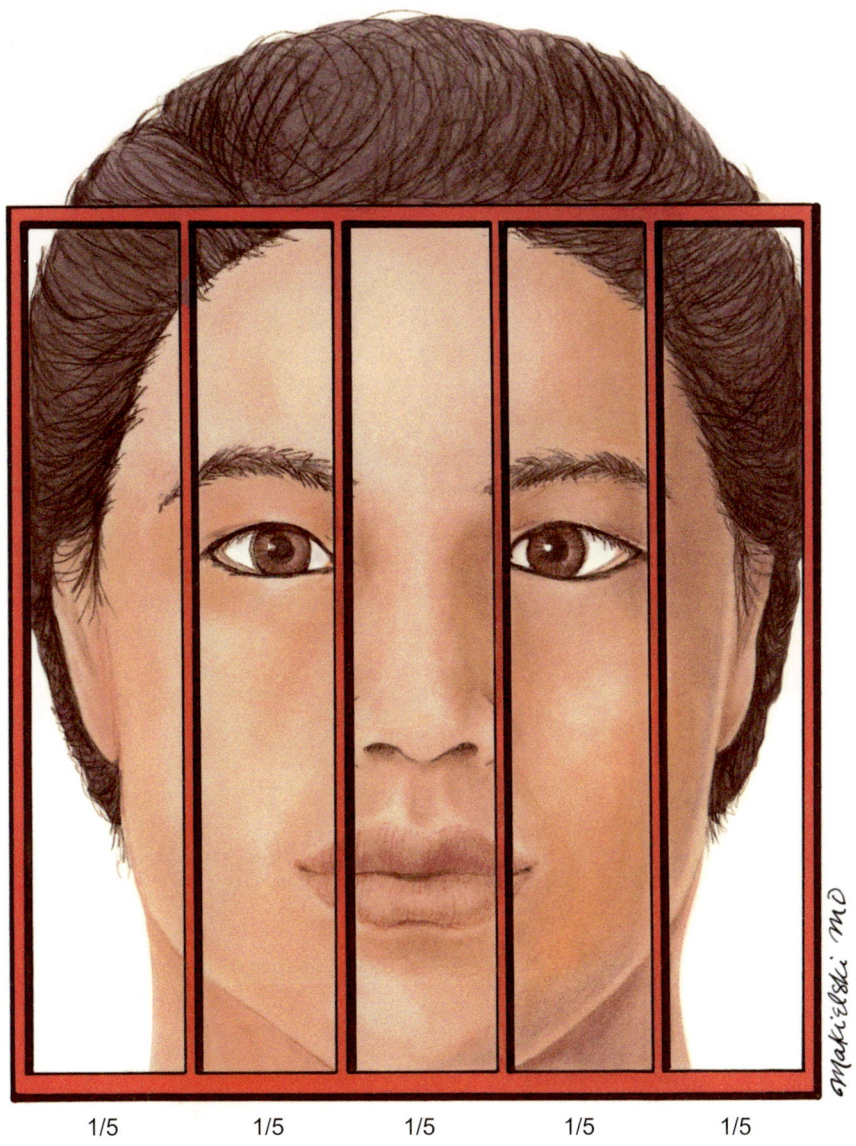

FIG. 1.2. Proporções faciais verticais. A largura da base do nariz é aproximadamente igual à distância entre os olhos. A face geralmente é dividida em cinco segmentos correspondentes à largura dos olhos.

O estudo relativamente simples das proporções faciais apresentado até agora é adequado para avaliação de muitos pacientes. Quando é necessária uma análise mais detalhada do contorno facial, o cirurgião pode prosseguir para cefalometria dos tecidos duros, cefalometria dos tecidos moles ou métodos tridimensionais mais complexos.

ANÁLISE CEFALOMÉTRICA

Uma vez que a cirurgia estética envolve trabalho mais extenso sobre o arcabouço ósseo da face, a análise cefalométrica se torna mais importante. Múltiplos sistemas foram descritos; a maioria foi desenvolvida por ortodontistas para avaliar a relação entre os dentes e a cobertura circundante óssea e de tecidos moles. Esses sistemas podem ser muito úteis, particularmente na avaliação das proporções faciais verticais e da relação da maxila e da mandíbula com a base craniana. Neste capítulo, apresentamos uma parte da terminologia básica e algumas das relações mais básicas para ajudar o leitor na orientação. Os sistemas selecionados por um cirurgião dependerão dos casos específicos envolvidos e dos desejos e treinamento dos indivíduos. As medições podem ser feitas a partir de um filme cefalométrico lateral, de medições faciais diretas dos tecidos moles, fotografias e imagens de tomografia computadorizada ou ressonância magnética.

■ ANÁLISE CEFALOMÉTRICA DOS TECIDOS DUROS

Para cefalometria dos tecidos duros, comumente, é usado o arranjo cefalométrico padrão americano. A estabilização é obtida com um par de hastes auriculares no meato auditivo externo e com uma haste repousando sobre a margem infra-orbitária ou o násio. Essas hastes também marcam um dos pontos principais: a margem superior do meato acústico externo. A linha que conecta esse ponto ao orbital é chamada plano horizontal de Frankfort. Posicionar a cabeça do paciente de tal modo que o plano horizontal de Frankfort fique paralelo ao solo permite medição cefalométrica reprodutível. Como uma alternativa simples ao plano horizontal de Frankfort, pode ser usado um plano horizontal verdadeiro baseado na posição natural da cabeça para cefalometria, documentação fotográfica e outras análises. Essa posição natural da cabeça é obtida fazendo-se o paciente sentar olhando para dentro dos seus olhos em um espelho. A posição é facilmente obtida clinicamente e é inteiramente reprodutível. Alguns dos pontos cefalométricos comuns usados em análise de tecidos duros são vistos na Figura 1.3.

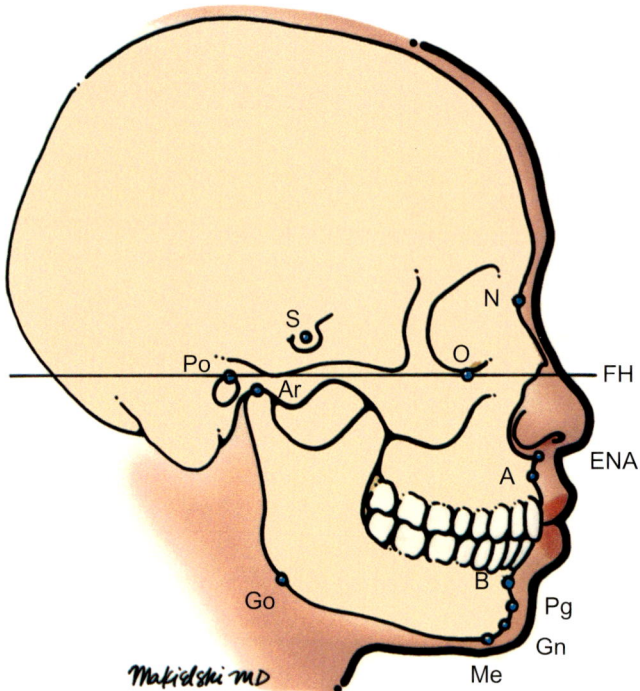

FIG. 1.3. Pontos cefalométricos comuns dos tecidos duros. O orbital (*O*) é o ponto mais inferior na margem infra-orbitária. O násio (*N*) representa o ponto mais anterior na sutura nasofrontal. O centro da sela túrcica é designado *S*. A extremidade da espinha nasal anterior é o ponto *ENA*. A porção mais recuada da pré-maxila entre a espinha nasal e o incisivo é *A*. O ponto mais profundo do perfil ósseo mandibular é *B*. O ponto mais anterior do mento ósseo é o pogônio (*Pg*). O centro do contorno inferior do mento ósseo é o gnátio (*Gn*). O ponto mais inferior do mento ósseo é denominado mento (*Me*). O ponto médio do ângulo da mandíbula é o gônio (*Go*). O ponto na interseção da borda posterior do ramo mandibular e a sombra do arco zigomático é *Ar*. O pório (*Po*) representa o ponto médio da parte superior do meato acústico externo. O plano horizontal de Frankfort (*FH*) conecta a face superior do meato acústico externo ao orbital (*O*).

Uma das principais dificuldades em análise cefalométrica é o estabelecimento de padrões normais de referência. Um padrão inicial amplamente aceito foi a análise de Downs, baseada em um estudo posterior à II Guerra Mundial, na Universidade de Illinois, de 25 indivíduos caucasianos com oclusão dentária ideal. Desde então, muitos estudos foram publicados, incluindo o *Michigan Growth Study* (Riola et al., 1974) e o estudo de Bolton em Cleveland (Broadbent et al., 1975).

Há numerosos sistemas cefalométricos que usam diferentes distâncias lineares entre pontos, ou ângulos entre linhas, para analisar faces. Em essência, eles todos tentam relacionar os cinco componentes funcionais principais da face uns aos outros, horizontal e verticalmente. Esses componentes são (1) o crânio e a base do crânio, (2) a maxila esquelética (maxila menos dentes e processo alveolar), (3) a mandíbula esquelética (novamente sem os dentes e alvéolos), (4) a dentição maxilar e (5) a dentição mandibular.

A análise de Steiner foi a primeira análise cefalométrica de tecidos duros a ser amplamente aceita (Steiner, 1959). Uma vez que ela ainda é comumente usada, descreveremos alguns dos seus componentes para ilustrar a abordagem adotada por muitos dos sistemas (Fig. 1.4). A primeira medida é do ângulo S-N-A, que descreve a relação ântero-posterior da maxila com a base do crânio. Um grande ângulo S-N-A significa protrusão maxilar, e um ângulo pequeno significa recuo (recessão) maxilar. A segunda medida é o ângulo S-N-B, que mede a relação da mandíbula com a base do crânio. Um grande ângulo S-N-B significa proeminência mandibular, e um ângulo pequeno significa recessão mandibular. O ângulo A-N-B é a diferença entre os ângulos S-N-A e S-N-B e representa a diferença nas posições relativas entre a maxila e a mandíbula. O ângulo A-N-B, no entanto, também é influenciado pela altura vertical da face e a colocação ântero-posterior do násio. Em seguida na análise de Steiner, são medidos os ângulos dos incisivos superiores e inferiores com as linhas de referência NA e NB, bem como a distância desde a borda incisiva até as linhas. A posição relativa do mento (pogônio) ao incisivo inferior é importante; um incisivo relativamente proeminente permite um mento mais proeminente e vice-versa. Finalmente, o ângulo entre o plano mandibular e a linha de referência SN dá uma medida quanto às proporções verticais da face. Valores típicos dessas medidas são apresentados na Figura 1.4.

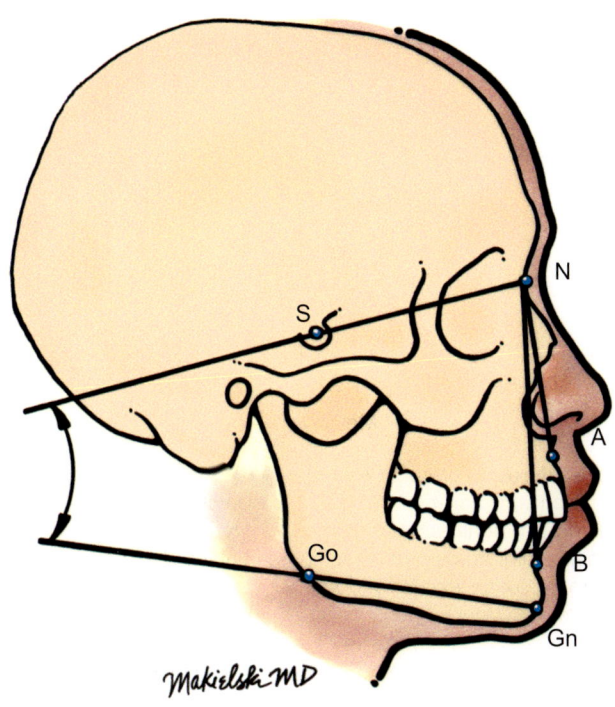

FIG. 1.4. Análise de Steiner. *Go-Gn* define o plano mandibular. O ângulo entre o plano mandibular (*Go-Gn*) e a linha de referência SN (*S-N*) descreve a altura vertical da face. O ângulo S-N-A (*SNA*) descreve a relação ântero-posterior entre a maxila e a base do crânio. O ângulo S-N-B (*SNB*) similarmente descreve a relação da mandíbula e da base do crânio. Os seguintes valores são típicos de caucasianos. O ângulo S-N-A é usualmente 82 ± 2°; o ângulo SNB é normalmente 78 ± 2°; o ângulo A-N-B é usualmente 2 ± 1,5°; o plano mandibular e a linha de referência SN criam um ângulo de aproximadamente 32°.

■ ANÁLISE CEFALOMÉTRICA DOS TECIDOS MOLES

Embora a análise cefalométrica tenha sido desenvolvida mais completamente do que a análise dos tecidos moles, a maioria do trabalho reconstrutivo e cosmético facial ainda envolve tecido mole. Análise adicional dos contornos dos tecidos moles é importante no planejamento e na avaliação dessa cirurgia.

Muitos dos pontos relacionados ao perfil dos tecidos moles são definidos similarmente aos pontos dos tecidos duros. O plano horizontal de Frankfort é definido como a linha horizontal que se estende da borda superior do meato acústico externo à borda inferior da margem infra-orbitária (Fig. 1.3). Alguns dos principais pontos usados para definir o perfil facial de tecidos moles estão apresentados na Figura 1.5.

Os sistemas cefalométricos representativos dos tecidos moles incluem os de Powell e Humphreys (1984), Peck e Peck (1970) e Holdaway (1983, 1984). Powell e Humphreys descrevem o seu "triângulo estético" (Fig. 1.6), que permite fazer comparações relativas do perfil de tecidos moles a partir de uma variedade de representações faciais laterais, inclusive fotografias e filmes dos tecidos moles. Peck e Peck descrevem três ângulos que refletem proporções faciais

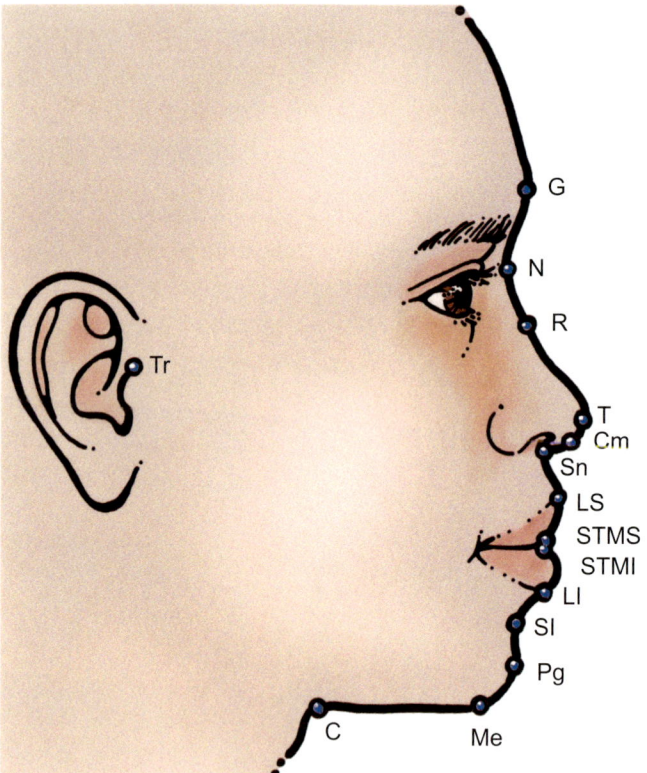

FIG. 1.5. Principais pontos cefalométricos dos tecidos moles. A glabela (*G*) é o ponto mais proeminente no plano sagital médio da testa. O násio (*N*) é a depressão mais profunda na raiz do nariz no plano sagital médio. O rínio (*R*) representa a junção do dorso ósseo e do cartilaginoso e é usualmente a maior saliência do nariz. O ponto (*T*) é a projeção mais anterior do nariz. O ponto da columela (*Cm*) é o ponto de tecido mole mais anterior na columela. O subnasal (*Sn*) é a junção da columela com o lábio cutâneo superior. O *labrale superius* (*LS*) representa a junção mucocutânea do lábio superior no plano sagital médio. Similarmente, o *stomion superioris* (*STMS*) representa a borda inferior do lábio superior no plano sagital médio. O *stomion inferioris* (*STMI*) e o *labrale inferius* (*LI*) são descritos de modo semelhante em relação ao lábio inferior. O *sulcus inferiores* (*SI*) representa a depressão mais profunda na concavidade entre o lábio e o mento. O pogônio (*Pg*) é o ponto mais anterior no mento de tecido mole. O mento (*Me*) é o ponto mais inferior no contorno do mento de tecido mole. O ponto cervical (*C*) representa a junção entre a área submentoniana e o pescoço. O trágio (*Tr*) é o ponto na área superior do trago.

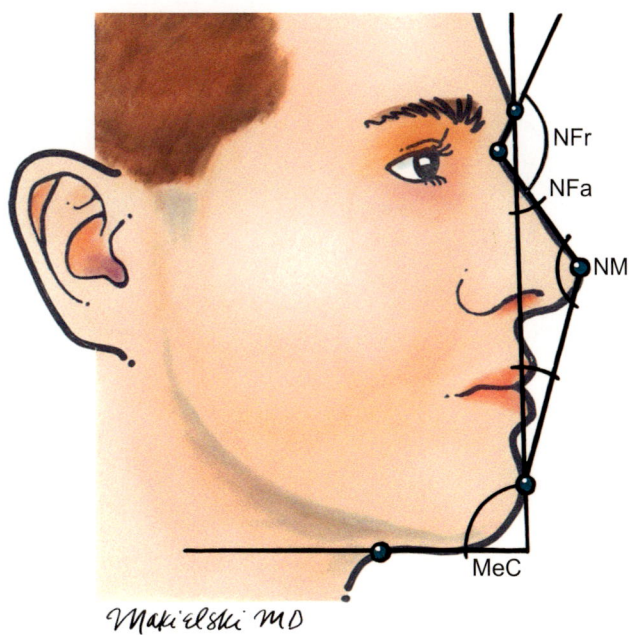

FIG. 1.6. Triângulo estético de Powell e Humphreys. Esta análise simples é baseada em ângulos entre marcos externos e assim pode ser extraída de qualquer representação lateral (p. ex., uma fotografia). Uma linha vertical traçada da glabela ao pogônio define o plano vertical facial anterior. Uma linha desde a ponta nasal é a seguir traçada até o násio. Uma linha desde a glabela até o násio encontra essa linha nasal e cria o ângulo nasofrontal (*NFr*). O ângulo nasofacial (*NFa*) fica entre o plano facial anterior e a linha tangente ao dorso do nariz. A linha nasomentoniana é traçada desde a ponta nasal até o pogônio e cria o ângulo nasomentoniano (*NM*). Uma linha traçada do ponto cervical ao mento intercepta o plano facial anterior e cria o ângulo mentocervical (*MeC*). Em caucasianos, as faixas "ideais" típicas são ângulo nasofacial = 30 a 40°, ângulo nasomentoniano = 120 a 130°, ângulo nasofrontal = 115 a 130°, ângulo mentocervical = 80 a 95°. Valores padrões para outras raças não foram definidos. Os homens têm feições mais proeminentes (ângulo nasofacial maior; ângulo nasomentoniano, ângulo nasofrontal e ângulo mentocervical menores) do que as mulheres.

verticais (Fig. 1.7); esses autores também relacionam o mento, o lábio e o nariz a um plano único de orientação que conecta a glabela e o pogônio (Fig. 1.8).

Holdaway descreve uma "linha de harmonia", ou linha H, que se estende do pogônio à parte mais proeminente do lábio superior (Fig. 1.9). A linha facial de tecidos moles que corre desde o násio de tecido mole ao pogônio encontra-se com a linha H para criar o ângulo H. Um ângulo H médio é de 10°; um ângulo maior relaciona-se com convexidade cada vez maior do perfil de tecidos moles. Esse sistema relaciona a linha H a muitos dos pontos-padrão de tecidos duros e moles assinalados anteriormente.

Além das medidas cefalométricas de tecidos moles observadas previamente, há vários meios gráficos de comparar diretamente os perfis dos pacientes com os padrões. Embora essas técnicas não possuam precisão, elas permitem ver onde um padrão facial se afasta da forma normal. Vários aparelhos de apontar conectados a microcomputadores podem ser usados para mapear pontos-chaves do contorno facial em três dimensões. Um sistema cefalométrico baseado nessa tecnologia deve facilitar o planejamento pré-operatório e a análise pós-operatória (Larrabee *et al.*, 1988).

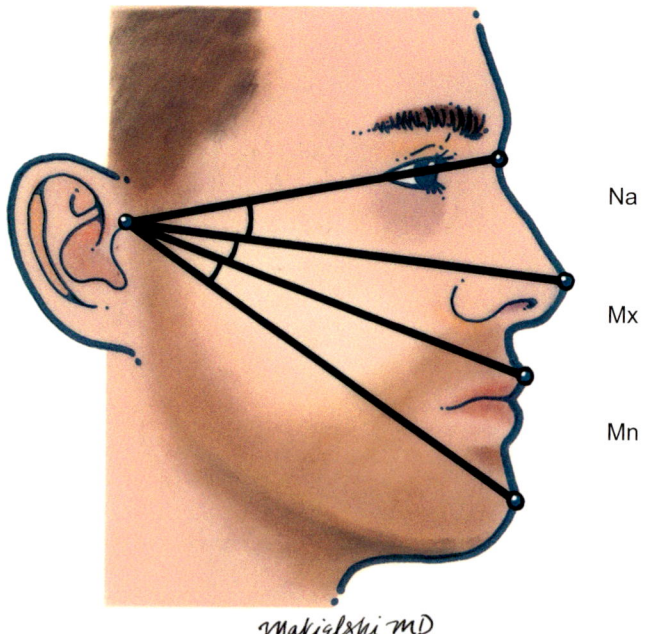

FIG. 1.7. Ângulos nasal, maxilar e mandibular de Peck e Peck. Peck e Peck descreve um ângulo nasal (*Na*) que mede a altura nasal do násio à ponta, um ângulo maxilar (*Mx*) que mede a altura maxilar da ponta ao *labrale superius*, e um ângulo mandibular (*Mn*) que registra a altura mandibular desde o *labrale superius* até o pogônio. No seu estudo, os valores médios desses ângulos em adultos foram 23,3°, 14,1° e 17,1°, respectivamente.

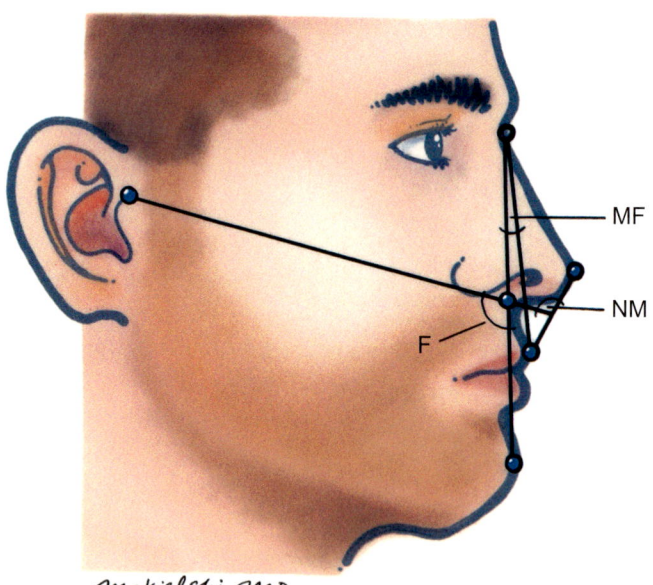

FIG. 1.8. Ângulos facial, maxilofacial e nasomaxilar de Peck e Peck. Peck e Peck descreve um plano único de orientação. Uma linha do násio ao pogônio é bisseccionada por uma linha estendida a partir do trago para criar o plano de orientação. O ponto onde essas linhas se cruzam descreve um ângulo facial (*F*). O ângulo maxilofacial (*MF*) é determinado estendendo-se outra linha desde o násio até o *labrale superius*. Esse ângulo relaciona o lábio superior ao mento. Uma linha final desde o *labrale superius* até o ponto nasal cria um ângulo com o plano de orientação chamado ângulo nasomaxilar (*NM*), o qual relaciona o lábio superior à ponta nasal. Em caucasianos, os valores médios são ângulo facial = 102,5°, ângulo maxilofacial = 5,9° e ângulo nasomaxilar = 106,1°.

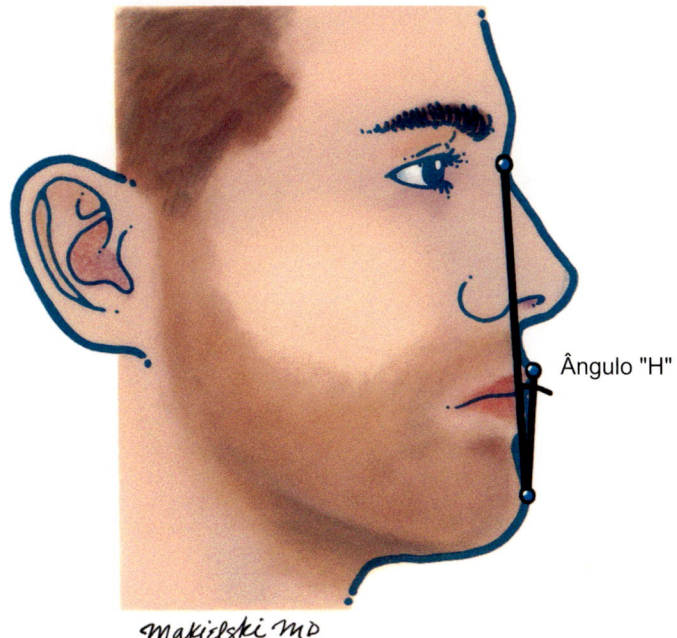

FIG. 1.9. O ângulo H de Holdaway. A "linha de harmonia" estende-se desde o pogônio até a parte mais proeminente do lábio superior. A linha facial de tecidos moles corre desde o násio de tecido mole até o pogônio para criar o ângulo H (*H*). O ângulo H normal é 10°, e um ângulo H maior relaciona-se com convexidade cada vez maior da face. O ângulo H representa uma medida única dos tecidos moles das relações maxilomandibulares.

LEITURAS SUGERIDAS

1. Bernstein L: Esthetic anatomy of the nose. *Laringoscope* 1971;82:1323-1330.
2. Broadbent BH Sr, Broadbent BH Jr, Golden WH: *Bolton standards of dentofacial developmental growth*. St. Louis: Mosby, 1975.
3. Brown JB, McDowell F: *Plastic surgery of the nose*. St. Louis: Mosby, 1951:30-34.
4. Gallagher DM, Bell WH, Storum KA: Soft tissue changes associated with advancement genioplasty performed concomitantly with superior repositioning of the maxilla. *J Oral Maxillofac Surg* 1984;42:238-242.
5. González-Ulloa M: Quantitative principles in cosmetic surgery of the face (profileplasty). *Plant Reconstr Surg* 1961;29:186-198.
6. Holdaway R: A soft-tissue cephalometric analysis and its use in orthodontic treatment planning, part I. *Am J Orthod* 1983;84:1-28.
7. Holdaway R: A soft-tissue cephalometric analysis and its use in orthodontic treatment planning, part II. *Am J Orthod* 1984;85:279-293.
8. Larrabee WE Jr, Sidles J, Sutton D: Facial analysis. *Laryngoscope* 1988;98:1273-1275.
9. Legan H, Burstone C: Soft-tissue cephalometric analysis for orthognathic surgery. *J Oral Surg* 1980;38:744-751.
10. Peck H, Peck S: A concept of facial esthetics. *Angle Orthod* 1970;40:284-317.
11. Powell N. Humphreys B: *Proportions of the aesthetic face*. New York: Thieme-Stratton, 1984.
12. Riola ML. Moyers RE, McNamara JA, et al.: An atlas of craniofacial growth. Ann Arbor: University of Michigan, 1974.
13. Simons RL: Adjunctive measures in rhinoplasty. *Otolaryngol Clin North Am* 1975;8:717-742.
14. Steiner CC: Cephalometrics in clinical practice. *Angle Orthod* 1959;29:8-29.
15. Zide B, Grayson B, McCarthy J: Cephalometric analysis, part I. *Plast Reconstr Surg* 1981;68:816-823.
16. Zide B, Grayson B, McCarthy J: Cephalometric analysis for upper and lower midface surgery, part II. *Plast Reconstr Sung* 1981;68:961-968.
17. Zide B, Grayson B. McCarthy J: Cephalometric analysis for mandibular surgery, part II. *Plast Reconstr Surg* 1982;60:155-164.

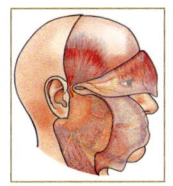

CAPÍTULO 2

Embriogênese Facial

A embriogênese da face envolve uma série complexa de eventos que têm lugar precocemente no humano em desenvolvimento, entre a quarta e a 10ª semana de gestação. A embriogênese facial acarreta necessariamente a maturação do aparelho branquial humano em conjunção com as três camadas germinais.

APARELHO BRANQUIAL

O aparelho branquial começa a se desenvolver durante a quarta semana de gestação. Ele consiste em uma série de arcos, bolsas e sulcos que se estendem da cavidade oral em desenvolvimento às projeções respiratórias primitivas. Depois da formação da faringe primitiva nas primeiras semanas de desenvolvimento, aparecem estruturas internas derivadas do endoderma, conhecidas como bolsas faríngeas, como uma série de sacos laterais durante a quarta e a quinta semanas. Essas estruturas se estreitam e introduzem-se no mesênquima circundante, até que elas se assemelham a aberturas em forma de fendas conectadas à luz da faringe primitiva. Cada bolsa faríngea contém uma asa ventral e uma asa dorsal.

Simultaneamente ao desenvolvimento das bolsas faríngeas, aparecem quatro recessos derivados do ectoderma, chamados fendas ou sulcos branquiais, na superfície do embrião. À medida que se desenvolvem, elas penetram profundamente no mesênquima circundante até que se aproximam das bolsas faríngeas medialmente posicionadas. O tecido mesenquimal (de derivação mesodérmica) situado entre as bolsas faríngeas mediais e as fendas branquiais laterais é dividido em segmentos denominados arcos branquiais. Pelo término da quinta semana de desenvolvimento, podem ser identificados cinco arcos. Nas semanas seguintes, cada um dos arcos desenvolverá uma barra cartilaginosa, um componente muscular, um nervo branquiomérico e uma artéria do arco aórtico (Tabela 2.1; Fig. 2.1).

Tabela 2.1. *Arcos branquiais e seus derivados*

Arco	Nervo	Artéria	Derivados
I (mandibular)	NC V3	Maxilar	Cartilagem de Meckel: cabeça e colo do martelo; corpo e processo curto da bigorna, ligamento malear anterior, mandíbula; músculos da mastigação, tensor do tímpano, tensor do véu do paladar, estiloióideo e ventre anterior do digástrico; ligamento esfenomandibular
			Proeminência de His: trago, pilar da hélice, hélice
II (hióide)	NC VII	Estapedial (degenera)	Cartilagem de Reichert: manúbrio do martelo, processo longo e processo lenticular da bigorna, estribo (exceto parte vestibular da placa pedal), processo estilóide, ligamento estiloióideo, corno menor, e corpo medial do hióide; músculos da expressão facial, estapédio, estiloióideo, ventre posterior do digástrico, bucinador
			Proeminência de His: antélice, escafa, lóbulo
III	NC IX	Carótida comum e interna	Cartilagem: corno maior, resto do hióide; estilofaríngeo, constritores superior e médio
IV	Laríngeo superior	Aorta esquerda, subclávia direita	Cartilagem tireóide, cuneiforme; constritor inferior da faringe, cricofaríngeo, cricotireóideo
V/VI	Nervo laríngeo recorrente	*Ductus arteriosus*, artéria pulmonar (E)	Cricóide; cartilagens aritenóides e corniculadas; traquéia, músculos intrínsecos da laringe (exceto músculo cricotireóideo)
Bolsas branquiais			
I	Tuba de Eustáquio, orelha média (células aéreas mastóideas), membrana timpânica medial		
II	Fossa supratonsilar, tonsilas palatinas, orelha média		
III	Retículo epitelial do timo, paratireóides inferiores		
IV	Células parafoliculares da tireóide (células C), paratireóides superiores		
Fendas branquiais			
I	Meato acústico externo, membrana timpânica externa (porção dorsal)		
II–V	Obliteram-se		

Componentes do aparelho branquial são os arcos branquiais (I a VI), as fendas (sulcos) branquiais, as membranas branquiais e as bolsas branquiais. Cada arco branquial contém uma barra cartilaginosa, um nervo branquiomérico, um componente muscular e uma artéria correspondente do arco aórtico. As fendas branquiais são externas e revestidas com ectoderma. A membrana branquial localizada entre cada bolsa de fenda branquial é derivada do mesoderma. Finalmente, as bolsas branquiais (I a VI) são internas e revestidas com ectoderma. Cada bolsa contém uma asa dorsal e uma ventral. A maioria das malformações congênitas da cabeça e do pescoço se origina durante a transformação do aparelho branquial nos derivados adultos. NC, nervo craniano; E, esquerda.

CAPÍTULO 2 ▪ EMBRIOGÊNESE FACIAL

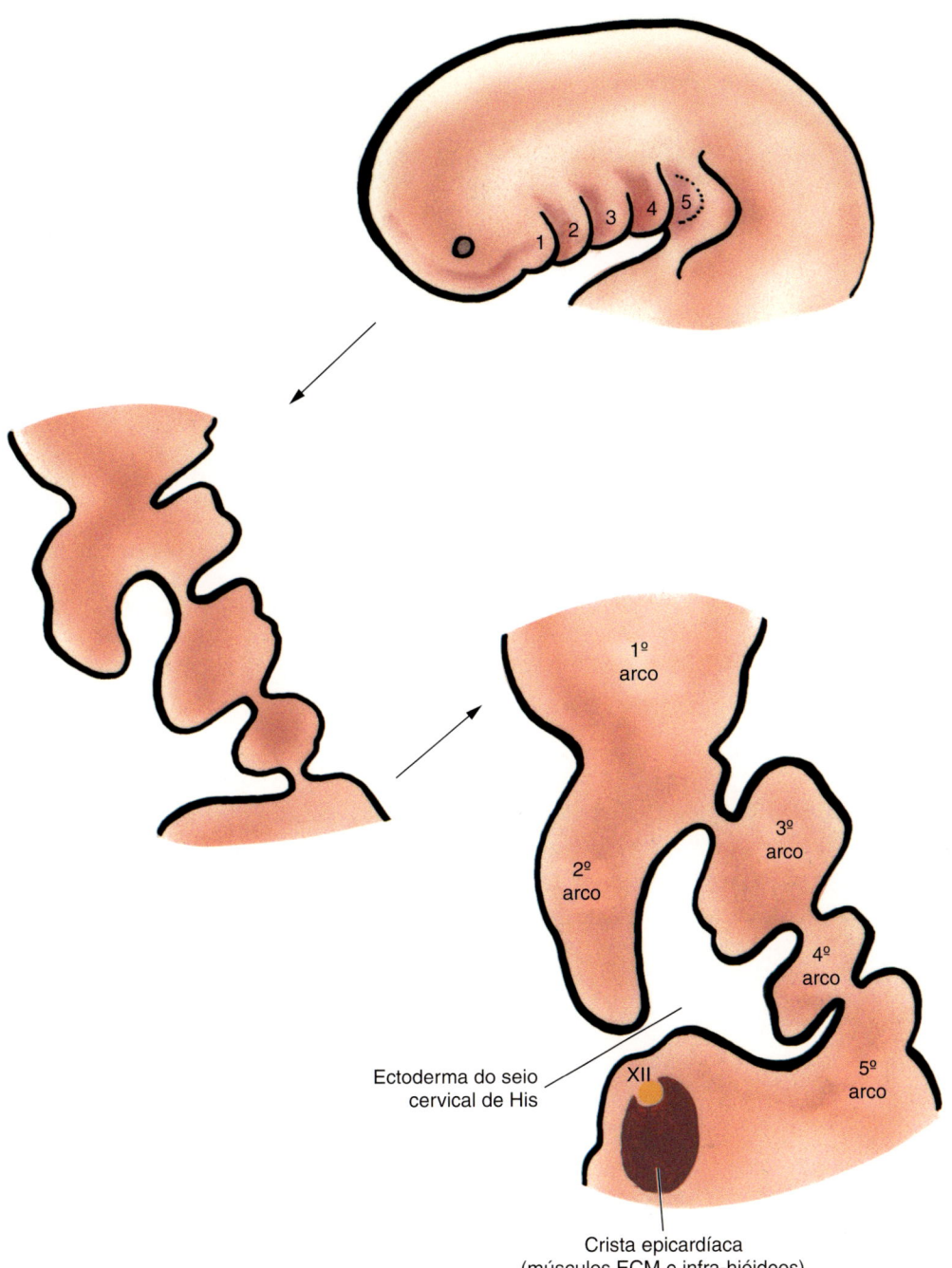

FIG. 2.1. A. Vista lateral de um embrião humano aproximadamente na quarta semana de desenvolvimento. Os arcos branquiais estão rotulados de 1 a 5. Cada arco é separado de outro por sulcos ou fendas derivados ectodermicamente. Observe que o quinto arco está presente, mas não aparece na superfície. O quinto arco reside sepultado na extremidade caudal da fileira de arcos. **B, C.** Durante a quinta semana de desenvolvimento, o segundo arco supera em crescimento o terceiro e o quarto arcos, formando o seio cervical de His. Esse seio, juntamente com o segundo ao quarto sulcos branquiais, gradualmente se oblitera, dando ao pescoço um contorno liso. ECM, esternocleidomastóideo.

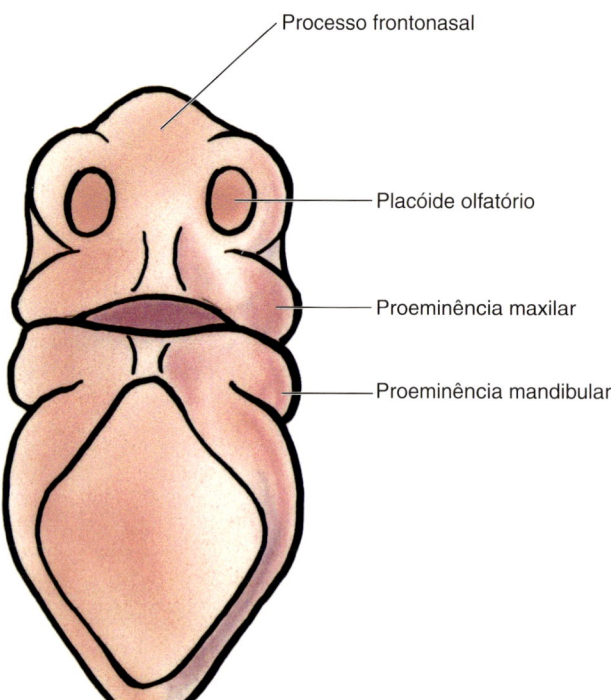

FIG. 2.2. O desenvolvimento facial ocorre entre a quarta e a 10ª semana. Cinco primórdios faciais aparecem por volta da quarta semana. Estes incluem a proeminência frontonasal, o par de proeminências maxilares e o par de proeminências mandibulares.

OS PRIMÓRDIOS FACIAIS

A embriogênese facial começa embaixo do cérebro anterior que se projeta. Cinco primórdios faciais aparecem por volta da quarta semana de desenvolvimento. Estes incluem a proeminência frontonasal, as proeminências maxilares formando um par, e as proeminências mandibulares formando um par (Fig. 2.2). Essas proeminências faciais foram descritas pela primeira vez por His como projeções rombas, a partir da face, que crescem juntas, fundem-se e em última análise formam os limites definitivos da face. Considera-se que a falta de fusão dessas proeminências se responsabiliza por várias deformidades faciais.

CAVIDADE NASAL E SEIOS PARANASAIS

Durante a quinta semana de desenvolvimento, começam a aparecer espessamentos ectodérmicos, chamados placóides olfatórios. Eles inicialmente aumentam na proeminência frontonasal e subseqüentemente invaginam-se durante a sexta semana. O leito facial circundante de tecido mesodérmico prolifera e se aprofunda para acomodá-los. Esse processo de invaginação divide a borda dos placóides em processos mediais e laterais. Estes formam afinal as fossas nasais pareadas ou narinas externas primitivas (Fig. 2.3). À medida que as fossas nasais se aprofundam para formar sacos nasais, elas se movem dorsocaudalmente (ventrais ao cérebro) e são separadas da cavidade oral pela membrana oronasal. Essa membrana eventualmente se rompe para conectar as cavidades nasal e oral na nasofaringe.

Entre os processos nasais laterais e as proeminências maxilares adjacentes, estão situados os sulcos nasolacrimais. Um cordão sólido ectodermicamente derivado na base desse sulco mergulha para dentro do mesênquima subjacente e mais tarde é canalizado para formar os ductos nasolacrimais pareados.

Os seios paranasais se formam como divertículos a partir das paredes nasais laterais. Os seios maxilares têm 3 a 4 mm de diâmetro ao nascimento e continuam a aumentar até que todos os dentes permanentes irrompam no começo da vida adulta. Os seios etmoidais estão presentes ao

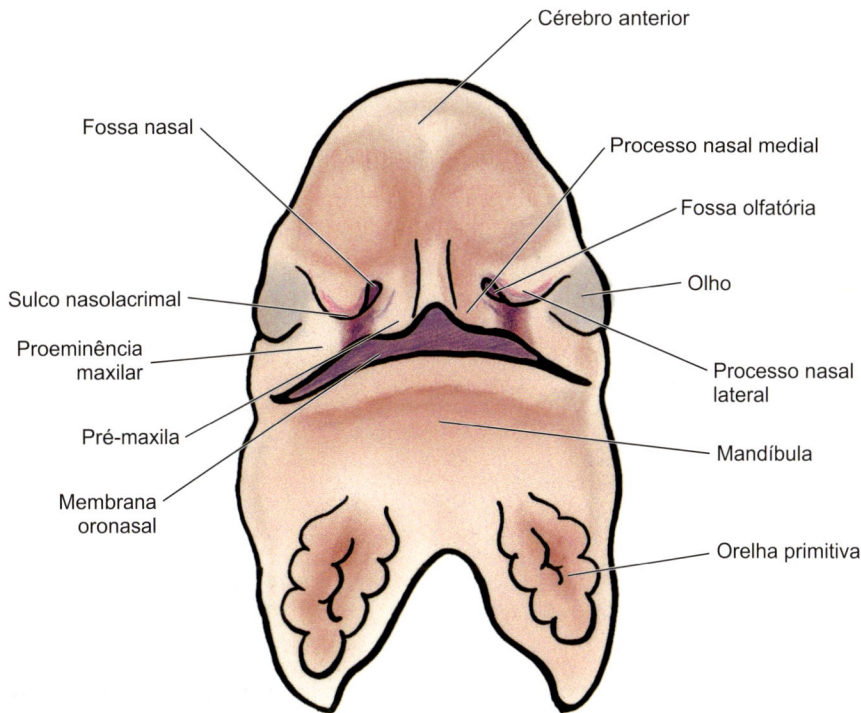

FIG. 2.3. Durante a quinta semana, espessamentos ectodérmicos (placóides nasais) começam a aparecer e aumentam na proeminência frontonasal. Os placóides nasais invaginam-se durante a sexta semana. À medida que afundam dentro do mesênquima circundante, os processos nasais mediais e laterais são formados em torno da margem dos placóides em divisão. O túnel formado enquanto os placóides afundam é chamado fossa olfatória (nasal).

nascimento, mas são poucos em número. As células etmoidais anteriores e posteriores presentes ao nascimento crescem rapidamente até aproximadamente a idade de seis a oito anos. O seio frontal não está presente ao nascimento. Ele se desenvolve a partir de uma célula etmoidal anterior, começando aproximadamente aos dois anos de idade e sendo visível em uma radiografia simples aproximadamente aos sete anos de idade. O seio esfenoidal também não está presente ao nascimento, mas, eventualmente, se desenvolve a partir de uma célula etmoidal preexistente, começando aproximadamente aos dois anos de idade.

FORMAÇÃO DO PALATO

O palato se desenvolve da sexta à 12ª semana a partir de dois primórdios: os palatos primário e secundário.

Durante a sexta e a sétima semanas, os processos nasais mediais se fundem um com o outro e com as proeminências maxilares. Essas fusões resultam em os processos nasais mediais formarem o segmento intermaxilar que, em última análise, dá origem ao filtro do lábio, à pré-maxila e ao palato primário.

O palato primário, ou processo palatino mediano, desenvolve-se a partir da porção mais interna do segmento intermaxilar e afinal forma a porção pré-maxilar da maxila. A pré-maxila contém os dentes incisivos e forma a porção do palato duro anterior ao forame incisivo (Fig. 2.4).

As porções laterais do lábio superior, a maior parte da maxila e o palato secundário são formados a partir do par de proeminências maxilares. Duas projeções derivadas do mesoderma (processos ou prateleiras palatinos laterais) estendem-se a partir da face interna de cada proeminência maxilar. Essas prateleiras inicialmente se projetam para baixo em cada lado da língua, mas, gradualmente, assumem uma posição mais horizontal à medida que a língua se desloca inferiormente. Elas

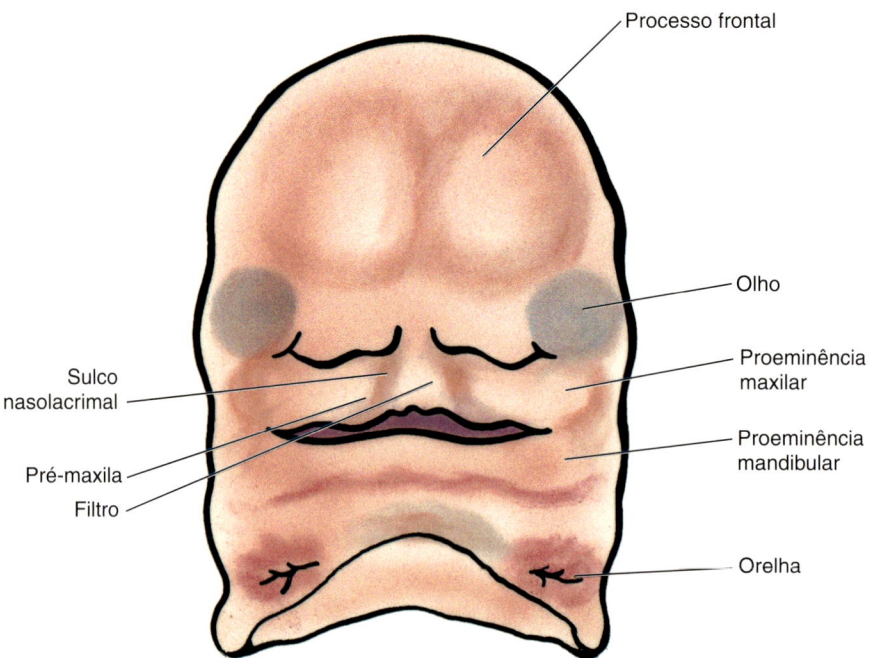

FIG. 2.4. Entre os processos nasais laterais e as eminências maxilares adjacentes estão situados os sulcos nasolacrimais. Um cordão epitelial sólido na base desse sulco afunda para dentro do mesênquima subjacente e mais tarde canaliza-se para formar o ducto nasolacrimal. Da sexta à sétima semana, os processos nasais mediais se fundem um com o outro para formar o segmento intermaxilar. Esse segmento, por sua vez, dá origem ao filtro do lábio, à pré-maxila e ao palato duro primário.

eventualmente se fundem uma com a outra e com o septo nasal em desenvolvimento, formando uma separação entre as cavidades oral e nasal. À medida que esses processos palatinos se fundem anteriormente com o palato primário, eles criam um pequeno canal nasopalatino que persiste no adulto sob a forma do forame incisivo, que dá passagem ao nervo nasopalatino (Fig. 2.5).

PROEMINÊNCIAS MANDIBULARES

As proeminências mandibulares, que formam um par, dão origem às regiões do lábio inferior, do mento e da bochecha inferior. As estruturas nessa área recebem contribuições do primeiro e segundo arcos branquiais. Os lábios e as bochechas primitivos são invadidos pelo mesênquima do segundo arco para formar os músculos faciais inervados pelo nervo do segundo arco (nervo craniano VII). O mesênquima do primeiro arco dá origem aos músculos da mastigação e é inervado pelo nervo do primeiro arco (nervo craniano V, divisão mandibular).

ORELHA

▪ ORELHA INTERNA

A orelha interna é uma estrutura derivada do ectoderma e, como a cavidade nasal, desenvolve-se primeiro como um espessamento ou placóide, que subseqüentemente se afunda para formar uma fossa ótica. Mais tarde no seu desenvolvimento, a conexão da fossa ótica com a superfície sobrejacente é perdida. Uma vez que a fossa ótica tenha sido isolada, ela então é renomeada como vesícula ótica. A vesícula ótica, afinal, formará as estruturas da orelha interna: o ducto endolinfático, a cóclea e os canais semicirculares.

O mesoderma que rodeia a vesícula ótica se condensa para formar a cápsula ótica, a qual mais tarde se condrifica, a seguir se ossifica e afinal forma a porção petrosa do osso temporal. O labirinto e a cápsula ótica são estruturas filogeneticamente antigas e são formadas cedo no

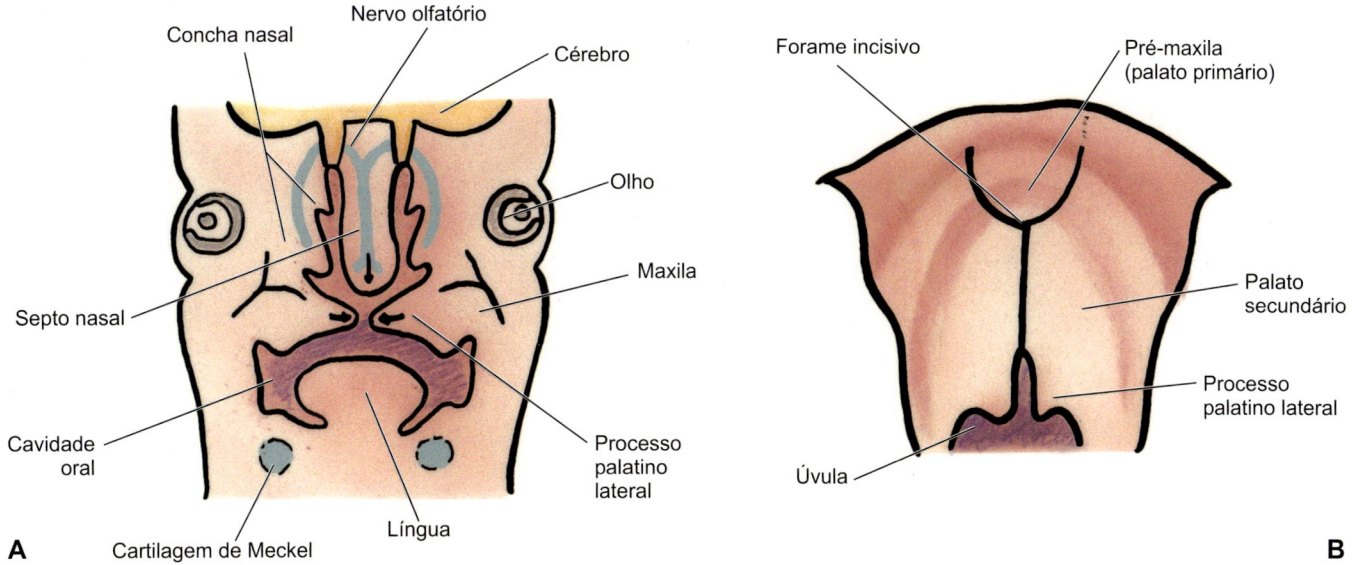
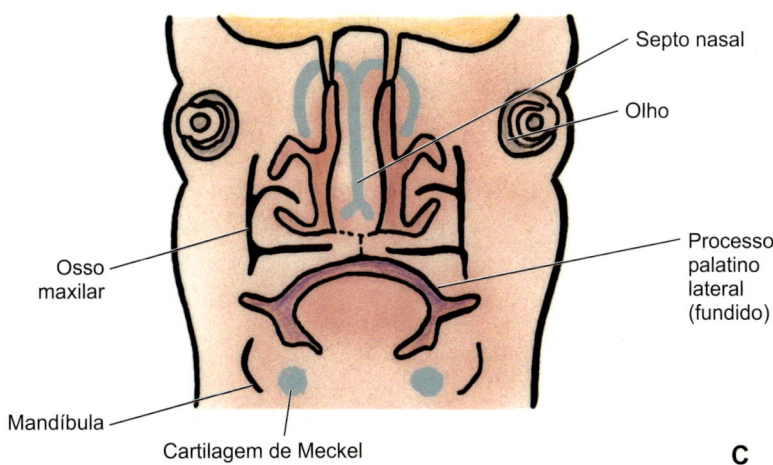
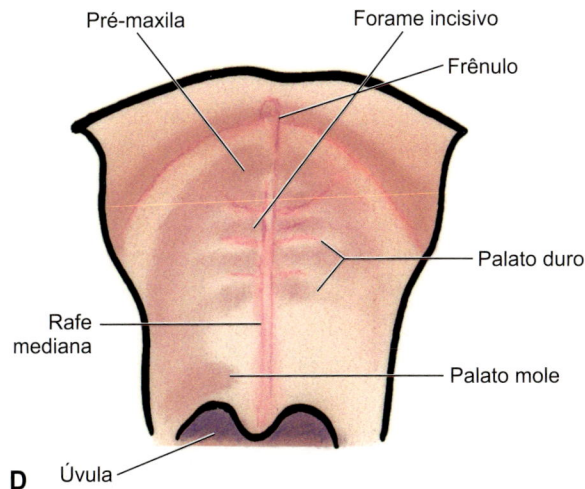

FIG. 2.5. O palato se desenvolve da sexta à 12ª semana de gestação a partir de dois primórdios: os palatos primário e secundário. O palato primário, ou processo palatino mediano, desenvolve-se da porção mais interior do segmento intermaxilar. Esta porção pré-maxilar do palato duro contém os dentes incisivos e é situada anterior ao forame incisivo. O palato secundário desenvolve-se a partir de duas projeções mesodérmicas conhecidas como processos ou prateleiras palatinas laterais. Essas prateleiras se estendem desde a face interna do par de proeminências maxilares. (*Continua.*)

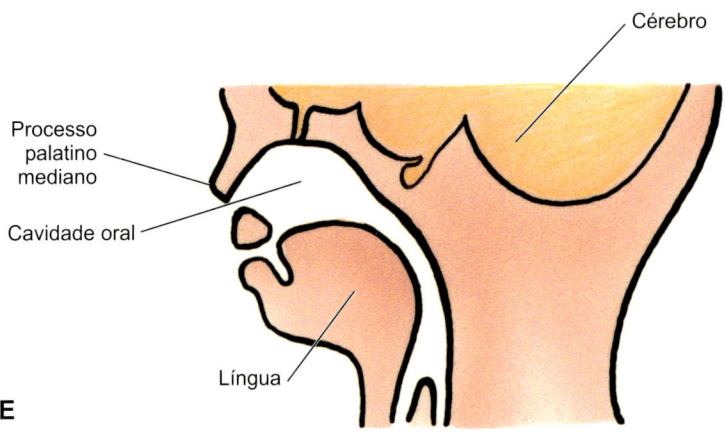

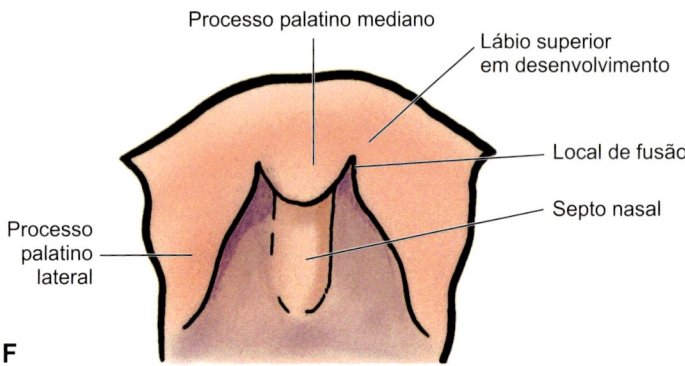

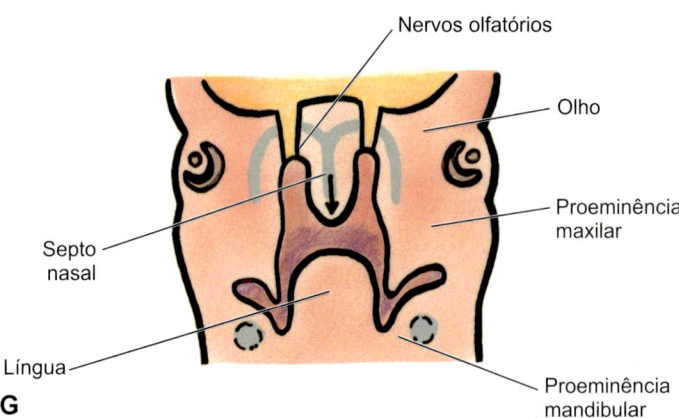

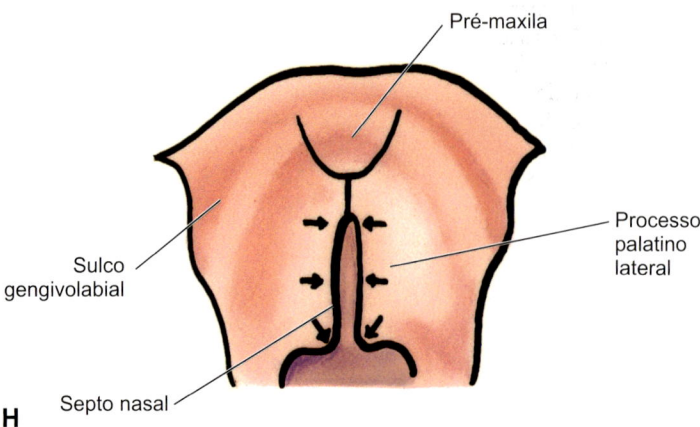

FIG. 2.5. *Continuação.* Os processos palatinos laterais inicialmente se projetam para baixo em cada lado da língua e a seguir gradualmente assumem uma posição mais horizontal à medida que a língua se desloca anterior e inferiormente. Esses processos finalmente se fundem um com o outro, com o septo nasal e anteriormente com a face posterior do palato primário. Este processo de fusão entre os palatos primário e secundário cria um pequeno canal nasopalatino que persiste no adulto sob a forma do forame incisivo.

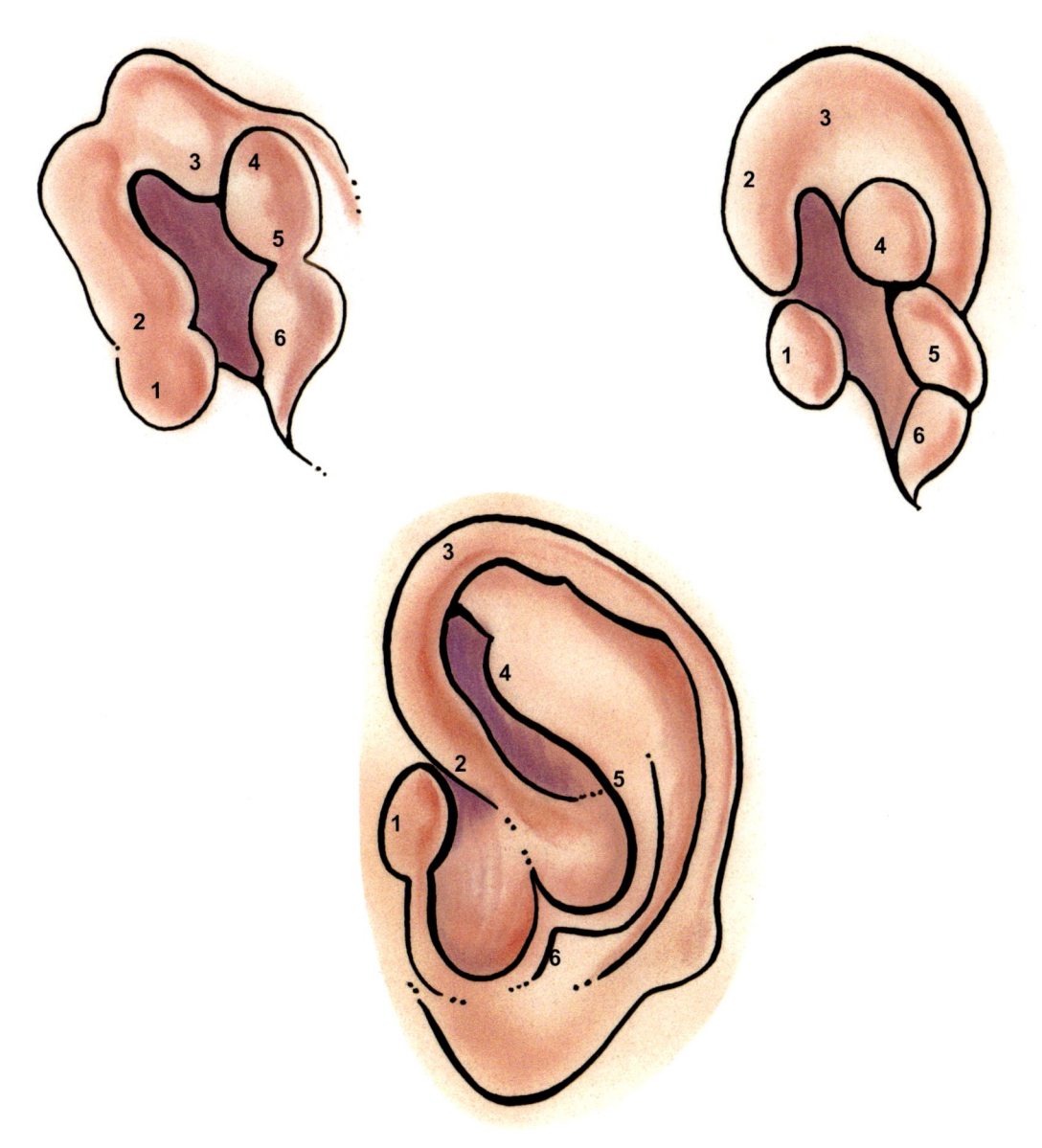

FIG. 2.6. A orelha externa começa a se formar durante a sexta semana de desenvolvimento embriológico. Seis pequenas proeminências (eminências auriculares de His) aparecem nas margens dorsais do primeiro e segundo arcos branquiais. As três primeiras proeminências originam-se do primeiro arco (mandibular), e as três últimas, do segundo arco (hióide). A primeira fenda (sulco) branquial está localizada entre o primeiro e o segundo arcos. Essa fenda introduz-se para dentro e canaliza-se para formar afinal o meato acústico externo. Continua a haver muita controvérsia na literatura sobre que proeminências formam quais estruturas da orelha. O consenso é que o primeiro arco forma as estruturas do trago, pilar da hélice e hélice, e o segundo arco é responsável pela formação do antitrago, antélice e lóbulo. O processo de fusão destas várias saliências para formar a orelha externa é relativamente complicado. Isso se responsabiliza pela grande variabilidade vista no tamanho e na forma da orelha. À medida que a orelha se forma, ela muda sua posição de ventrocaudal para dorsocranial. Nas malformações da orelha externa, a orelha geralmente está desviada anterior e inferiormente.

desenvolvimento. Por essa razão, é raro encontrar anormalidades do desenvolvimento nessas estruturas, em comparação com aquelas que têm origem em aquisições filogenéticas mais recentes na face, como a orelha.

■ ORELHA MÉDIA

A orelha média é uma estrutura derivada do endoderma, formada a partir da primeira e segunda bolsas faríngeas e dos três primeiros arcos faríngeos. A cavidade da orelha média é relacionada anteriormente com o nervo e a cartilagem do primeiro arco: a cartilagem de Meckel e o quinto nervo craniano. Mais posteriormente, ela é relacionada com a cartilagem do segundo arco (cartilagem de Reichert) e o sétimo nervo craniano. A artéria carótida interna, derivada do terceiro arco, passa dorsal à orelha média e a seguir prossegue para frente.

Os ossículos também são derivados do primeiro e do segundo arcos. O martelo e a bigorna são do primeiro arco, enquanto o estribo, com exceção da porção vestibular da placa pedal, é derivado do segundo arco.

■ MEATO ACÚSTICO EXTERNO E MEMBRANA TIMPÂNICA

O meato acústico externo se origina como um espessamento do ectoderma da superfície na região da extremidade superior do primeiro sulco faríngeo. O ectoderma espessado se invagina sob a forma de um cordão sólido na direção da cavidade da orelha média subjacente. Esse cordão mais tarde se canaliza.

A membrana timpânica é uma estrutura trilaminar que consiste em ectoderma lateralmente e endoderma medialmente, com uma camada interveniente de mesoderma. A membrana timpânica é formada quando o ectoderma do meato acústico externo se encontra com a cavidade da orelha média.

■ ORELHA

A orelha se desenvolve sob a forma de uma série de seis intumescimentos mesenquimais, ou proeminências de His, em torno da extremidade superior do primeiro sulco branquial. Lembremos que o primeiro sulco branquial invagina-se para formar o meato acústico externo.

As três proeminências anteriores pertencem ao primeiro arco ou arco mandibular; as três restantes pertencem ao segundo arco ou arco hióide. O arco hióide dá origem ao lóbulo, à antélice e à parte dorsocaudal da hélice. O trago se desenvolve principalmente da primeira proeminência do primeiro arco (Fig. 2.6).

Uma vez que o processo de fusão é relativamente complicado, há ampla variabilidade na formação da orelha. As anormalidades importantes (p. ex., anotia, microtia) usualmente ocorrem durante as primeiras sete semanas após a concepção, enquanto as pequenas displasias, como fístulas e apêndices auriculares, são vistas entre a sétima e a oitava semanas. Distúrbios que ocorrem mais tarde causam apenas graus pequenos de variação morfológica.

LEITURAS SUGERIDAS

1. DeWeese DD, Saunders WH, Schuller DE, et al.: *Otolaryngology-head and neck surgery.* St. Louis: Mosby, 1988.
2. Davies J: *Embryology of the head and neck in relation to the practice of otolaryngology.* Rochester, Minnesota: American Academy of Ophthalmology and Otolaryngology, 1937.
3. Hinrichsen K: *Early development of morphology and patterns of the face in the human embryo.* New York: Springer-Verlag, 1985.
4. Lee KJ: *Essential otolaryngology.* Norwalk: Appleton & Lange, 1995.
5. Moore KL: *The developing human.* Philadelphia: WB Saunders, 1988.
6. Rood SR, Johnson JT, Lipman SP, et al.: *Diagnosis and management of congenital head and neck masses.* Washington, DC: American Academy of Otolaryngology-Head and Neck Surgery 1988.
7. Siegert R, Weerda H, Remmert S: Embryology and surgical anatomy of the auricle. *Facial Plast Surg* 1994;10(3):232-243.

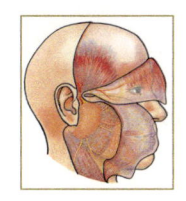

CAPÍTULO 3

Variações na Anatomia Facial devidas a Raça, Sexo e Idade

VARIAÇÕES DEVIDAS À RAÇA

É importante reconhecer feições racial e etnicamente apropriadas, ao efetuar cirurgia facial. Embora algumas generalizações a respeito de raça e anatomia sejam possíveis, a variação individual é grande. A maioria dos sistemas de cefalometria foi desenvolvida na Europa ocidental e nos Estados Unidos, e por essa razão os seus valores médios das medidas refletem uma população caucasiana. Na ausência de uma classificação racial aceita de modo geral, por uma questão de constância e simplicidade nós nos referimos aos indivíduos de descendência africana como africanos, aos de descendência asiática como asiáticos e aos de descendência européia como caucasianos. Os nativos americanos representam um grupo diferente de povos; sua anatomia facial em geral é mais próxima daquela do grupo asiático.

As mais bem estudadas dessas diferenças raciais são aquelas na anatomia nasal. Hinderer (1971) descreveu três tipos nasais com características raciais típicas: platirrino (africano), mesorrino (asiático) e leptorrino (caucasiano) (Fig. 3.1). Usou o índice nasal (uma proporção da largura nasal entre as cristas piriformes e o comprimento do nariz) e o índice da ponta (a proporção da largura do nariz no ápice da narina e a largura na mais larga expansão da asa) para medir essas diferenças; esses índices tinham sido usados anteriormente na literatura antropológica. Essas diferenças observáveis são baseadas em diferenças anatômicas específicas; por exemplo, o nariz africano tem pele mais espessa, uma espinha nasal menor e menos suporte de cartilagem do que o nariz caucasiano.

As relações mandibulomaxilares e dentárias diferem entre as raças e foram documentadas transculturalmente com estudos cefalométricos. Um estudo cefalométrico de crianças caucasianas, "o estudo do Alabama", constituiu a base para diversos estudos comparativos de populações não caucasianas (Taylor e Hitchcock, 1966; Alexander e Hitchcock, 1978). As crianças chinesas (Guo, 1971) e as crianças japonesas (Miura *et al.*, 1965) têm uma retroposição da mandíbula e incisivos mais inclinados labialmente do que as caucasianas. As crianças afro-americanas possuem uma maxila situada um pouco mais anteriormente e incisivos mais salientes do que as caucasianas (Drummond, 1968). As crianças méxico-americanas têm uma mandíbula mais protrusa e diferenças pequenas nos incisivos (Garcia, 1975). Nenhum desses estudos mos-

Índice nasal	0,65 ou mais	0,61-0,65	0,65 ou menos
Índice da ponta	0,80 ou mais	0,70-0,80	0,60-0,75
	Platirrino (africano)	Mesorrino (asiático)	Leptorrino (caucasiano)

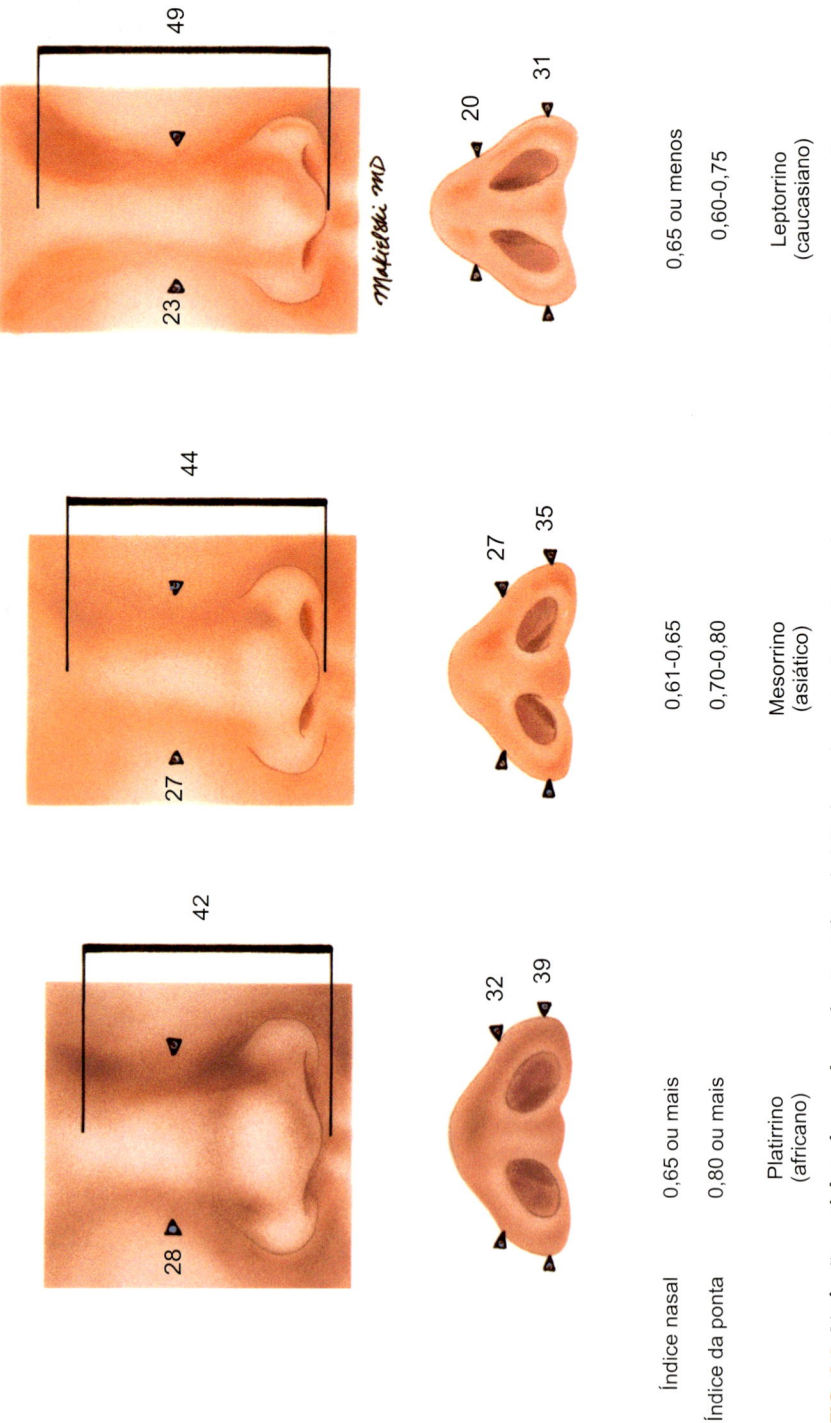

FIG. 3.1. Variação racial na forma do nariz. A análise de Hinderer da variação racial na forma nasal, tirada da literatura antropológica, usa o índice nasal (uma relação entre a largura nasal entre as cristas piriformes e o comprimento do nariz) e o índice da ponta (a relação entre a largura do nariz no ápice da narina e a largura na parte mais larga da asa). O nariz africano é, ao mesmo tempo, mais largo e mais curto que o nariz caucasiano, resultando em um maior índice nasal; o nariz asiático é intermediário. O nariz africano tem uma base nasal de forma menos triangular e assim um índice da ponta mais alto que o nariz caucasiano; novamente, o nariz asiático tem uma forma intermediária. Essas variações em forma são baseadas nas diferenças anatômicas subjacentes na estrutura nasal entre as raças. Os caucasianos têm, em média, pele mais fina, cartilagens da ponta mais proeminentes, uma espinha nasal mais proeminente e ossos nasais mais longos que os africanos. Tal como na aparência externa, o nariz asiático é intermediário na estrutura.

trou quaisquer diferenças importantes em relação ao sexo dentro das mesmas populações. Mais uma vez, deve ser salientado que a variação individual é muito mais significativa do que as diferenças nas médias da população.

Outras características faciais mostram variações raciais adicionais. A orelha externa dos africanos é mais curta que a dos caucasianos, enquanto a orelha asiática geralmente é mais longa. Os lábios africanos são mais cheios que os asiáticos ou caucasianos; os lábios asiáticos freqüentemente são um pouco mais cheios que os caucasianos.

VARIAÇÕES DEVIDAS AO SEXO

Há claras diferenças anatômicas entre homens e mulheres, em áreas faciais específicas, e diferentes padrões de beleza. Uma diferença óbvia é na distribuição do cabelo, que se torna importante ao se desenhar retalhos, tais como retalhos de elevação da testa *(forehead-lift)* e elevação da face *(face-lift)*. Para esses casos, é necessária uma avaliação da densidade de cabelo, da forma da linha do cabelo e (em homens) da densidade e distribuição da barba. O supercílio feminino tende a ser mais arqueado que o do homem; o ponto mais alto normalmente está entre o limbo lateral e o canto lateral. O supercílio masculino é mais horizontal.

Outras diferenças óbvias entre homens e mulheres aparecem na análise do perfil. No pescoço, a cartilagem tireóide em homens é mais proeminente que em mulheres. Quando solicitados a julgar perfis estéticos, os observadores tendem a preferir que os homens tenham um nariz e mento mais proeminentes e um ângulo nasolabial mais agudo, em comparação com as mulheres (Lines *et al.*, 1978).

ALTERAÇÕES DEVIDAS AO ENVELHECIMENTO

A seqüência de alterações que ocorrem na face em envelhecimento é relativamente uniforme; entretanto, a velocidade de alteração varia de pessoa para pessoa. Aproximadamente aos 30 anos, o abaulamento da pele facial se torna aparente pela primeira vez, particularmente onde as pálpebras superiores se superpõem às linhas palpebrais. Além disso, as dobras melolabiais se aprofundam. Aproximadamente aos 40 anos, rugas na testa e linhas horizontais na pele no canto lateral começam a aparecer, e a ondulação da linha mandibular torna-se observável. Com 50 anos, o canto lateral começa a inclinar-se para baixo, a ponta nasal começa a descer e rugas aparecem na área perioral e no pescoço. Aproximadamente na mesma época, ocorre alguma reabsorção de tecido adiposo nas áreas temporais e das bochechas. Aos 60 anos, a ilusão de tamanho diminuído dos olhos se torna pronunciada, a pele é mais delgada e a reabsorção de gordura nas áreas bucais e temporais é mais acentuada. Pelos 70 anos de idade e depois, todas essas alterações se combinam com a reabsorção progressiva da gordura subcutânea (González-Ulloa *et al.*, 1971). Essas transformações podem ser vistas claramente nos auto-retratos seqüenciais de Rembrandt (Fig. 3.2).

■ ALTERAÇÕES REGIONAIS DEVIDAS À IDADE

Outras alterações têm lugar em áreas específicas da face. O crânio se torna mais fino e menor com a idade, causando um excesso de tecido facial sobrejacente. Começando aos 25 anos, os supercílios descem constantemente de uma posição bem acima da margem supra-orbitária para um ponto muito abaixo dela; o abaulamento da área lateral dos supercílios faz os olhos parecerem menores. O excesso de pele acima dos olhos combinado com um enfraquecimento do septo orbitário permite que a gordura intra-orbitária seja herniada e crie bolsas palpebrais. A descida progressiva da ponta do nariz com a idade faz as cartilagens laterais superiores e inferiores se separarem, assim aumentando e alongando o nariz. A reabsorção de osso alveolar resulta em um excesso relativo de tecido mole na área perioral.

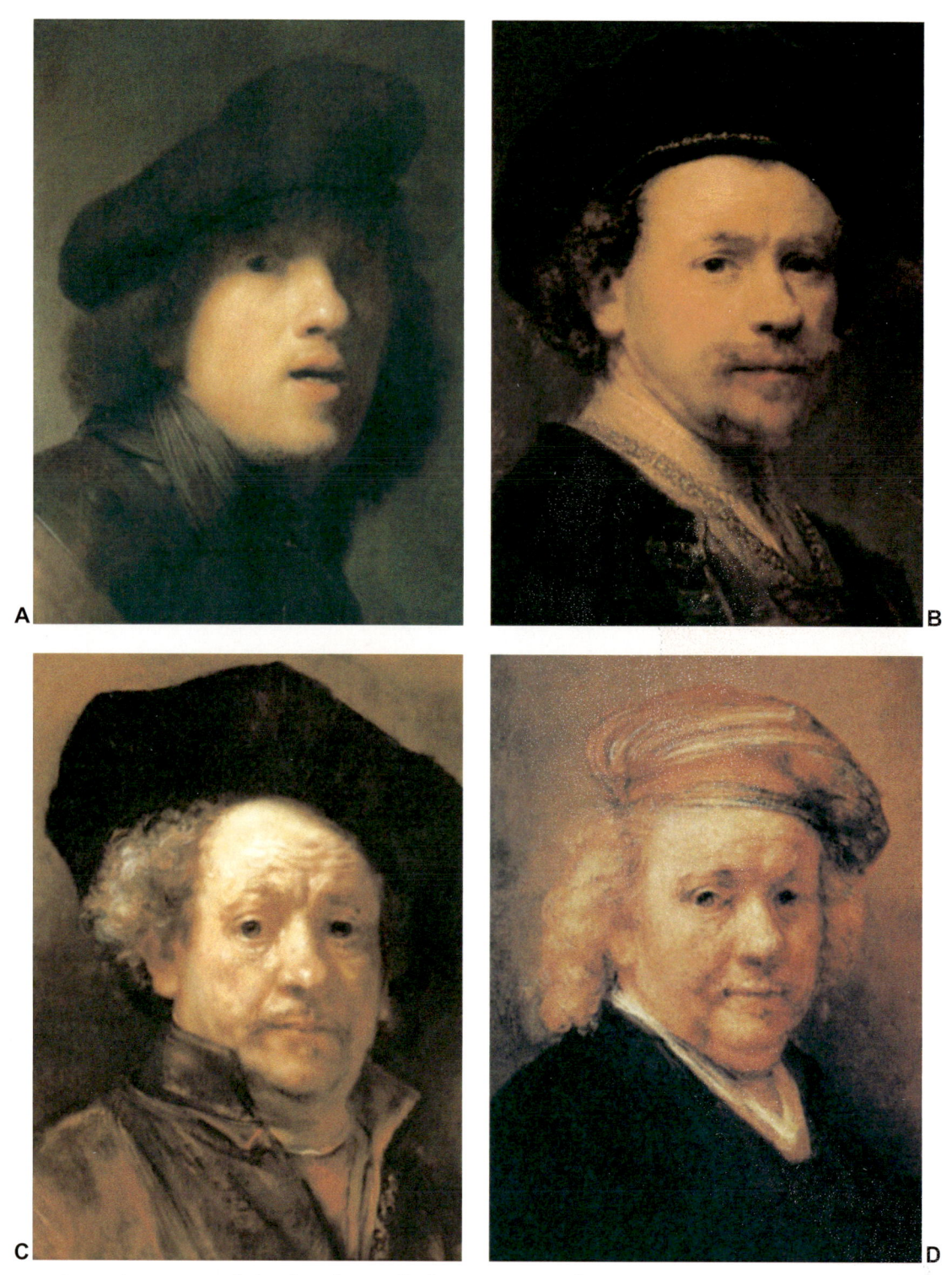

FIG. 3.2. Auto-retratos de Rembrandt van Rijn demonstram transformações progressivas com a idade.
A. 1628 a 1629: Rembrandt quando jovem. (© *Indianapolis Museum of Art, The Clowes Fund Collection.*)
B. 1636 a 1638: As pálpebras superiores superpõem-se à prega palpebral, as linhas melolabiais se aprofundam, aparecem linhas na testa, e a ondulação na linha mandibular torna-se observável. (© *The Norton Simon Foundation; Detalhe de Rembrandt.*) **C**. 1660: Os supercílios e a ponta nasal descem, e as rítides da testa, área perioral e pescoço se aprofundam. (© *The Metropolitan Museum of Art;* Doação de Benjamin Altman, 1913. Detalhe de Rembrandt.) **D**. 1669: As papadas aumentam, e há perda do ângulo cervicomentoniano e progressão das alterações precedentes. (© *Mauritshuis, The Hague, The Netherlands.*)

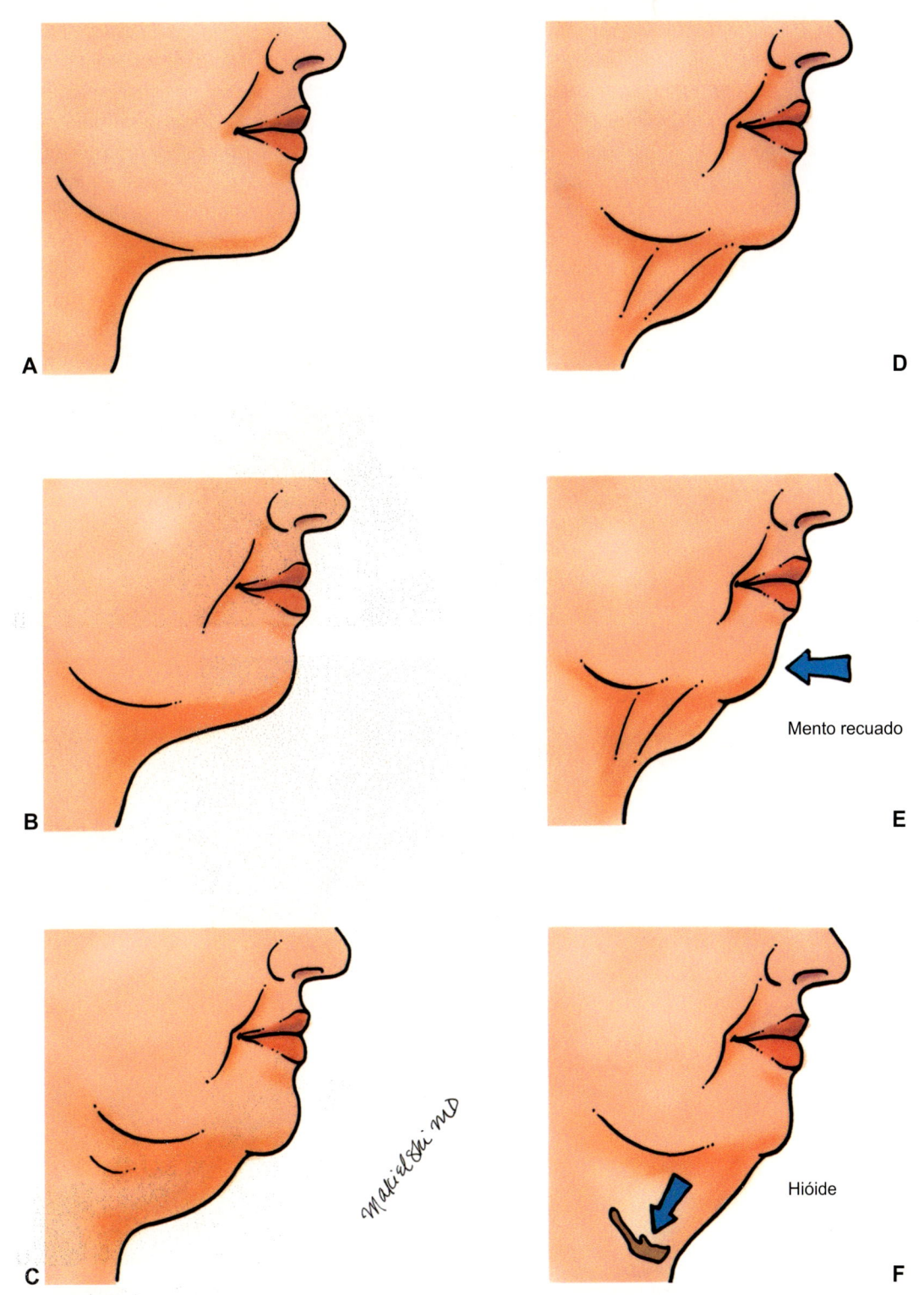

FIG. 3.3. Alterações cervicais com o envelhecimento. **A.** Um pescoço jovem com um ângulo cervicomentoniano nítido e uma linha mandibular forte. **B.** Perda inicial do ângulo cervicomentoniano e da linha mandibular. **C.** Ptose do mento, acumulação de gordura submentoniana e submandibular e frouxidão da pele submentoniana. **D.** Acentuação das alterações precedentes mais bandeamento do platisma anterior. **E.** Ainda mais descida e retrusão do mento (recessão mandibular anterior). **F.** Descida do hióide acentua as alterações previamente citadas. (Adaptado de Dedo DD: A preoperative classification of the neck for cervicofacial rhytidectomy. *Laryngoscope* 1988;90:1894-1896.)

O mento desce de maneira muito semelhante à ponta nasal e aos supercílios. O ângulo bem definido entre a linha submandibular e o pescoço é perdido com a idade. O osso hióide e a laringe descem gradualmente, fazendo a laringe parecer mais proeminente. A aparência do pescoço com o envelhecimento é uma combinação de alterações na pele, na distribuição de gordura, no músculo platisma e no arcabouço ósseo/cartilaginoso subjacente. As bordas anteriores do platisma separam-se e perdem tônus; isso cria as bandas anteriores tão características do pescoço em envelhecimento. Gordura freqüentemente é depositada na área submentoniana. Essa gordura, combinada com a frouxidão da pele, causa uma perda do ângulo cervicomentoniano (Fig. 3.3).

■ ALTERAÇÕES NA PELE

A maioria das alterações na aparência externa da face é resultado da gravidade atuando sobre a pele que está se tornando progressivamente mais fina, mais seca e menos elástica. A própria pele mostra enrugamento aumentado e alterações pigmentares com a idade. A exposição excessiva à luz solar acelera as alterações cutâneas e, assim, acelera o processo de envelhecimento. Fatores genéticos influenciam a localização e a forma das rugas faciais e a idade na qual o cabelo se torna grisalho e se desenvolve alopecia.

O exame por microscopia eletrônica da superfície profunda da pele envelhecida mostra uma perda geral da complexidade epidérmica. A epiderme das rugas é achatada e possui poucos microvilos, enquanto as células basais que rodeiam as rugas contêm os microvilos densos normais (Larrabee et al., 1984). A delicada rede de fibras elásticas, característica da pele jovem, se torna densa e menos organizada com a passagem do tempo. A síntese e a degradação de colágeno diminuem com a idade; além disso, o colágeno na pele idosa provavelmente é mais estável (número aumentado de ligações transversais não reversíveis) que na pele mais jovem.

Muitas das alterações macro e microscópicas vistas na pele idosa também ocorrem na pele jovem exposta excessivamente à luz solar. Com o microscópio eletrônico, observa-se um achatamento da superfície inferior da pele e degeneração da arquitetura das finas fibras elásticas e dos vasos sangüíneos na pele em envelhecimento (Montagna e Carlisle, 1979). A pele de vários locais na face é mais fina em pessoas idosas do que em adultos jovens (González-Ulloa e Flores, 1965).

À medida que a capacidade de ligação de água e a atividade das glândulas sebáceas diminuem com a idade, a pele se torna mais seca. A atividade das glândulas sebáceas principalmente é relacionada com a produção de androgênio; a produção de sebo cai firmemente nas mulheres após a menopausa, mas permanece razoavelmente estável nos homens até aproximadamente os 70 anos (Gilchrist et al., 1983).

Essas alterações histológicas e bioquímicas se traduzem por uma pele em envelhecimento que é menos elástica e tem uma superfície mais irregular e pigmentada do que a pele jovem.

LEITURAS SUGERIDAS

1. Alexander RC, Hitchcock HP: Cephalometric standards for American Negro children. *Am J Orthod* 1978;74:98-309.
2. Daly CH, Odland GF: Age-related changes in the mechanical properties of human skin. *J Invest Dermatol* 1979;73(1):84-87.
3. Dedo DD: A preoperative classification of the neck for cervicofacial rhytidectomy. *Laryngoscope* 1988;90:1894-1896.
4. Drummond RA: A determination of cephalometric standards for the Negro race. *Am J Orthod* 1968;54:670-682.
5. García CJ: Cephalometric evaluation of Mexican Americans using the Downs and Steiner analyses. *Am J Orthod* 1975;68:67-74.
6. Gilchrest BA, Szabo G, Flynn E, et al.: Chronologic and actinically induced aging in human facial skin. *J Invest Dermatol* 1 983;80[Suppl 6]:81S-85S.

7. González-Ulloa M, Flores ES: Senility of the face: basic study to understand its causes and effects. *Plant Reconstr Sung* 1965;36(Aug):239-246.
8. González-Ulloa M, Simonin F, Flores ES: The anatomy of the aging face. In: Hueston JT, ed. *Transactions of the Fifth International Congress on Plastic Reconstructive Surgery.* Melbourne, Australia: Butter-worth, 1971:1059-1065.
9. Guo MK: Cephalometric standards of Steiner analysis established on Chinese children. *J Formosan Med Assoc* 1971;70(2):97-102.
10. Hinderer KH: *Fundamentals of anatomy and surgery of the nose.* Birmingham, AL: Aesculapius Publishing, 1971:54.
11. Krmpotic-Nemanic J, Kostovic I, Rudan P, et al.: Morphological and histological changes responsible for the droop of the nasal tip in advanced age. *Acta Otolaryngol* (*Stockh*) 1971;71:278-281.
12. Larrabee WF, Sutton D, Carlisle KS: A histologic and mechanical study of the aging skin. In: Ward PW, Berman WE, eds. *Proceedings of the 4th international symposium on plastic and reconstructive surgery of the head and neck.* St. Louis: Mosby, 1984:293-296.
13. Lines PA, Lines RL, Lines CA: Profilemetrics and facial esthetics. *Am J Orthod* 1978;73:648-657.
14. Miura F, Inoue N, Suzuki K: Cephalometric standards for Japanese according to the Steiner analysis. *Am J Orthod Dentofacial Orthop* 1965;51:288-295.
15. Montagna W; Carlisle KS: Structural changes in aging human skin. *J Invest Dermatol* 1979;73(1):47-53.
16. Taylor WH, Hitchcock HP: The Alabama analysis. *Am J Orthod* 1966;52:245 265.

PARTE II

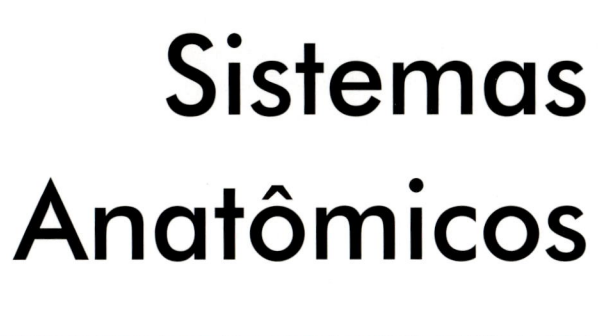

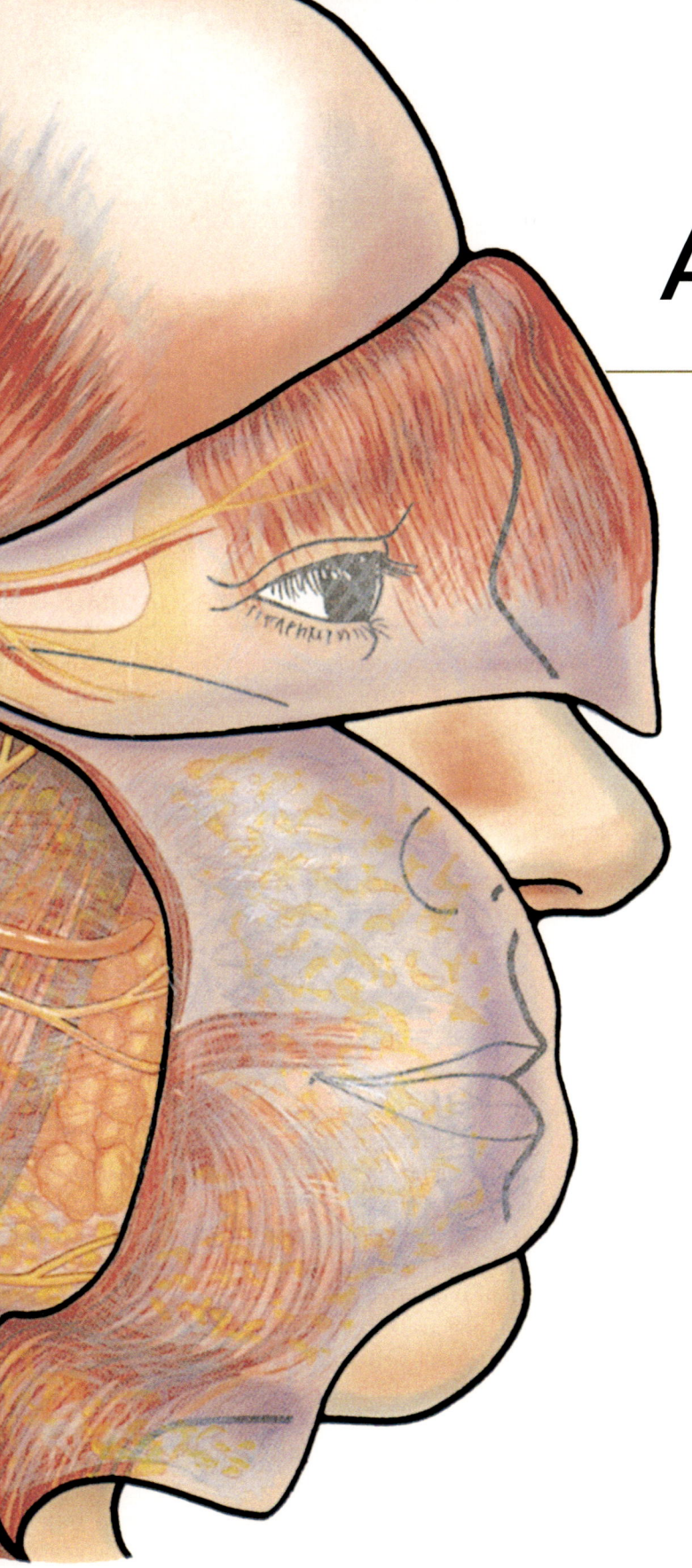

Sistemas Anatômicos

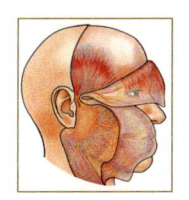

CAPÍTULO 4

Arcabouço de Tecidos Duros

O contorno da face é determinado, principalmente, pela estrutura óssea subjacente. Como conseqüência da cirurgia craniofacial, os cirurgiões têm se tornado consideravelmente mais agressivos em modelar o esqueleto facial para finalidades funcionais e cosméticas. A Figura 4.1 mostra o crânio com forames importantes.

DESENVOLVIMENTO DO ESQUELETO CRANIOFACIAL

Similarmente aos ossos longos, a base do crânio se desenvolve por ossificação endocondral; ela se forma primeiro em cartilagem, a qual mais tarde se ossifica. Em contraste, os lados e o teto do crânio e os ossos faciais se formam, principalmente, pela ossificação de uma matriz membranosa de mesênquima. As capacidades regenerativas deste osso membranoso da face e do crânio são muito limitadas (exceto no jovem), em comparação com os ossos longos endocondrais.

A ossificação do crânio está incompleta ao nascimento. As duas fontanelas são as últimas áreas a se ossificar: a fontanela anterior em forma de losango na junção das suturas frontal, sagital e coronal, e a fontanela posterior triangular na junção das suturas sagital e lambdóide. Estas se ossificam durante o primeiro ano de vida.

O crânio de uma criança cresce lentamente até aproximadamente a idade de 12 anos. A maxila e a mandíbula são pequenas em proporção ao crânio no lactente, mas aumentam em tamanho e proporção relativa à medida que a criança cresce para a idade adulta (Figs. 4.2 e 4.3). O esqueleto facial, inclusive os dentes, não está completamente desenvolvido até a adolescência adiantada. A primeira dentição de 20 dentes está presente nas crianças de 2½ a 5¾ anos de idade. A dentição permanente de 32 dentes (incluindo os terceiros molares) aparece antes da idade adulta.

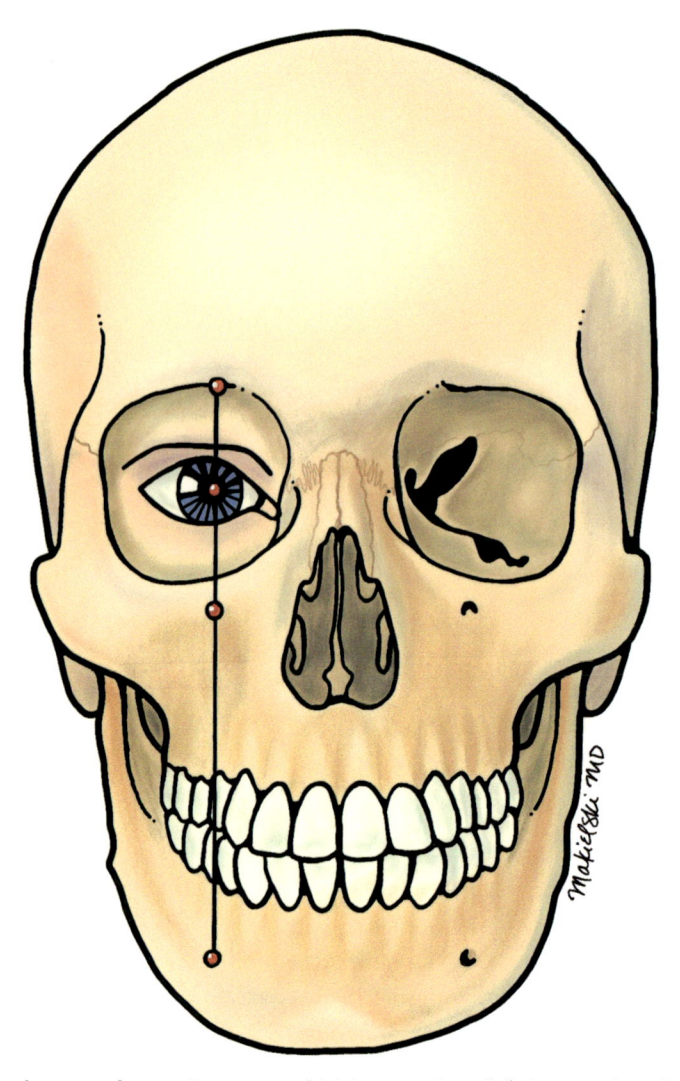

FIG. 4.1. Crânio com forames-chaves. Os nervos orbitários superior e inferior são vistos à esquerda. O nervo supra-orbitário (V1), o nervo infra-orbitário (V2) e o nervo mentoniano (V3) representam os principais nervos cutâneos das suas divisões e emergem do forame aproximadamente em um plano sagital na linha hemipupilar. O nervo supra-orbitário pode emergir de uma incisura ou um forame, o qual freqüentemente é palpável. Ele se situa aproximadamente a um dedo lateralmente ao nariz. O forame infra-orbitário usualmente se situa apenas ligeiramente lateral ao forame supra-orbitário. O forame mentoniano geralmente cai em uma linha vertical a partir da borda lateral do forame ou da incisura supra-orbitária.

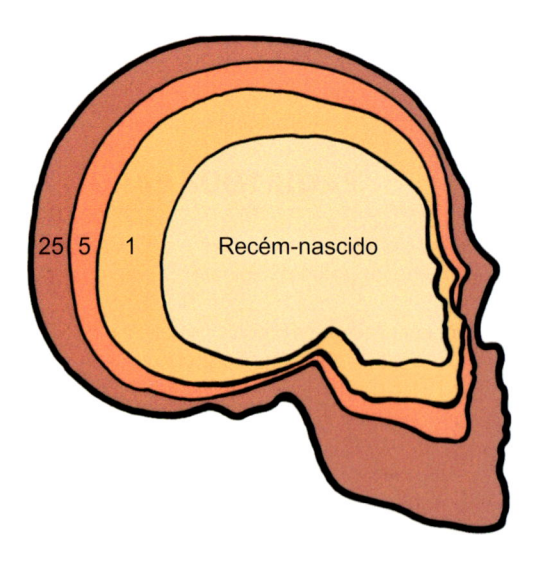

FIG. 4.2. Crescimento do crânio desde a lactância até a idade adulta. Recém-nascido, 1 ano, 5 anos, 25 anos. A maior parte do crescimento do crânio tem lugar nos primeiros 5 anos de vida, com apenas alterações lentas a partir dos 5 anos até a maturidade. O crescimento do crânio está essencialmente completo aproximadamente aos 12 anos de idade. (Adaptado de Lowrey GH: *Growth and development of children,* 8th ed. Chicago: Yearbook Medical Publishers, 1986.)

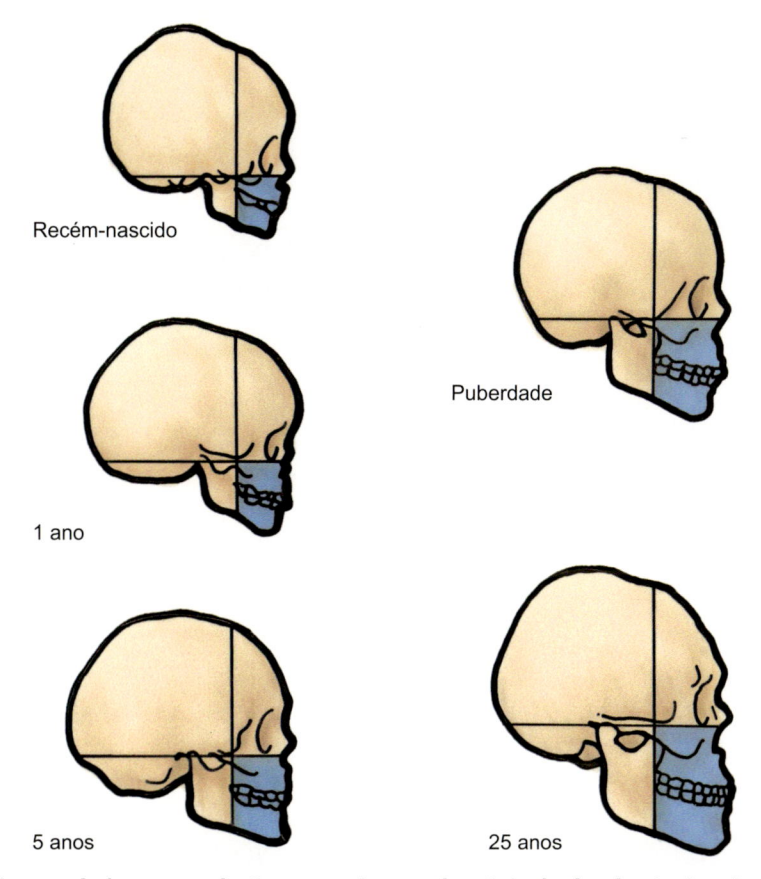

FIG. 4.3. Crescimento da face com relação ao crescimento do crânio desde a lactância até a idade adulta. Recém-nascido, 1 ano, 5 anos, puberdade, 25 anos. Ao nascimento, o crânio é relativamente grande e maduro em comparação com a face. As proporções relativas entre a face e o crânio continuam a se alterar até a idade adulta à medida que a face se torna cada vez mais proeminente. A dentição final (os terceiros molares) é atingida antes da adultícia. (Adaptado de Lowrey GH: *Growth and development of children,* 8th ed. Chicago: Yearbook Medical Publishers, 1986.)

ARQUITETURA DO ESQUELETO CRANIOFACIAL

A abóbada óssea do crânio, ou calvária, consiste no osso frontal, nos dois ossos parietais e no osso occipital. Lateralmente, as asas maiores do esfenóide situam-se anteriormente e os ossos temporais posteriormente. Os ossos temporais são consideravelmente mais delgados que outros ossos do crânio. Este osso mais fino é protegido pelo músculo temporal sobrejacente. Retalhos ósseos freqüentemente são pediculados na área temporal, onde eles podem com facilidade ser fraturados. Há grande variabilidade na espessura da calvária; ela tem em média 7 mm, com uma variação de 3 a 12 mm (Pensler e McCarthy, 1984).

O osso craniano consiste em uma tábua externa de osso cortical compacto, uma camada média de osso esponjoso grosseiro e uma tábua interna de osso cortical. A tábua interna é mais fina que a tábua externa. Há periósteo em ambos os lados do osso craniano. O periósteo interno é fundido com a dura.

A mandíbula é essencialmente um osso longo dobrado em uma configuração em formato de "U" (Fig. 4.4). Ela possui placas corticais externa e interna mais espessas anteriormente e ao longo de sua borda inferior. A mandíbula se articula com a base do crânio nas articulações sinoviais dos côndilos bilateralmente. Vários aspectos da mandíbula fazem dela uma estrutura única: a importância dos dentes e sua oclusão, o movimento síncrono dos côndilos com relação à base do crânio e a complexidade das suas múltiplas inserções musculares.

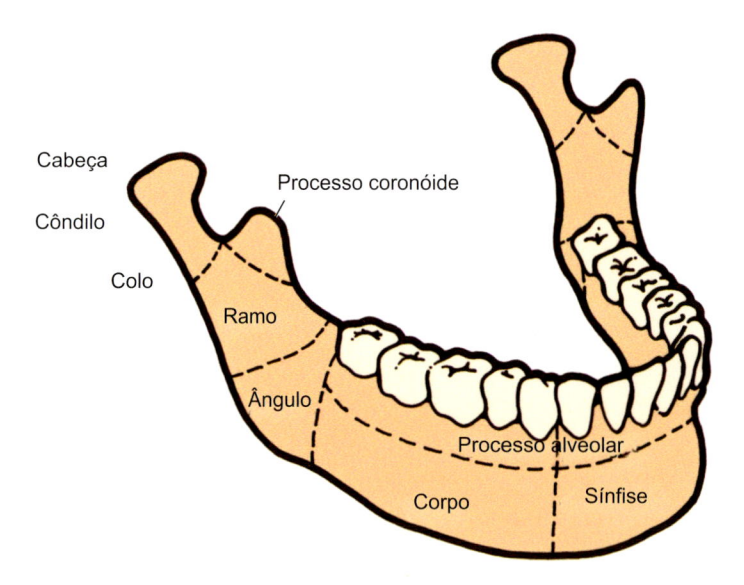

FIG. 4.4. Regiões anatômicas da mandíbula.

A face média é uma entidade clínica que abrange o terço médio do esqueleto facial. Essa região pode ser definida como uma área entre os dentes maxilares e uma linha que une as duas linhas de suturas zigomaticofrontais. Posteriormente, os limites da face média são a junção esfenoetmoidal e as placas pterigóides. Os ossos que compreendem a face média incluem as maxilas, os ossos palatinos, os zigomáticos ou malares, os nasais, os processos zigomáticos dos ossos temporais, os ossos lacrimais, o etmóide e as conchas. O processo alveolar do osso maxilar contém os dentes maxilares e é mais fraco que a mandíbula.

Os dentes e as suas estruturas de suporte são a chave para compreender e tratar anormalidades nas relações maxilomandibulares, quer elas derivem de trauma ou de alguma outra etiologia. O uso de nomenclatura padrão (Fig. 4.5) e uma compreensão do sistema universal de numeração (Fig. 4.6) facilitam a comunicação com os colegas odontólogos. A classificação mais simples e mais amplamente usada das relações ântero-posteriores dos dentes é a de Angle (Fig. 4.7).

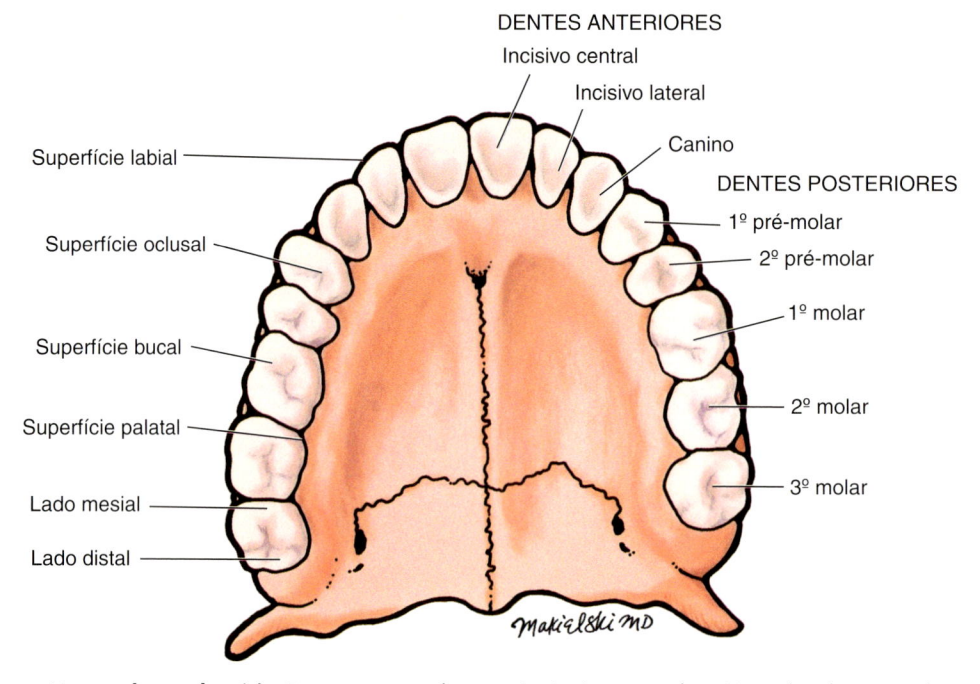

FIG. 4.5. Nomenclatura dentária. Estão apresentados os principais termos descritivos dos dentes. Toda a superfície interna dos dentes é chamada superfície palatal na maxila e superfície lingual na mandíbula.

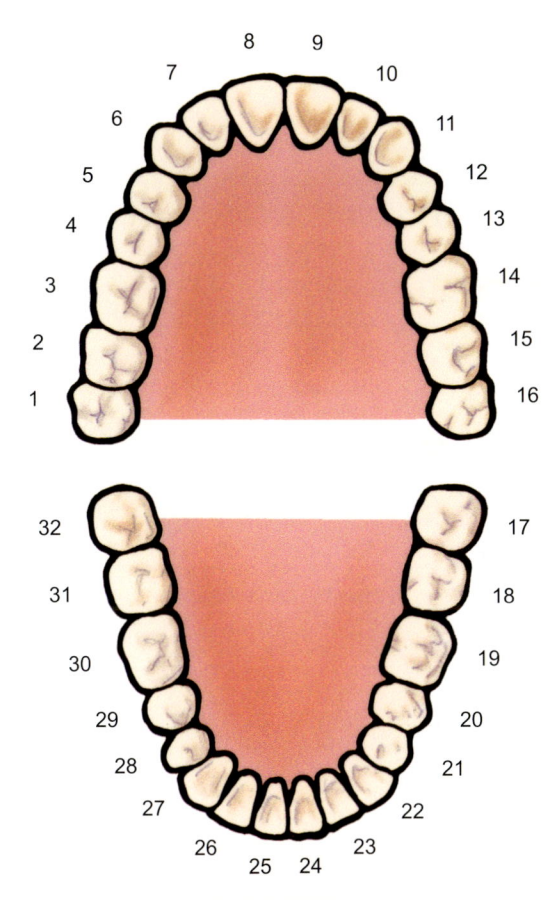

FIG. 4.6. Sistema universal de numeração dos dentes. A referência a estes números-padrão facilita a comunicação entre os profissionais envolvidos no tratamento de um paciente.

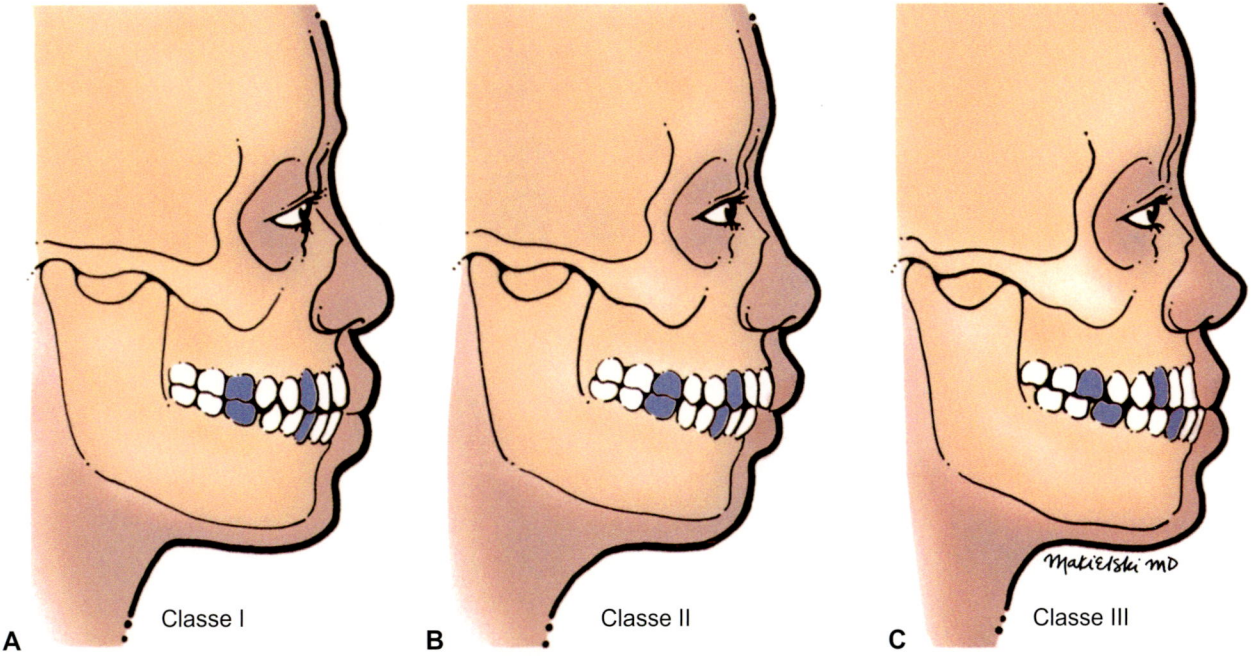

FIG. 4.7. Classificação de Angle da oclusão. Observe a relação dos primeiros molares e dos caninos (*em azul*). **A**. Classe I ortognática. A cúspide mesiobucal do primeiro molar maxilar repousa no sulco mesiobucal do primeiro molar mandibular, e o canino maxilar oclui com a metade distal do canino mandibular e a metade mesial do primeiro bicúspide mandibular. **B**. Classe II retrognática. O sulco bucal do primeiro molar mandibular é distal à cúspide mesiobucal do primeiro molar maxilar, e a superfície distal do canino mandibular é distal à superfície mesial do canino maxilar. **C**. Classe III prognática. O sulco bucal do primeiro molar mandibular é medial à cúspide mesiobucal do primeiro molar maxilar, e a superfície distal do canino mandibular é mesial à superfície mesial do canino maxilar.

BIOMECÂNICA DO ESQUELETO FACIAL

A face pode ser analisada como uma série de arcos com áreas intervenientes de osso cortical fino. Esses arcos fornecem forte proteção aos órgãos sensitivos vitais e ao conteúdo craniano. Um arco absorverá considerável força compressiva sobre a sua superfície externa convexa antes de se fraturar; o córtex interno provavelmente irá se fraturar primeiro. Assim, podem-se ver fraturas da tábua interna do osso frontal com a tábua externa intacta. Embora a mecânica de uma força externa atuando sobre um único arco de osso bicortical possa ser compreendida com facilidade, a montagem desses arcos de várias formas, espessuras e posições que compreendem a face humana desafia uma descrição simples. Os arcobotantes faciais horizontais e verticais representam a melhor compreensão disponível dos suportes mecânicos da face (Figs. 4.8 e 4.9). Esses arcobotantes determinam como uma força de impacto é distribuída pela face. Embora nós tenhamos incluído o arcobotante vertical central padrão, os vetores de forças podem, na realidade, contornar o seio frontal e seguir as margens orbitárias.

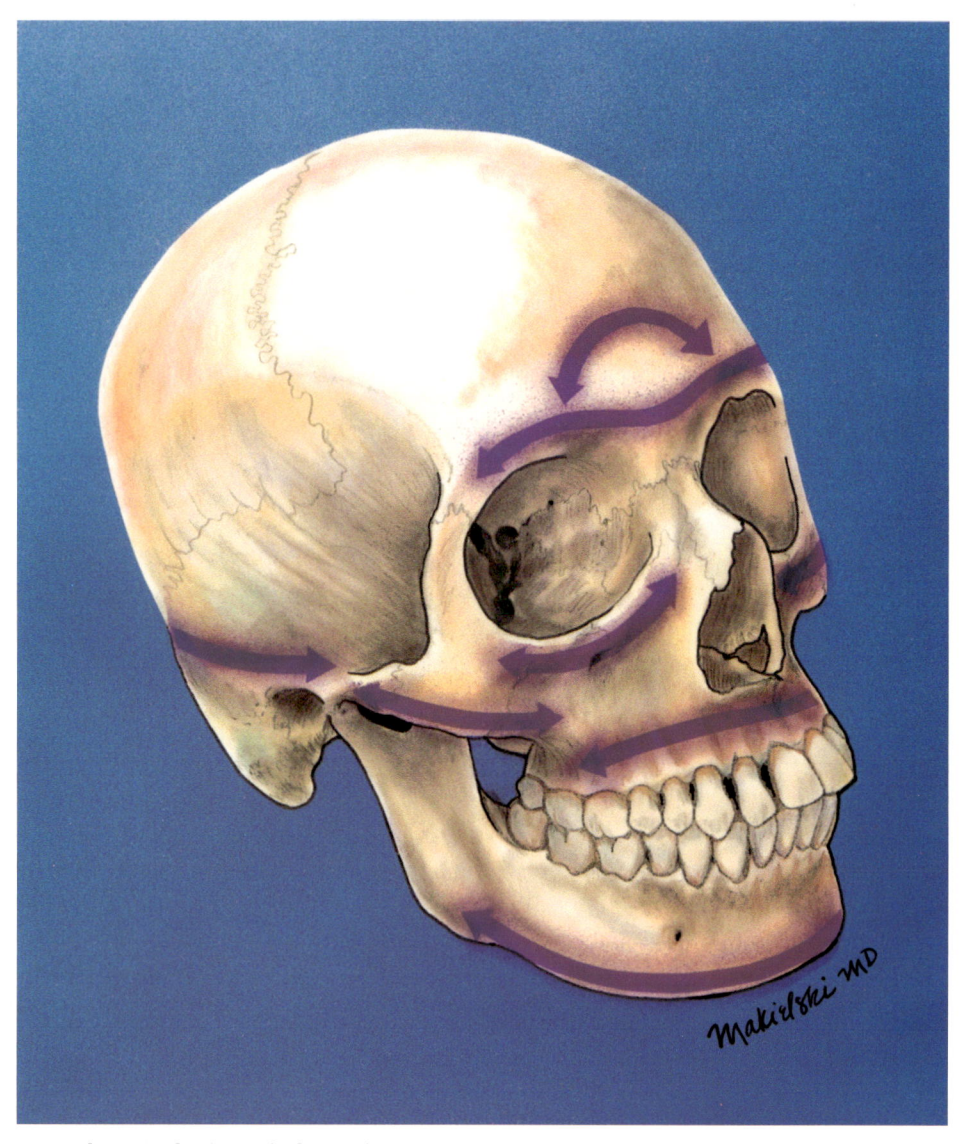

FIG. 4.8. Arcobotantes horizontais do crânio. As áreas em púrpura representam áreas de osso facial mais espesso que tendem a se fraturar menos do que as áreas intervenientes.

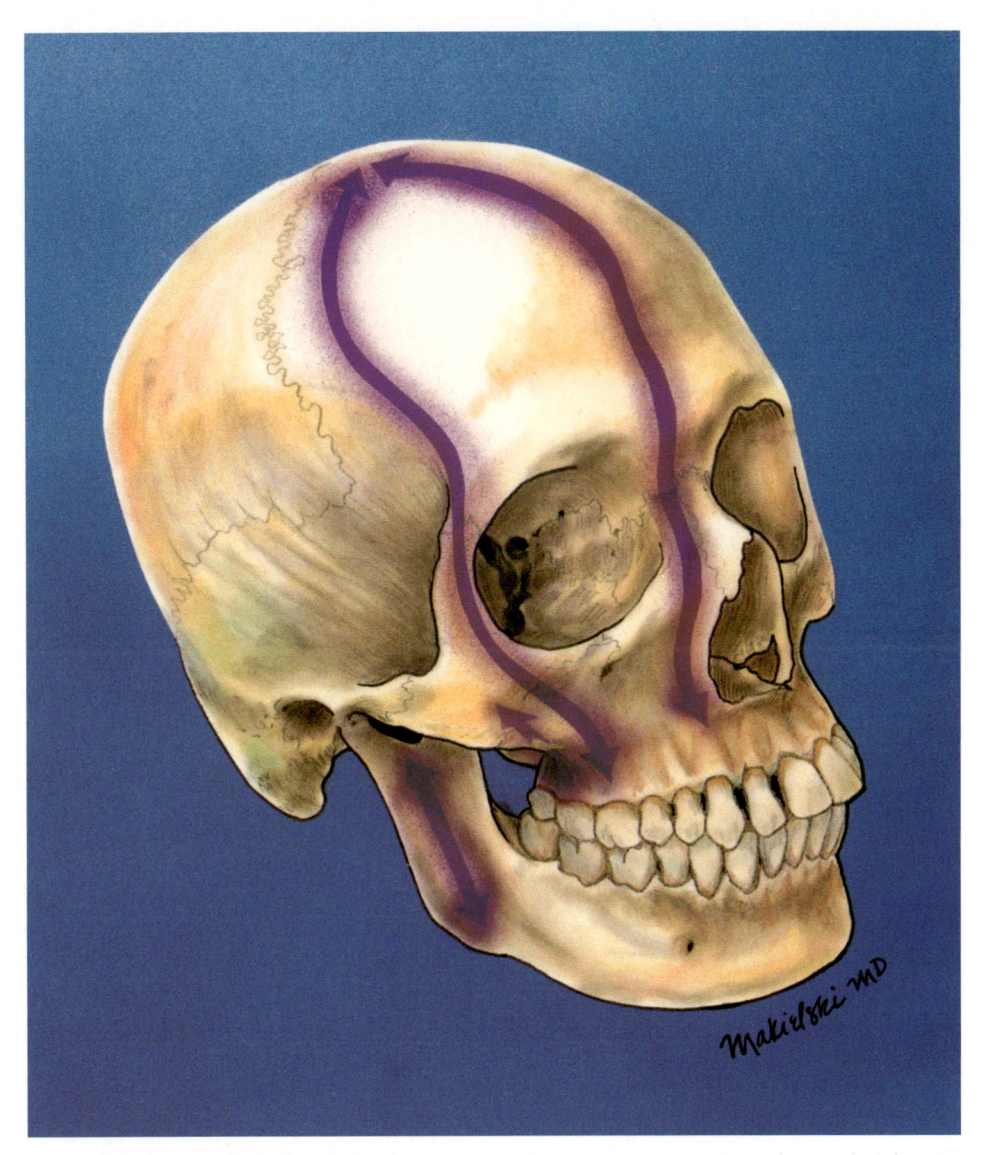

FIG. 4.9. Arcobotantes verticais do crânio. As áreas em púrpura representam áreas de osso facial mais espesso que tendem a se fraturar menos do que as áreas intervenientes. Dependendo do desenvolvimento dos seios, o arcobotante pode seguir a margem supra-orbitária e contornar o seio frontal.

LOCAIS COMUNS DE FRATURA FACIAL

As fraturas dos ossos faciais ocorrem em locais previsíveis com base na localização anatômica e no vetor de força. Depois de uma fratura, o grau e a direção de desvio ósseo são determinados em grande parte pela tração dos músculos associados. A incidência relativa de fraturas mandibulares em regiões específicas está representada na Figura 4.10. A influência dos músculos sobre o desvio da fratura está mostrada nas Figuras 4.11 e 4.12. As fraturas da face média freqüentemente são descritas usando-se a classificação de Le Fort, embora a variabilidade dos locais exatos de fratura e diferenças de lado para lado recomendem uma descrição simples dessas fraturas, em vez de tentar fazê-las encaixarem-se em um padrão Le Fort I, II ou III. A classificação de Le Fort é, no entanto, historicamente importante e oferece uma classificação geral útil das fraturas mediofaciais. Le Fort I é uma fratura do complexo dentoalveolar maxilar; os dentes e o processo alveolar estão móveis, mas não o resto da face média. Le Fort II é uma fratura piramidal, na qual o terço

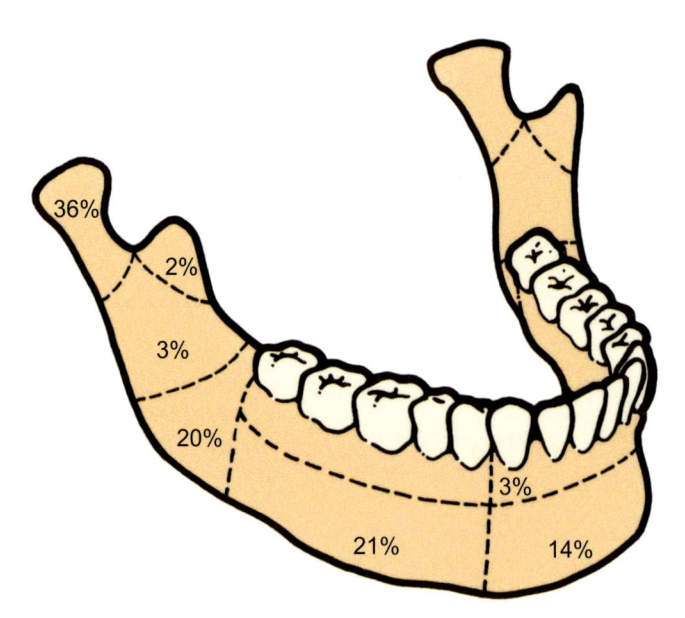

FIG. 4.10. Locais de fratura da mandíbula. Estão mostradas as freqüências aproximadas de fratura nas regiões indicadas.

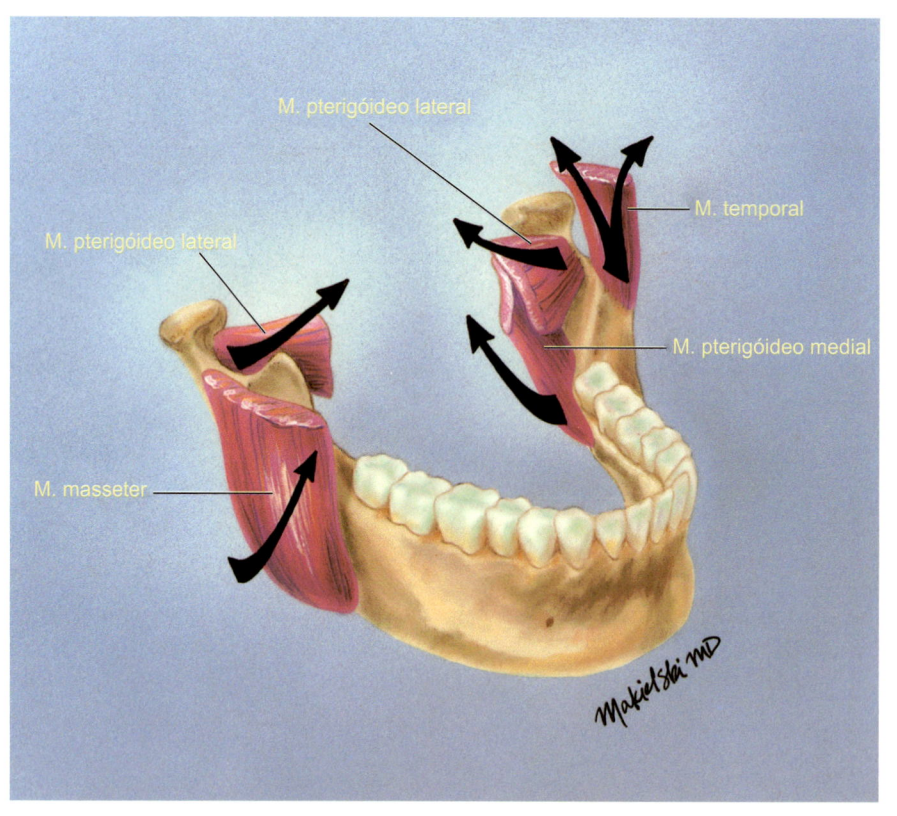

FIG. 4.11. Direção da tração muscular sobre a mandíbula: levantadores. Os músculos masseter, pterigóideo medial e temporal elevam a mandíbula na função normal. Os músculos temporal e masseter também funcionam como afastadores mandibulares. O músculo pterigóideo lateral é um protrusor. Quando a mandíbula é fraturada, todos esses músculos funcionam como levantadores e tendem a desviar os fragmentos superior, medial e anteriormente.

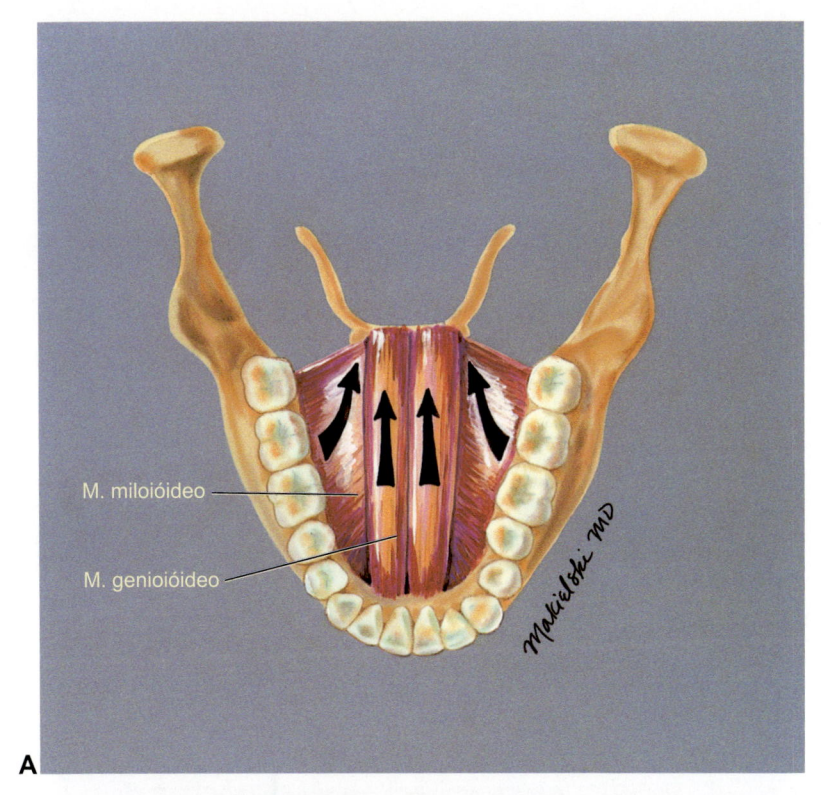

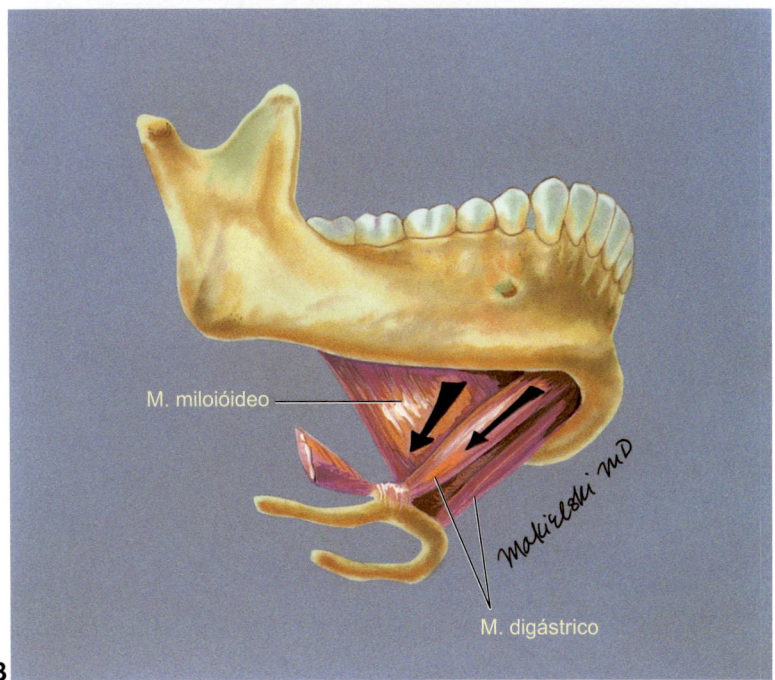

FIG. 4.12. Direção da tração muscular sobre a mandíbula: abaixadores. O ventre anterior dos músculos digástrico, o genioióideo e, em menor grau, o miloióideo funcionam como abaixadores e afastadores mandibulares. Na mandíbula fraturada, esses músculos puxam os fragmentos para baixo, medial e posteriormente. **A**. Vista superior. **B**. Vista inferior.

médio da face está móvel, mas o complexo malar é estável; Le Fort III representa uma disjunção craniofacial na qual a face inteira está móvel em relação ao crânio.

Fraturas nasais são as mais comuns fraturas faciais e usualmente ocorrem nas áreas mais finas dos ossos nasais (Fig. 4.13). Com grande força, os ossos nasais podem ser cominuídos e telescopados para dentro do frágil complexo etmoidal para criar uma fratura complexa nasoetmoidal.

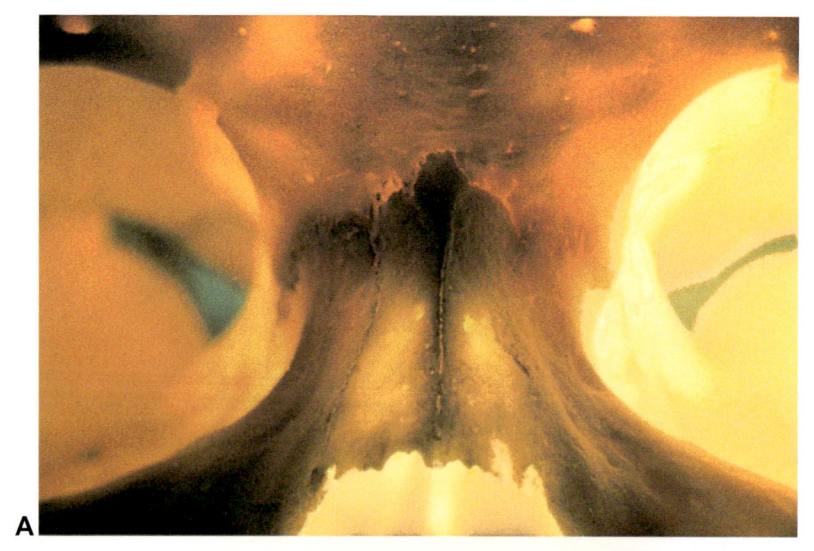

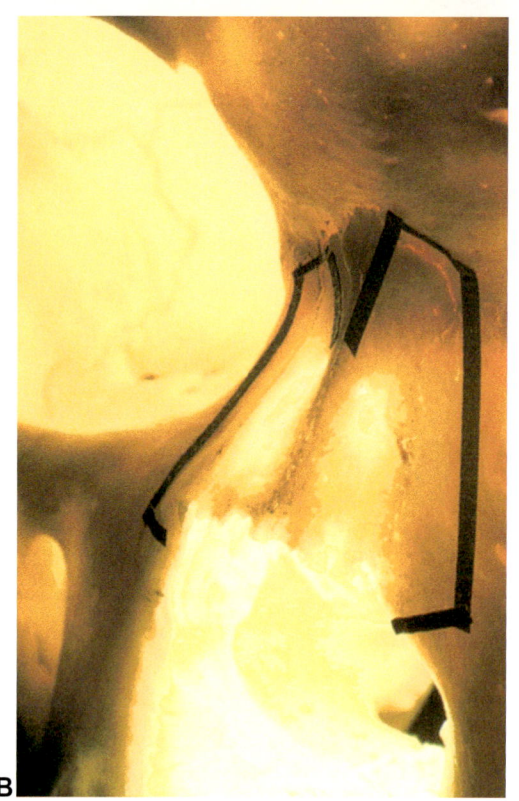

FIG. 4.13. Ossos nasais. A. Os ossos nasais pareados e o processo ascendente da maxila criam a pirâmide óssea nasal. Crânio transiluminado mostra o osso nasal mais espesso cefalicamente e o osso mais delgado causalmente. **B**. Osteotomias incorretas (esquerda) levadas para o alto para dentro do osso mais espesso podem criar uma "báscula" na qual uma fratura transversa ocorre no osso frontal; pressão sobre este local de fratura superior fará então o osso nasal inferior protrair-se. Esse problema é remediado executando-se uma osteotomia percutânea com um osteótomo de 2 mm na junção dos ossos nasais espesso e fino.

CAPÍTULO 4 ▪ ARCABOUÇO DE TECIDOS DUROS

O globo é bem protegido pelas espessas margens orbitárias. Golpes diretos no olho geralmente não causam uma fratura da margem orbitária, porém mais comumente resultam em uma fratura explosiva do fino soalho da órbita. Em virtude da associação estreita do nervo infra-orbitário e do músculo reto inferior com o soalho orbitário, o paciente com uma fratura explosiva pode sofrer uma perda de sensibilidade na bochecha e aprisionamento muscular, o qual limita o olhar para cima.

O local mais comum de fratura na face média lateral é o osso malar. As fraturas malares variam de uma depressão simples do arco zigomático até a clássica fratura do tripé, que envolve locais de fratura na sutura zigomaticofrontal, na margem infra-orbitária (usualmente do fraco forame infra-orbitário) e no arco zigomático. A trifratura malar tende a desviar-se inferior e medialmente em virtude da fixação do músculo masseter (Fig. 4.14). As fraturas malares, como as fraturas de Le Fort, podem ser muito variáveis e nem sempre obedecem ao padrão clássico.

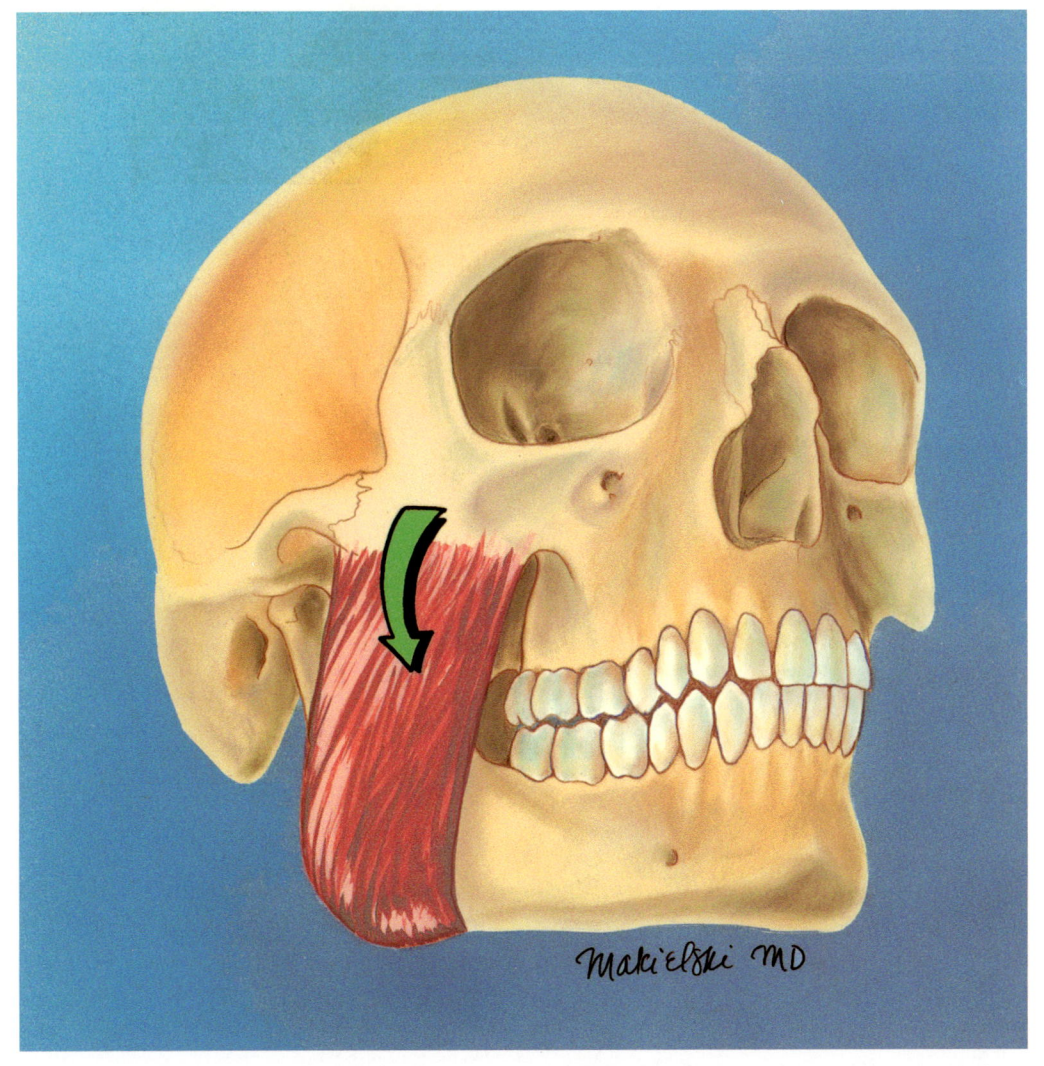

FIG. 4.14. Músculo masseter e direção da tração sobre a eminência malar. O masseter é um músculo forte, curto, que eleva a mandíbula. Ele tende a distracionar a eminência malar inferior e medialmente depois de uma trifratura malar. Como um dos músculos da mastigação, ele é inervado pelo quinto nervo craniano e assim pode ser usado para transposições musculares quando há paralisia do nervo facial.

AUMENTO E ENXERTO DO ESQUELETO FACIAL

A face é única pelo fato de que, essencialmente, todo o arcabouço ósseo pode ser aumentado ou reduzido com cicatrização relativamente inconspícua através de uma combinação da incisão coronal e várias incisões intra-orais (Figs. 4.15 e 4.16). Aumento ou enxerto podem ser necessários em circunstâncias como reconstrução após trauma ou cirurgia de câncer. Osso autógeno proporciona o melhor material de enxerto atualmente. A sobrevida do enxerto e a osteogênese são melhores com osso esponjoso que com osso cortical em virtude da presença de mais células osteoprogenitoras. Muitos locais foram usados no passado para colher enxertos ósseos, particularmente costela e crista ilíaca. Atualmente, a tábua externa da calvária é o local preferido na maioria dos casos. Esses enxertos ósseos podem ser colhidos no mesmo campo da cirurgia e deixam um defeito mínimo (Fig. 4.17). Osso craniano é osso membranoso e sofre menos reabsorção do que osso endocondral (Smith e Abramson, 1974; Zins e Whitaker, 1983).

Os enxertos ósseos autógenos sobrevivem por osteocondução. Eles são primeiro vascularizados e a seguir desmineralizados; em seguida, o crescimento ósseo ocorre por condução a par-

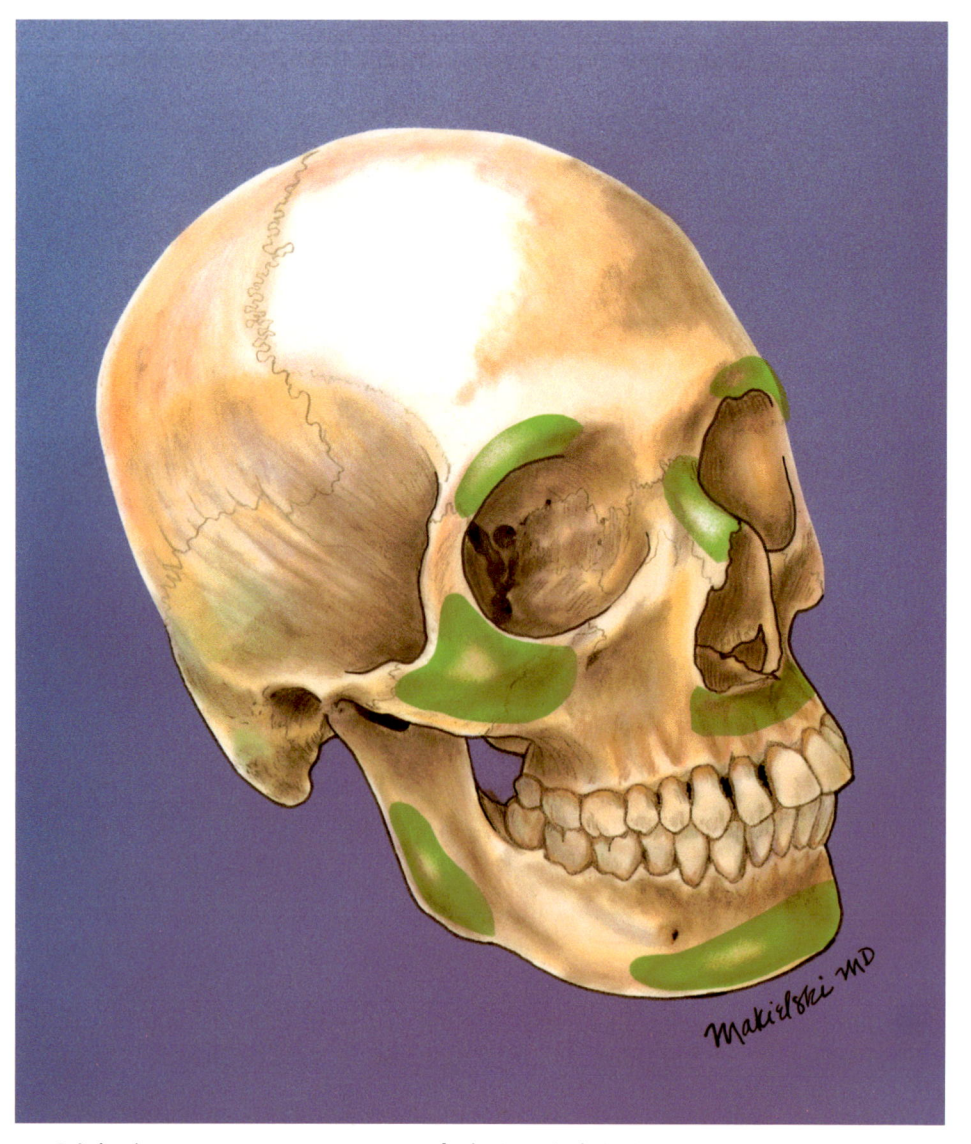

FIG. 4.15. Crânio: áreas comuns a aumentar ou reduzir. Através de incisões coronais ou intra-orais, o esqueleto facial pode ser aumentado ou reduzido nesses locais-chaves de contorno da face.

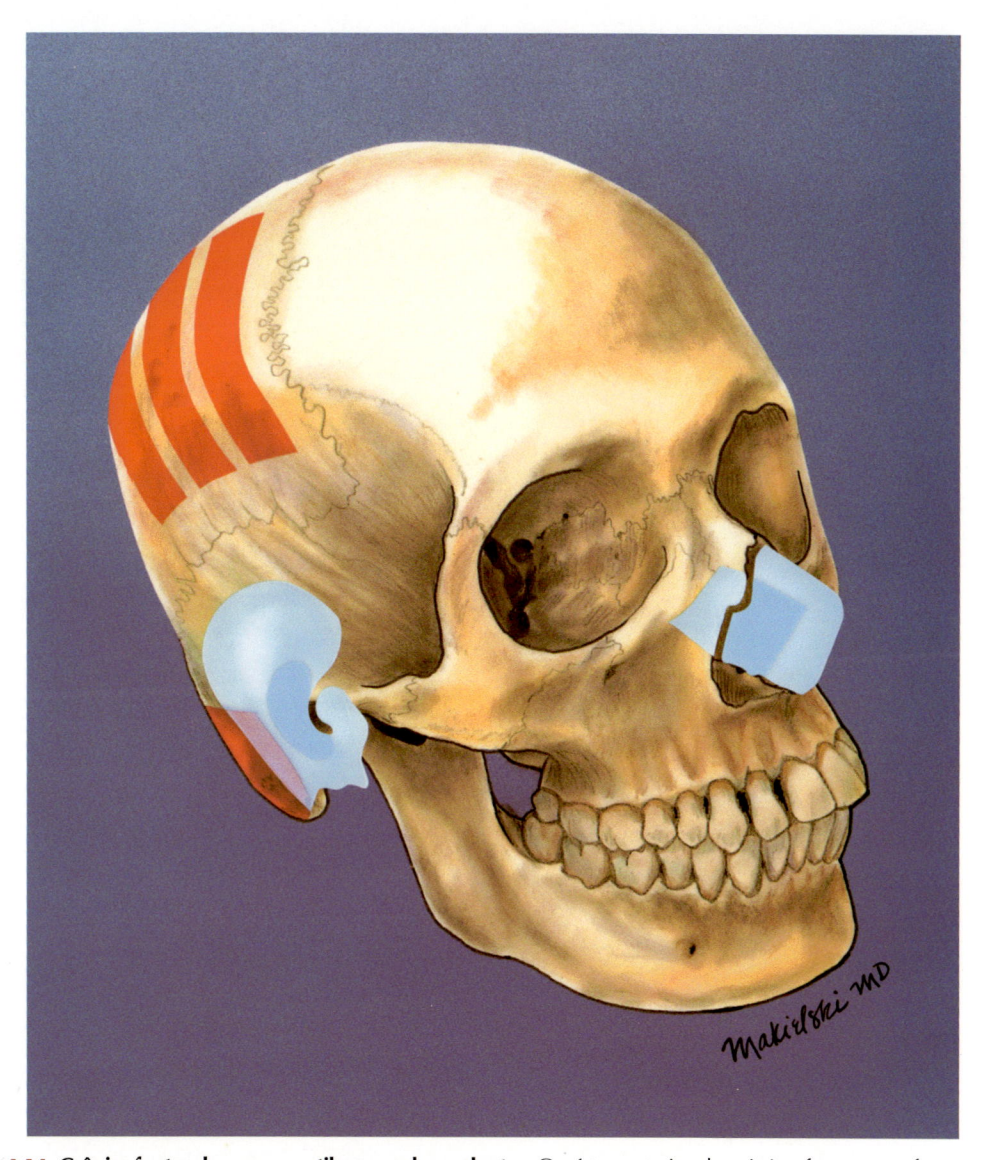

FIG. 4.16. Crânio: fontes de osso e cartilagem sobressalentes. O córtex exterior do crânio oferece uma fonte facilmente disponível de osso para enxerto craniofacial. Este osso craniano é de origem membranosa e assim sofre menos reabsorção que o osso endocondral. O córtex mastóideo é um excelente local para colher enxertos ósseos menores, particularmente para os cirurgiões experientes em cirurgia de mastóide. O septo nasal e a orelha proporcionam uma fonte conveniente de enxertos de cartilagem na cabeça e no pescoço. A porção média do septo pode ser colhida com segurança para reconstrução nasal ou palpebral, se 1 a 2 cm de cartilagem forem deixados no septo dorsal e caudal para preservar suporte. A cartilagem mais espessa ao longo da crista maxilar e na junção com o septo ósseo é útil especialmente para esteios fortes e enxertos na ponta em rinoplastia. Cartilagem auricular não é tão facilmente trabalhada para enxerto preciso quanto à cartilagem septal. A *cymba conchae* e o *cavum conchae* inteiros podem ser colhidos sem causar deformidade externa, contanto que a *radix helicis* seja preservada. A cartilagem do *cavum conchae* na direção do meato acústico é mais espessa e é preferida para a criação de enxertos fortes de ponta nasal, quando cartilagem septal não está disponível.

tir do osso circundante. Em contraste, a osteoindução transforma células mesenquimais indiferenciadas em osteoblastos que criam novo osso. Estudos recentes demonstraram que fatores ósseos osteoindutores são capazes de criar osso clinicamente útil para reconstrução craniofacial. Os dois candidatos mais prováveis neste momento são a proteína morfogênica óssea e o fator de crescimento transformador β (Toriumi *et al.*, 1991). Esses compostos osteoindutores recombinantes encerram a promessa de melhorar dramaticamente nossa capacidade de aumentar e reforçar o esqueleto craniofacial.

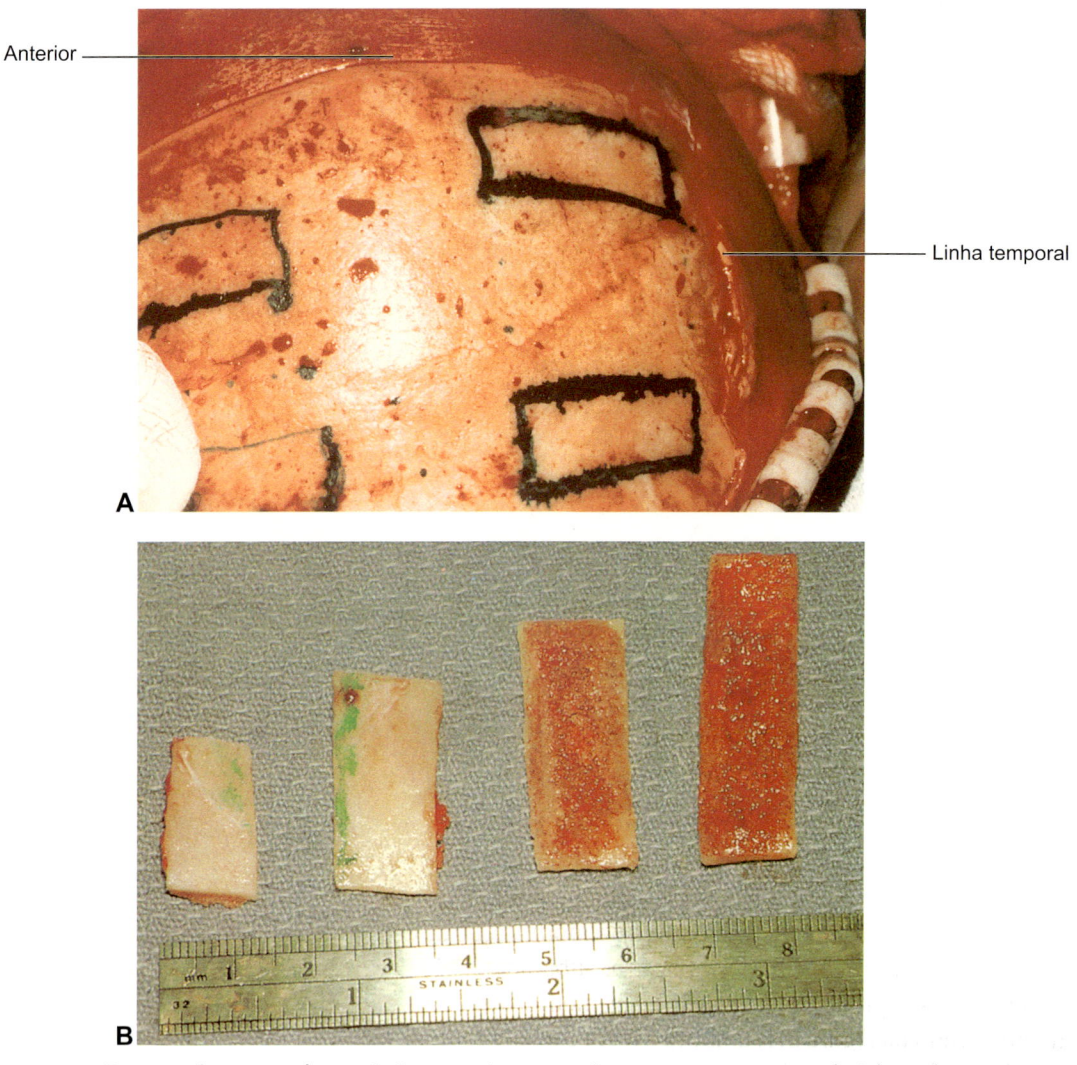

FIG. 4.17. Enxertos ósseos cranianos. A. Enxertos ósseos cranianos para reconstrução facial usualmente são tirados acima da linha temporal, afastados das linhas de sutura e a pelo menos 1,5 cm da linha mediana a fim de evitar o seio sigmóide. **B.** Enxertos colhidos da tábua externa são ideais para reconstrução facial.

LEITURAS SUGERIDAS

1. Lowrey GH: *Growth and development of children*, 8th ed. Chicago: Yearbook Medical Publishers, 1986.
2. Manson P: Facial injuries. In: McCarthy JG. ed. *Plastic surgery*, vol 2. Philadelphia: WB Saunders, 1990:867-1141.
3. McVay CB: *Surgical anatomy*. Philadelphia: WB Saunders, 1984.
4. Pensler J McCarthy JG: The calvarial donor site: an anatomic study in cadavers. *Plast Reconstr Surg* 1984;75:648-651.
5. Smith JD, Abramson M: Membranous versus endochondral bone autografts. *Arch Otolaryngol* 1974;99:203-205.
6. Toriumi DM, East CA, Larrabee WF Jr: Osteoinductive biomaterial for medical implantation. *J Long-Term Effects Med Implants* 1991;1:53-77.
7. Toriumi DM, Kotler HS, Luxenberg DP, et al.: Mandibular reconstruction with a recombinate bone-inducing factor. Functional, histologic, and biomechanical evaluation. *Arch Otolaryngol Head Neck Surg* 1991;117(10):1101-1112.
8. Zins J, Whitaker L: Membranous versus endochondral bone: implications for craniofacial reconstruction. *Plast Reconstr Surg* 1983;72:778-785.

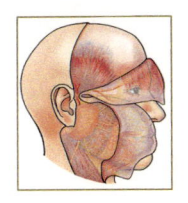

CAPÍTULO 5

Pele e Tecidos Moles

A pele e a gordura subcutânea imediatamente subjacente formam um órgão complexo que provê cobertura de tecidos moles para o arcabouço de tecidos duros da face.

UNIDADES ESTÉTICAS FACIAIS

A superfície da face pode ser dividida em unidades estéticas faciais (González-Ulloa *et al.*, 1954). Dentro de cada unidade, a pele é constante em cor, textura, espessura e mobilidade. Esse princípio das unidades faciais foi refinado nos últimos anos com o princípio das subunidades. As subunidades são unidades topográficas com um contorno previsível de pessoa para pessoa. Pela colocação das incisões nos limites dessas subunidades, as cicatrizes finais são minimizadas visualmente, porque o olho está esperando uma modificação de contorno. Em uma série de trabalhos, Burget e Menick (1985, 1986) definiram as subunidades do nariz e dos lábios. Estas se encontram descritas nos Capítulos 15 e 18, respectivamente. Nosso conceito das unidades faciais estéticas é demonstrado na Figura 5.1. Embora a testa e a bochecha sejam unidades isoladas em termos de contorno, elas possuem áreas de variação da espessura da pele dentro delas, as quais estão ilustradas na Figura 5.1.

ARQUITETURA DA PELE

A pele é subdividida na epiderme, mais fina, mais superficial, e a derme mais fibrosa (Fig. 5.2). A epiderme é epitélio escamoso estratificado que varia grandemente em profundidade, variando desde a grossura do couro cabeludo até a pele delicada da pálpebra, a qual, com 0,04 mm, é a mais fina do corpo. A derme, composta principalmente de tecido conjuntivo, também contém nervos, vasos sangüíneos, músculos, linfáticos, glândulas sudoríparas e glândulas pilossebáceas. A derme mais superficial e delgada é denominada derme papilar. A derme mais profunda e mais espessa é a derme reticular. A derme é composta principalmente de colágeno. As fibras colágenas na derme papilar são finas e dispostas aleatoriamente, em comparação com os feixes mais grosseiros da derme reticular, os quais estão dispostos paralelamente à superfície. A diferença entre o colágeno na derme papilar e aquele na derme reticular pode ser vista muito claramente ao efetuarmos dermabrasão: quando o cirurgião executa lixamento mais profundamente dentro da derme, a característica mais grosseira da derme reticular se torna evidente.

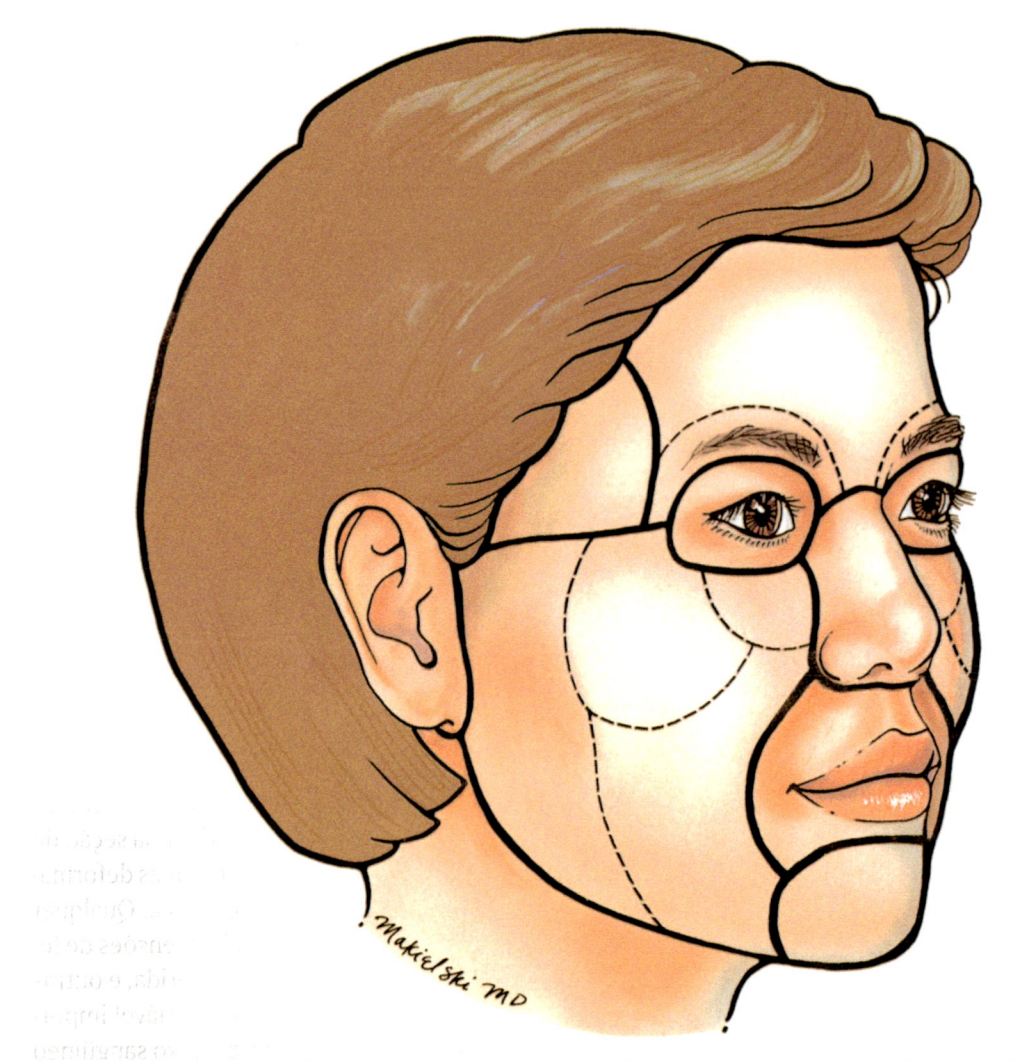

FIG. 5.1. Unidades estéticas faciais. A testa, a têmpora, as bochechas, o nariz, a área periorbitária, os lábios e o mento constituem uma unidade estética facial que compartilha as características de contorno da pele. Incisões que cruzam os limites das unidades devem ser evitadas, quando possível. A testa e a bochecha possuem áreas adicionais de variação na espessura da pele *(linhas tracejadas)*.

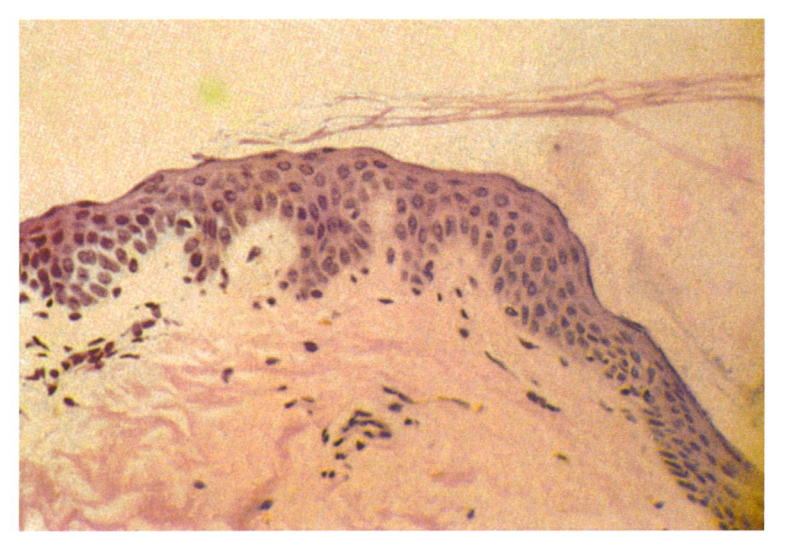

FIG. 5.2. Corte transversal da pele. A epiderme fina de epitélio escamoso estratificado é sobrejacente à derme mais fibrosa. Os feixes colágenos da derme papilar superficial são mais delgados e mais aleatoriamente orientados do que aqueles da derme reticular mais profunda. Durante dermabrasão, a profundidade cirúrgica pode ser determinada pelo caráter grosseiro das fibras expostas. (Cortesia de Susan Patterson, M.D.)

A derme contém um plexo vascular superficial e um plexo vascular profundo. O plexo superficial, também conhecido como plexo subepidérmico ou subpapilar, corre na derme papilar imediatamente embaixo da epiderme, de onde ele envia uma arcada de alças capilares para dentro de cada papila dérmica. Esse plexo é a origem do sangramento dérmico visto imediatamente depois que a epiderme é removida com dermabrasão. O plexo profundo, ou plexo dérmico, circunda os apêndices cutâneos na derme reticular e é composto de vasos maiores. O plexo vascular cutâneo é descrito mais extensamente no Capítulo 10.

A gordura subcutânea varia grandemente em espessura e textura entre os indivíduos e nas diferentes regiões da face. Ela é mais espessa nas concavidades das bochechas, nas têmporas e no pescoço. Os lóbulos da gordura subcutânea são divididos por septos fibrosos que contêm vasos, nervos e linfáticos. Esses septos representam um segmento do sistema musculoaponeurótico superficial, descrito no Capítulo 6. Os vasos desses septos fibrosos formam o suprimento sangüíneo para o retalho pediculado insular, no qual a pele em torno dos retalhos é completamente dividida, seccionando o plexo subdérmico. As conexões fibrosas entre a pele e as estruturas mais profundas são mecanicamente importantes. Ao avançar tecido e reparar defeitos faciais, um grau moderado de descolamento dessas fixações diminui as tensões de fechamento (Larrabee e Sutton, 1981).

PROPRIEDADES MECÂNICAS

As características mecânicas da pele são determinadas pelos principais tecidos conjuntivos da derme (as fibras elásticas, as fibras colágenas e a substância fundamental). Quando uma seção de pele é esticada, as delicadas fibras elásticas são deformadas primeiro. Se a pele for mais deformada, as fibras colágenas orientadas aleatoriamente se alinham com a direção da força. Qualquer deformação adicional resultará em dano mecânico. Assim, uma vez atingidas altas tensões de fechamento, muito pouco tecido adicional pode ser recrutado para fechamento da ferida, e outras soluções, como retalhos ou enxertos, devem ser consideradas. A tensão é uma variável importante na cura das feridas. Tensão aumentada no fechamento da ferida conduz ao fluxo sangüíneo diminuído e à sobrevida prejudicada do retalho (Larrabee et al., 1984).

LINHAS DE TENSÃO DA PELE RELAXADA

A pele é anisotrópica, o que significa que a tensão e as propriedades da pele variam em diferentes direções. Isso provavelmente foi observado pela primeira vez por Dupuytren, em 1834, quando notou que um cadáver ferido com uma sovela tinha feridas elípticas em vez de redondas. Muitos outros, como Langer e Kocher, avançaram nossa compreensão acerca dessas linhas direcionais na pele e de sua importância cirúrgica. Embora de importância histórica, as linhas de Langer não correspondem à nossa compreensão atual da direção da tensão na pele. Borges (1973) descreveu as linhas de tensão da pele relaxada (LTPRs), as quais são as linhas de tensão da pele presentes quando a pele está em estado relaxado. Na maioria dos casos, as LTPRs seguem as rugas da face, mas há algumas áreas, como os sulcos glabelares e a têmpora, onde a ação muscular forte pode criar sulcos em uma direção diferente daquela das LTPRs (Fig. 5.3). Essas exceções, de modo geral, não são clinicamente importantes; por exemplo, uma incisão feita em um sulco da pele glabelar cura-se inteiramente bem. Estudos experimentais demonstraram que é necessário o dobro da tensão para fechar uma ferida feita perpendicularmente às LTPRs, em comparação com uma feita obedecendo a elas (Larrabee, 1986).

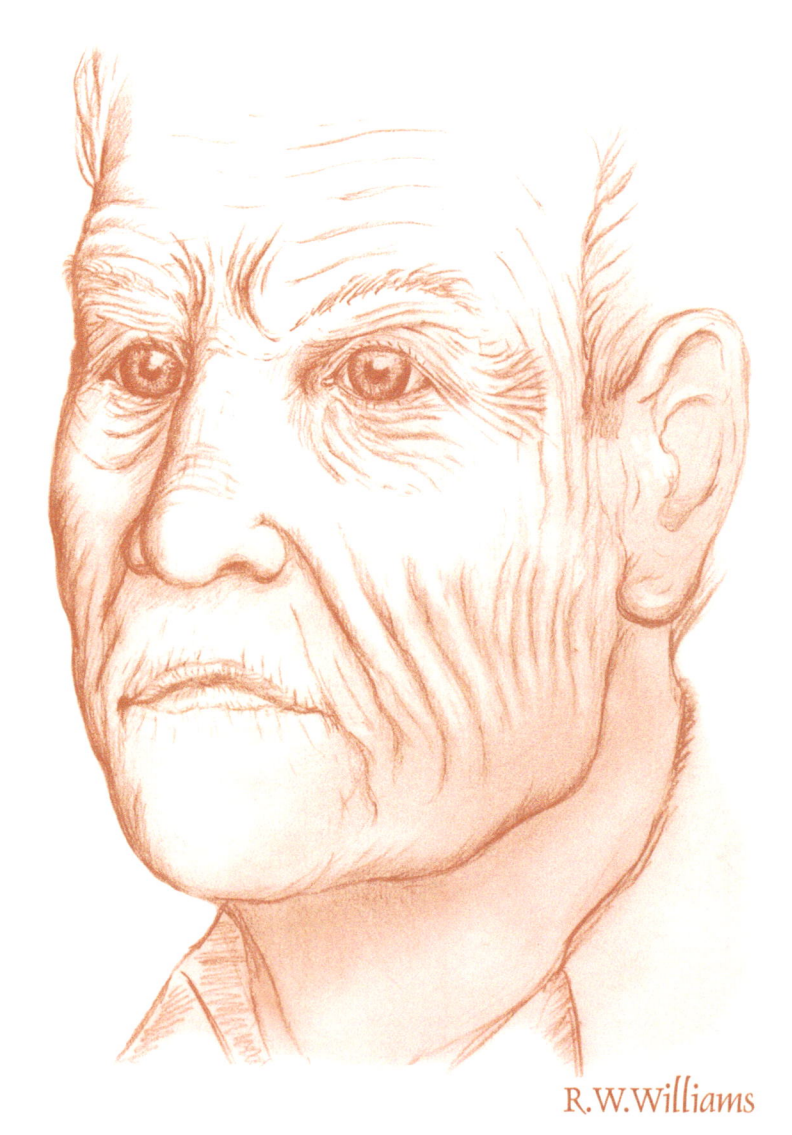

FIG. 5.3. Linhas de tensão da pele relaxada. As rugas faciais, em geral, demonstram as linhas de tensão da pele na pele relaxada. As incisões feitas paralelas às linhas de tensão da pele relaxada (LTPRs) geralmente se curam favoravelmente. As linhas de extensibilidade máxima correm perpendicularmente às LTPRs e representam as direções nas quais a pele pode ser avançada com mais facilidade. Atenção especial deve ser dedicada a áreas como a borda inferior da mandíbula, onde as LTPRs mudam de direção. Em outras áreas, como a têmpora e a glabela, a ação muscular local pode ser contrária às LTPRs. Por exemplo, na têmpora, as LTPRs correm aproximadamente na vertical, em vez de horizontalmente com os "pés-de-galinha".

LEITURAS SUGERIDAS

1. Borges AF: *Elective incisions and scar revision.* Boston: Little, Brown, 1973.
2. Burget GC, Menick FJ: Nasal reconstruction: seeking a fourth dimension. *Plast Reconstr Surg* 1986;78:145-157.
3. Burget GC, Menick FJ: The subunit principle in nasal reconstruction. *Plast Reconstr Surg* 1985;76:239-247.
4. González-Ulloa M, Castillo A, Stevens E, et al.: Preliminary study of the total restoration of the facial skin. *Plast Reconstr Surg* 1954;13:151-161.
5. Larrabee WF Jr: A finite element model of skin deformation I-III. *Laryngoscope* 1986;96:399-419.
6. Larrabee WF Jr, Holloway GA Jr, Sutton D: Wound tension and blood flow in skin flaps. *Ann Otol Rhinol Laryngol* 1984;93:112-115.
7. Larrabee WF Jr, Sutton D: Variation of skin stress-strain curves with undermining. *Surg Forum* 1981;32:553-555.

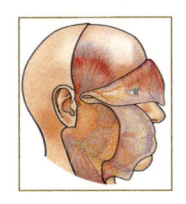

CAPÍTULO 6

Sistema Musculoaponeurótico Superficial

O sistema musculoaponeurótico superficial (SMAS) é uma camada fibromuscular contínua que reveste e interliga os músculos da expressão facial. O SMAS proporciona uma estrutura conceitual para se compreender as camadas fasciais da face. Esse conceito foi estabelecido por Tessier e definido por Mitz e Peyronie em 1976. O termo musculoaponeurótico foi usado em virtude das ocasionais fibras musculares vistas na fáscia sobre a parótida. O SMAS divide a gordura subcutânea em duas camadas. Ele contém septos fibrosos que se estendem através da gordura e se fixam na derme sobrejacente (Fig. 6.1). Assim, o SMAS atua como uma rede para distribuir as contrações dos músculos faciais à pele.

Os vasos e nervos principais possuem relações constantes com o SMAS dentro de cada região da face. Uma compreensão dessas relações pode ajudar o cirurgião a proteger estruturas-chaves e a delinear planos de dissecção corretos para vários retalhos. A incorporação do SMAS nas técnicas modernas para rejuvenescimento facial conduziu a soluções de mais longa duração, mais anatômicas, para os problemas da face em envelhecimento.

DEFINIÇÃO DO SISTEMA MUSCULOAPONEURÓTICO SUPERFICIAL

As características usadas por Tessier e seus estudantes para descrever o SMAS são as seguintes: (1) ele divide a gordura subcutânea em duas camadas; (2) septos fibrosos se estendem do SMAS à derme; (3) gordura sem septos situa-se entre os músculos faciais profundos e o SMAS; (4) os principais vasos e nervos são inicialmente profundos ao SMAS, e os ramos menores o perfuram, enquanto o plexo subdérmico é superficial a ele; e (5) a malha do SMAS atua como um distribuidor de força para os vários músculos faciais. Esse conceito tem resistido bem, com a única área importante de desacordo centrando-se na definição do SMAS na área da bochecha. Na definição original, o SMAS abaixo do zigoma corresponde à fáscia superficial da anatomia clássica e assim é superficial à fáscia parotídea. Jost e Levet (1984) descreveram estudos em cadáver e clínicos para sustentar sua interpretação de que a camada do SMAS verdadeiro na bochecha inclui a fáscia parotídea. Esses autores consideram que a fáscia parotídea como um remanescente do platis-

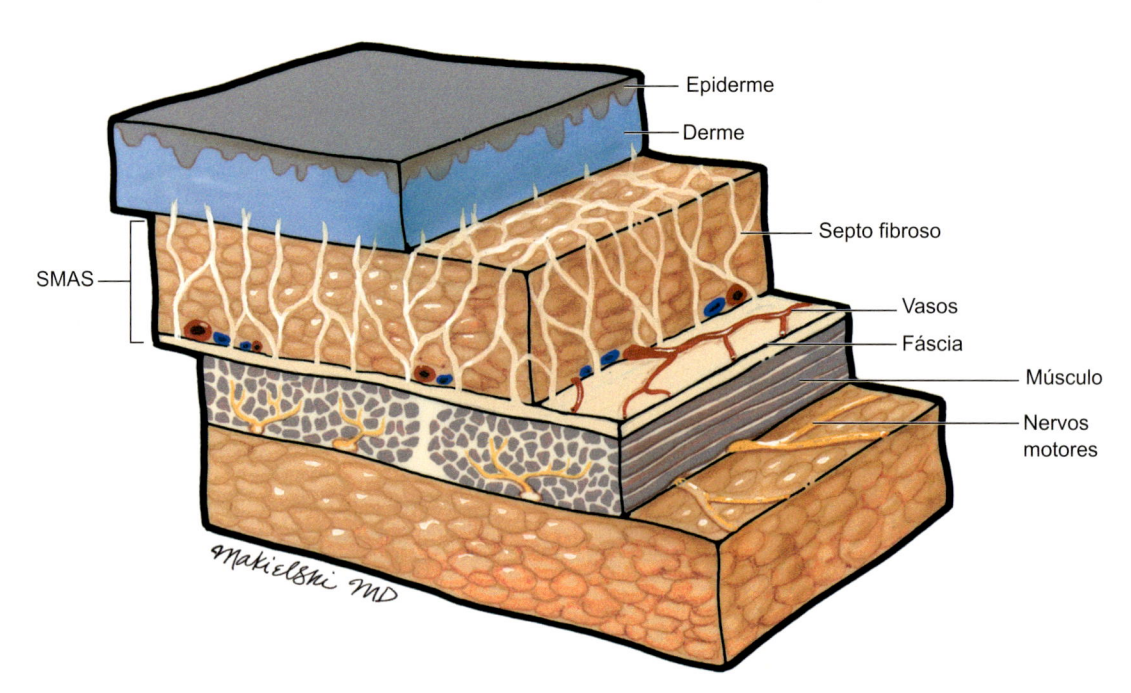

FIG. 6.1. Corte transversal do sistema musculoaponeurótico superficial (SMAS) na face inferior. O SMAS envolve a musculatura facial em uma bainha fibrosa de graus variados de espessura e assim conecta os músculos para coordenação da expressão facial. Septos fibrosos até a derme criam uma malha que conecta a pele aos músculos da expressão subjacentes. Os nervos motores entram pela superfície profunda dos músculos. Os nervos sensitivos e os vasos originam-se profundamente à fáscia, mas seus ramos terminais correm dentro dela ou superficiais a ela.

ma primitivo representa a camada estruturalmente importante do SMAS nessa área. Descrevem-na como contínua com o platisma abaixo e estendendo-se ao zigoma acima.

Parte da complexidade dessas camadas fasciais é a diferença no desenvolvimento embriológico entre os músculos da face inferior e aqueles da face média e superior (Fig. 6.2). Os músculos da face inferior e do pescoço derivam do platisma primitivo embrionário; este inclui o platisma verdadeiro, o risório, o abaixador do ângulo da boca, os músculos auriculares posteriores e a fáscia parotídea. Os músculos da face média e superior derivam do músculo embrionário esfíncter profundo do pescoço; estes incluem os músculos semelhantes a um capacete do crânio e os músculos semelhantes a uma máscara agrupados em torno da órbita e da boca superior. É de interesse que os músculos derivados do platisma primitivo freqüentemente não possuam inserções ósseas, enquanto aqueles derivados do esfíncter profundo do pescoço possuem inserções ósseas diretas.

Há diversos ligamentos de retenção muito fortes na face, conhecidos como ligamentos fasciocutâneos e osteocutâneos (Fig. 6.3). As fixações fasciocutâneas são múltiplas e existem em planos faciais seqüenciais (Fig. 6.4). Essas fixações emanam da derme e se inserem no SMAS subjacente. Os ligamentos fasciocutâneos são particularmente fortes nas áreas da testa, dos olhos, do nariz, lábio e mento. Eles são de resistência intermediária nas áreas da bochecha lateral e do pescoço e tendem a ser relativamente frouxos sobre as áreas da bochecha medial e têmpora.

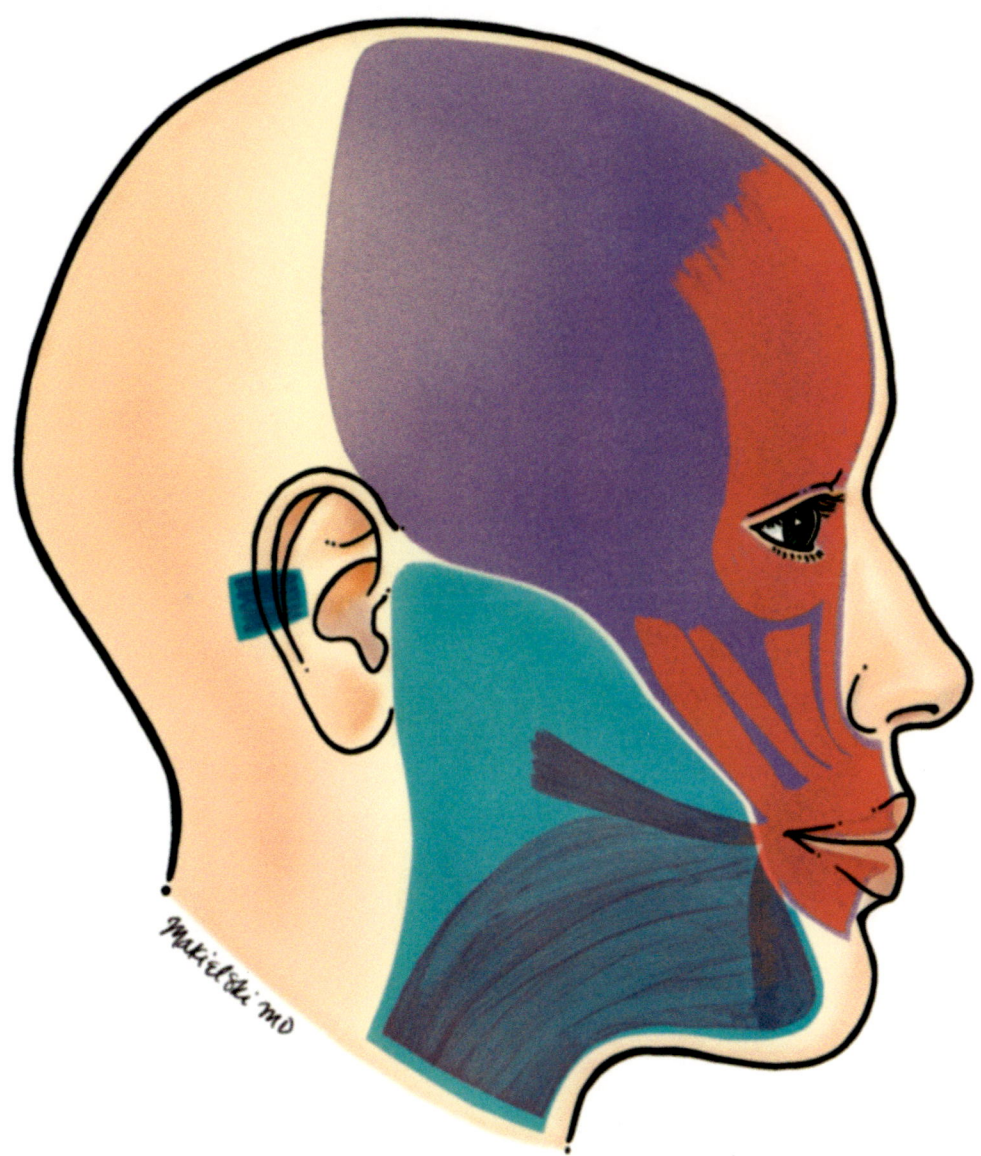

FIG. 6.2. Derivações musculares do sistema musculoaponeurótico superficial (SMAS). A face superior e o SMAS associado desenvolvem-se a partir do esfíncter profundo do pescoço. O SMAS na face inferior é derivado do platisma primitivo. O músculo frontal, a fáscia temporal superficial, o músculo orbicular do olho, os levantadores do lábio e o músculo orbicular da boca constituem a divisão superior. A divisão inferior inclui o platisma verdadeiro e sua fáscia, o músculo risório, o músculo abaixador do ângulo da boca e o músculo auricular posterior. Os músculos derivados do platisma primitivo possuem inserções ósseas limitadas, em contraste com aqueles derivados do esfíncter profundo do pescoço.

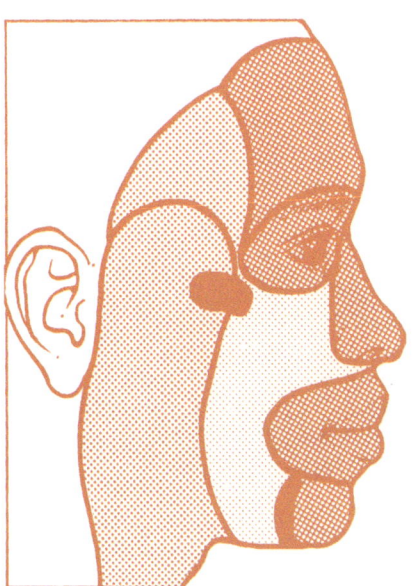

FIG. 6.3. Ligamentos retentores da face. Os ligamentos fasciocutâneos estão representados pelas *áreas pontilhadas* e os ligamentos osteocutâneos estão em *negro*. As forças relativas dessas fixações estão apresentadas: frouxa (*pontilhado claro*), intermediária (*pontilhado médio*), mais forte (*pontilhado escuro*), fortíssima (*linhas densas*). (De Larrabee WF, Makielski KH, Sykes J: Surgical anatomy for endoscopic facial surgery. Em: Keller GS, ed. *Endoscopic facial plastic surgery.* St. Louis: Mosby, 1997:4, com permissão.)

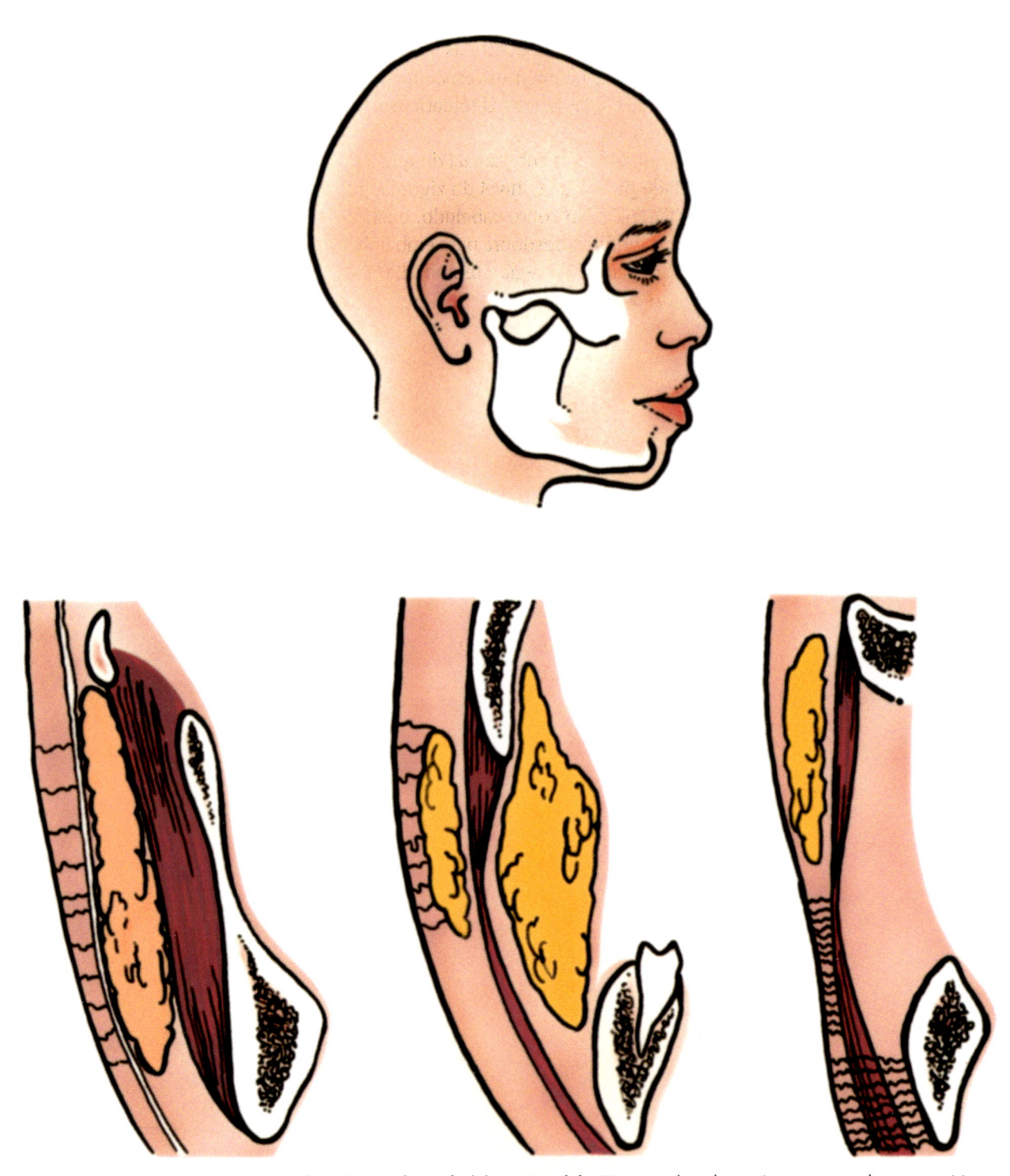

FIG. 6.4. Fixações fasciais nos planos faciais seqüenciais. Fixações da pele ao sistema musculoaponeurótico superficial (SMAS) subjacente sobre a face. Elas são muito firmes nas áreas sobre testa, olho, nariz, lábio e mento. São de força intermediária sobre as áreas da bochecha medial e do pescoço. São relativamente frouxas sobre as áreas da bochecha lateral e têmpora. Os ligamentos zigomaticocutâneos e mandibulocutâneos são particularmente fortes e envolvem algumas inserções no periósteo. (De Larrabee WF, Makielski KH, Sykes J: Surgical anatomy for endoscopic facial surgery. Em: Keller GS, ed. *Endoscopic facial plastic surgery.* St. Louis: Mosby, 1997:5, com permissão.)

CAPÍTULO 6 ▪ SISTEMA MUSCULOAPONEURÓTICO SUPERFICIAL

Os ligamentos osteocutâneos são os mais fortes dentre as fixações ligamentares e existem entre o periósteo e a pele sobrejacente. Esses ligamentos resistentes emanam do periósteo do zigoma e da mandíbula e são chamados ligamentos zigomaticocutâneos (placa [*patch*] de McGregor) e ligamentos mandibulocutâneos.

O SMAS acima do zigoma é uma camada mais substancial do que a frágil rede fibrosa vista na face média. Há uma descontinuidade no SMAS ao nível do zigoma, por causa das inserções das várias camadas fasciais no arco (Fig. 6.5). No couro cabeludo, o SMAS é representado pela gálea aponeurótica fibrosa, a qual em seguida se desdobra para embainhar os músculos frontal, occipital, prócero e alguns dos periauriculares. Na região temporal, o SMAS, a fáscia temporal superficial e a fáscia temporoparietal são sinônimos.

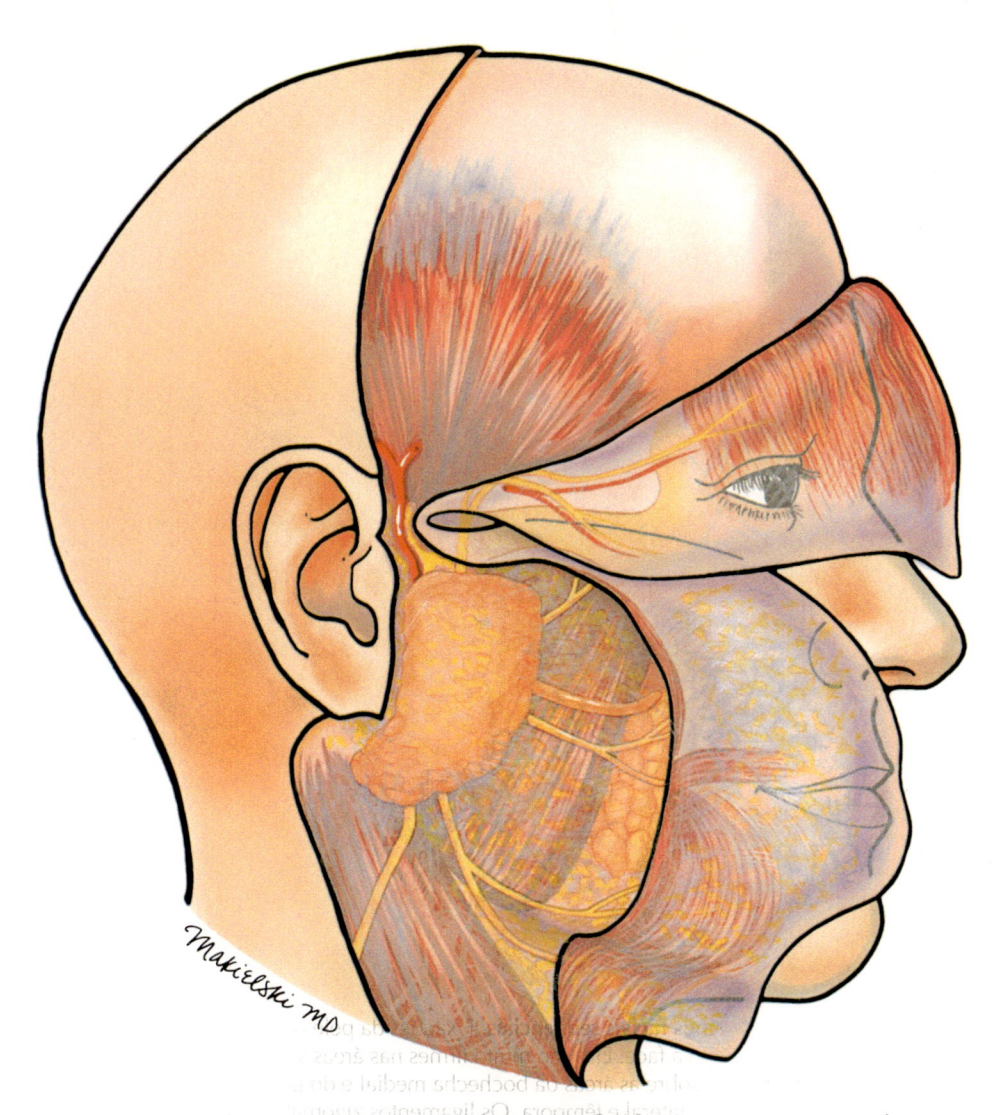

FIG. 6.5. O sistema musculoaponeurótico superficial (SMAS) refletido. O SMAS é um pouco descontínuo no zigoma. Abaixo do zigoma, o SMAS é substancial sobre a parótida e o pescoço, mas se torna uma malha mais tênue sobre as bochechas anteriores, os lábios e o nariz. Os ramos do nervo facial e o ducto parotídeo são vistos profundos ao SMAS e superficiais ao masseter e ao corpo adiposo bucal. Acima do zigoma, o SMAS é uma camada mais consistente que envolve o músculo frontal e em seguida forma a gálea aponeurótica. O ramo temporal do nervo facial corre com o SMAS na têmpora e é particularmente vulnerável sobre o zigoma, onde está situado superficial e imediatamente abaixo da gordura subcutânea.

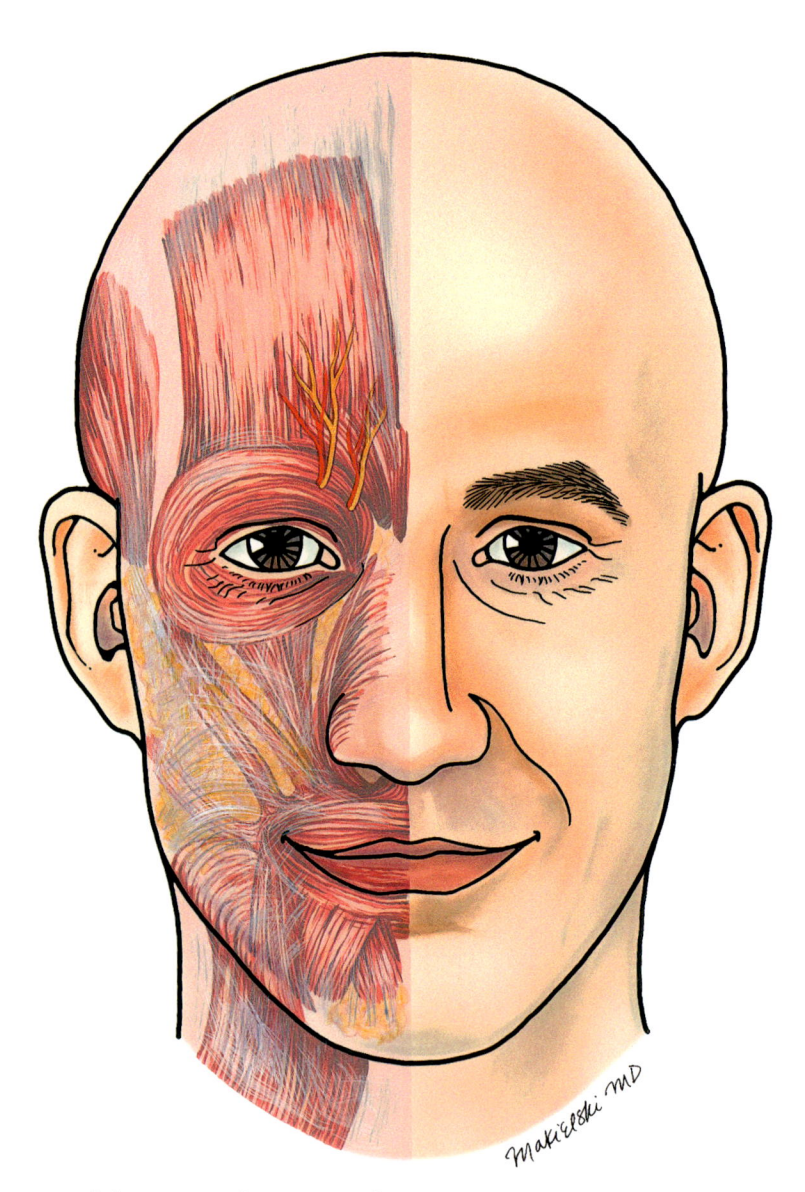

FIG. 6.6. Corte coronal demonstra o sistema musculoaponeurótico superficial (SMAS). A gálea aponeurótica fibrosa se divide anterior e posteriormente para embainhar os músculos frontal e occipital. No plano coronal, a aponeurose da gálea se estende ao músculo temporal, onde ela se adelgaça e cobre a fáscia temporal como uma camada do SMAS (chamada alternativamente fáscia temporal superficial ou fáscia temporoparietal). Na têmpora acima do zigoma, o ramo temporal do nervo facial e o ramo anterior da artéria temporal superficial correm dentro dessa camada do SMAS. A fáscia temporal profunda se desdobra na sua linha de fusão em camadas profunda e superficial. Ambas se inserem no zigoma, e entre elas está situado o corpo gorduroso temporal superficial. A extensão superior do corpo gorduroso bucal situa-se profundamente à camada profunda da fáscia temporal. Inferiormente ao zigoma, o SMAS cobre a glândula parótida e se torna contíguo ao platisma. Nesse plano, o ducto parotídeo e o ramo bucal do nervo facial estão situados dentro da parótida. Os músculos da mastigação circundam e inserem-se na mandíbula.

RELAÇÃO ENTRE O SISTEMA MUSCULOAPONEURÓTICO SUPERFICIAL E AS ESTRUTURAS-CHAVES NEUROVASCULARES

Há variações regionais importantes na relação do SMAS com as estruturas-chaves neurovasculares (Fig. 6.6). Na face inferior, os ramos do nervo facial são profundos ao SMAS e inervam os músculos faciais na sua superfície inferior. A exceção a essa regra são os músculos faciais profundos: o levantador do ângulo da boca, o bucinador e o mentoniano, que são todos inervados nas suas superfícies. Os vasos e os nervos sensitivos na face inferior originam-se, de forma similar, profundamente ao SMAS e permanecem nesse nível, exceto seus ramos terminais. Estas estruturas são assim protegidas, se a dissecção for superficial ao SMAS.

Na área temporal, o ramo temporal do nervo facial cruza a face superficial do arco zigomático e a seguir corre dentro do SMAS (fáscia temporoparietal) até sua entrada no músculo frontal. Na face superior, os vasos e os nervos sensitivos surgem de suas origens (forames ósseos) e penetram no SMAS. Aqui eles correm dentro das suas faces superficiais ou sobre sua superfície. Exemplos são os feixes neurovasculares supra-orbitário e supratroclear que se originam dos seus respectivos forames, penetram o SMAS e a seguir correm ao longo da face superficial do músculo frontal. Similarmente, os vasos temporais superficiais correm com o nervo auriculotemporal ao longo do SMAS (fáscia temporal superficial) por alguns centímetros antes de entrarem na gordura subcutânea.

SIGNIFICADO CIRÚRGICO DO SISTEMA MUSCULOAPONEURÓTICO SUPERFICIAL

A relação entre o SMAS (fáscia superficial) e a fáscia muscular profunda pode ser um guia útil a respeito do nível de importantes estruturas neurovasculares. Na face superior, uma compreensão das relações do SMAS é de importância primordial. Por exemplo, ao elevar um retalho de testa, pode ser encontrado um plano seguro e avascular descolando-se embaixo do SMAS e acima do periósteo. Nesse procedimento, pode ser evitada lesão ao ramo temporal do nervo facial permanecendo-se embaixo do SMAS e diretamente sobre a fáscia temporal profunda.

Conforme assinalado acima, o ramo temporal do nervo facial corre dentro do SMAS, superficial à fáscia temporal profunda. A fáscia temporal profunda consiste em duas camadas: superficial e profunda; o corpo gorduroso temporal acima do zigoma está contido entre as duas camadas. Assim, existe um plano seguro de dissecção através do corpo temporal ao fazer uma via de acesso ao zigoma a partir de cima (Fig. 6.7).

Na face inferior, o SMAS (essencialmente a fáscia superficial) atua como uma rede para interconectar os músculos faciais e a derme. Sua principal importância cirúrgica para essa região é como auxílio em cirurgia da face em envelhecimento e cirurgia de paralisia facial, embora possa ser útil para determinação do nível da dissecção e proteção de estruturas neurovasculares (Fig. 6.8).

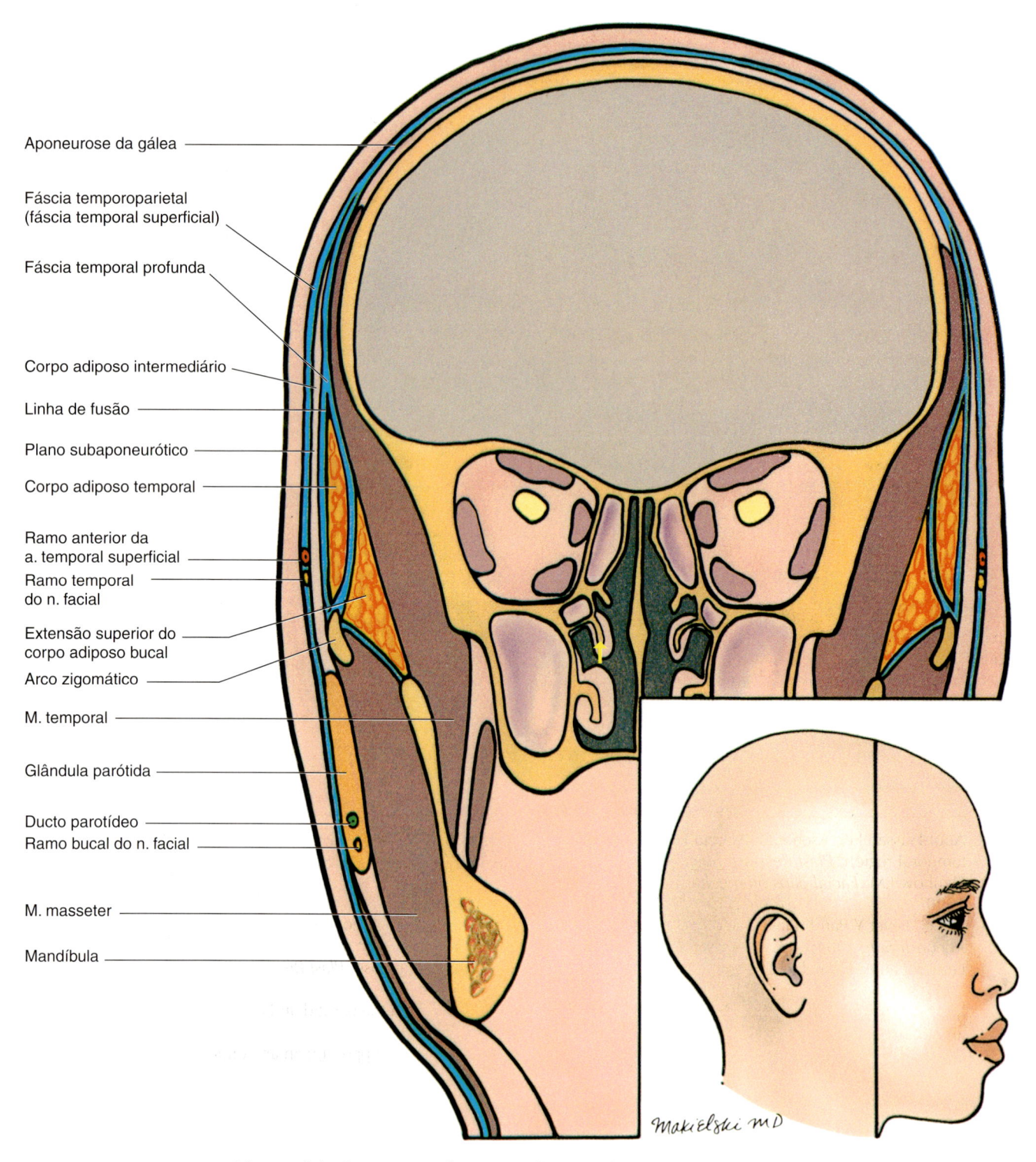

FIG. 6.7. Vista total do sistema musculoaponeurótico superficial (SMAS) da face. O SMAS constitui uma rede fibromuscular que interconecta os músculos da expressão facial. Além da sua utilidade como uma camada profunda a ser tensionada em cirurgia da face em envelhecimento, ele serve como um guia quanto à profundidade das estruturas-chaves neurovasculares. Na face inferior, os ramos do nervo facial são profundos ao SMAS e entram nos músculos da expressão facial pela sua superfície inferior. Isso é verdade com a exceção dos músculos faciais profundos: o levantador do ângulo da boca, o bucinador e o mentoniano, os quais são todos inervados pela sua superfície. Similarmente, na face inferior, vasos e nervos sensitivos originam-se profundamente ao SMAS, e seus ramos terminais correm com ele superficialmente. Na face superior, as estruturas neurovasculares importantes originam-se das suas origens mais profundas e correm dentro do SMAS. Os pedículos neurovasculares infratroclear e supratroclear situam-se dentro do SMAS sobre o músculo frontal.

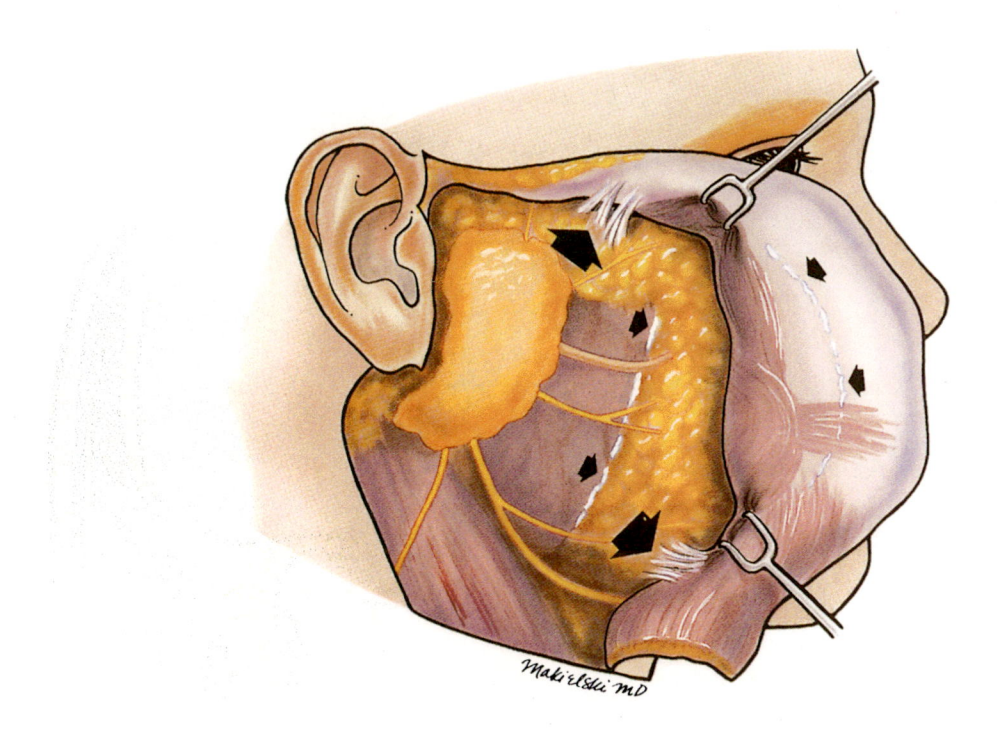

FIG. 6.8. Principais ligamentos de retenção da face. O sistema musculoaponeurótico superficial foi elevado para demonstrar os ligamentos retentores da face. Eles são ligamentos fortes, com fixações periósticas, denominados ligamento zigomático (placa [*patch*] de McGregor) superiormente e ligamento mandibular inferiormente. Ligamentos fasciais mais fracos são observados na borda anterior do músculo masseter. (De Larrabee WF, Makielski KH, Sykes J: Surgical anatomy for endoscopic facial surgery. Em: Keller GS, ed. *Endoscopic facial plastic surgery*. St. Louis: Mosby, 1997:28, com permissão.)

LEITURAS SUGERIDAS

1. Abul-Hassan HS, Ascher G, Acland RD: Surgical anatomy and blood supply of the fascial layers of the temporal region. *Plast Reconstr Surg* 1986;77:17-24.
2. Dzubow LM: *Facial daps biomechanics and regional applications*. Norwalk, CT: Appleton and Lange, 1990.
3. Jost G, Levet Y Parotid fascia and face-lifting: a critical evaluation of the SMAS concept. *Plast Reconstr Surg* 1984;74:42-51.
4. Letourneau A, Daniel R: The superficial musculoaponeurotic system of the nose. *Plast Reconstr Surg* 1988;82:48-55.
5. Mitz V, Peyronie M: The superficial musculo-aponeurotic system (SMAS) in the parotid and cheek area. *Plast Reconstr Surg* 1976;58:80-88.
6. Pensler J, Ward J, Parry S: The superficial musculoaponeurotic system in the upper lip: an anatomic study in cadavers. *Plast Reconstr Surg* 1985;75:488-492.

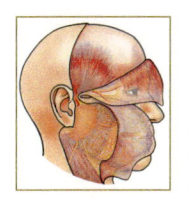

CAPÍTULO 7

Musculatura Facial

A musculatura facial de interesse para o cirurgião facial pode ser dividida em dois grupos: os músculos da expressão facial e os músculos da mastigação. A Figura 7.1 mostra as principais fixações musculares no crânio. Os principais grupos musculares estão mostrados na Figura 7.2.

MÚSCULOS DA EXPRESSÃO FACIAL

Os músculos da expressão facial, ou músculos da mímica, movem a pele da face e o couro cabeludo e atuam como esfíncteres para os olhos, o nariz e a boca. Esses músculos se desenvolvem do mesoderma do segundo arco branquial, o arco hióide. Além dos músculos do couro cabeludo, faciais e platisma, três músculos mais profundos também se desenvolvem do arco hióide: o músculo estapédio, o músculo estiloióideo e o ventre posterior do músculo digástrico. Os músculos da expressão facial são músculos delgados, achatados, inervados pelo nervo facial, que é o nervo motor do segundo arco branquial. Há considerável variação individual, e freqüentemente esses músculos se fundem um com outro.

■ TESTA

Os músculos frontal e corrugador são os principais músculos da testa. O músculo frontal corre verticalmente e se insere na gálea aponeurótica (Fig. 7.3). Ele levanta os supercílios e produz rugas transversais na testa. A paralisia do ramo temporal do nervo facial, que inerva o músculo frontal, causa uma ptose superciliar unilateral e perda de movimento da testa. Os corrugadores (Fig. 7.4) originam-se da margem orbitária medial imediatamente acima do nariz e se inserem no músculo frontal e na pele dos supercílios. Esses músculos, que formam um par, atuam para tracionar juntando os supercílios e produzir linhas verticais de franzimento glabelar. Os músculos corrugador, prócero e orbicular do olho atuam conjuntamente para fechar os olhos e criam linhas glabelares transversais e oblíquas.

O músculo frontal forma o ventre frontal do músculo occipitofrontal. As fibras do músculo frontal correm verticalmente e se inserem na gálea aponeurótica no topo da cabeça (Fig. 7.5). O ventre frontal traciona contra o ventre occipital através da gálea na elevação dos supercílios.

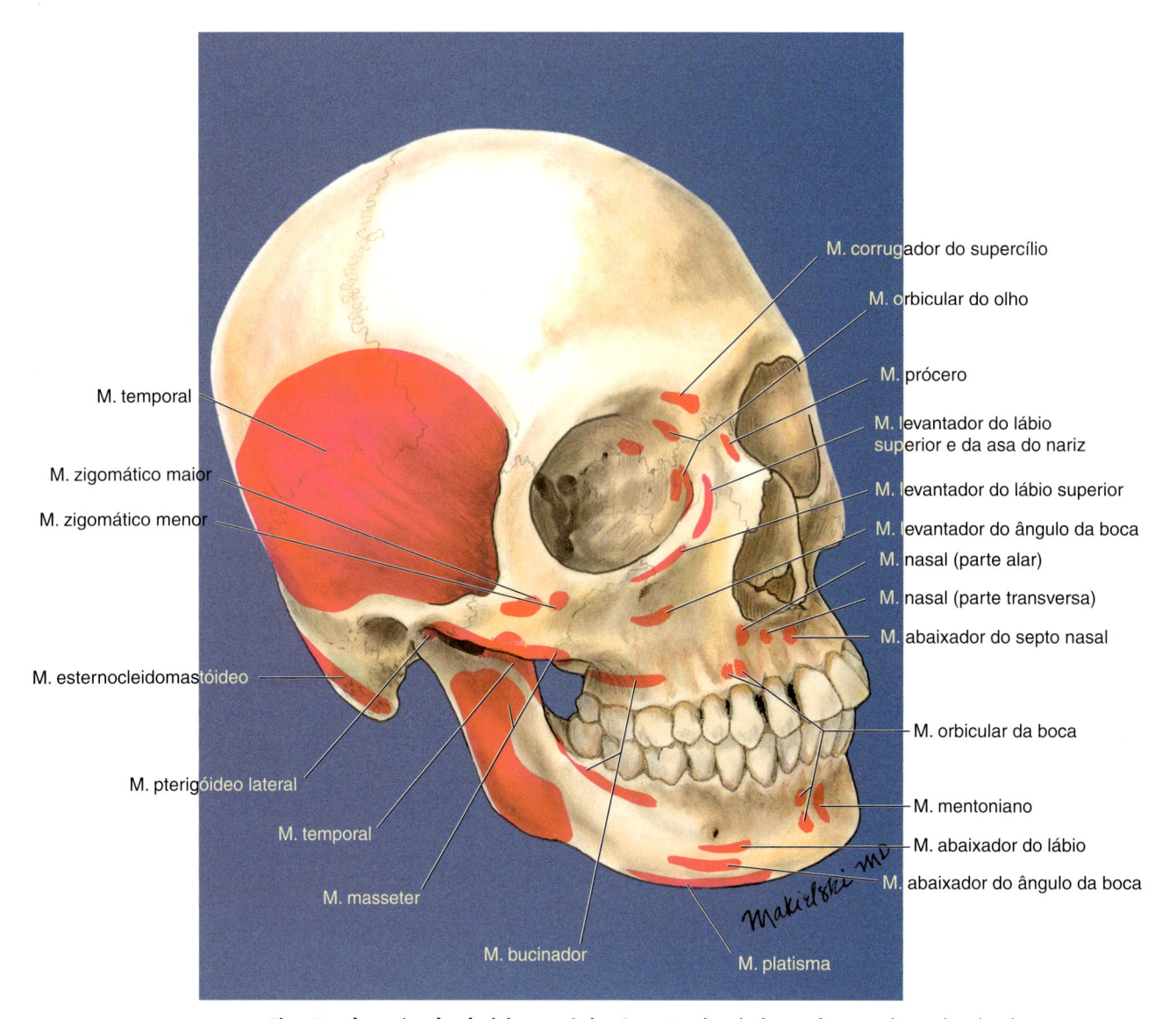

FIG. 7.1. Fixações dos músculos faciais no crânio. Os músculos da face inferiores derivados do platisma primitivo possuem, principalmente, inserções em tecidos moles, enquanto os restantes inserem-se no esqueleto craniofacial.

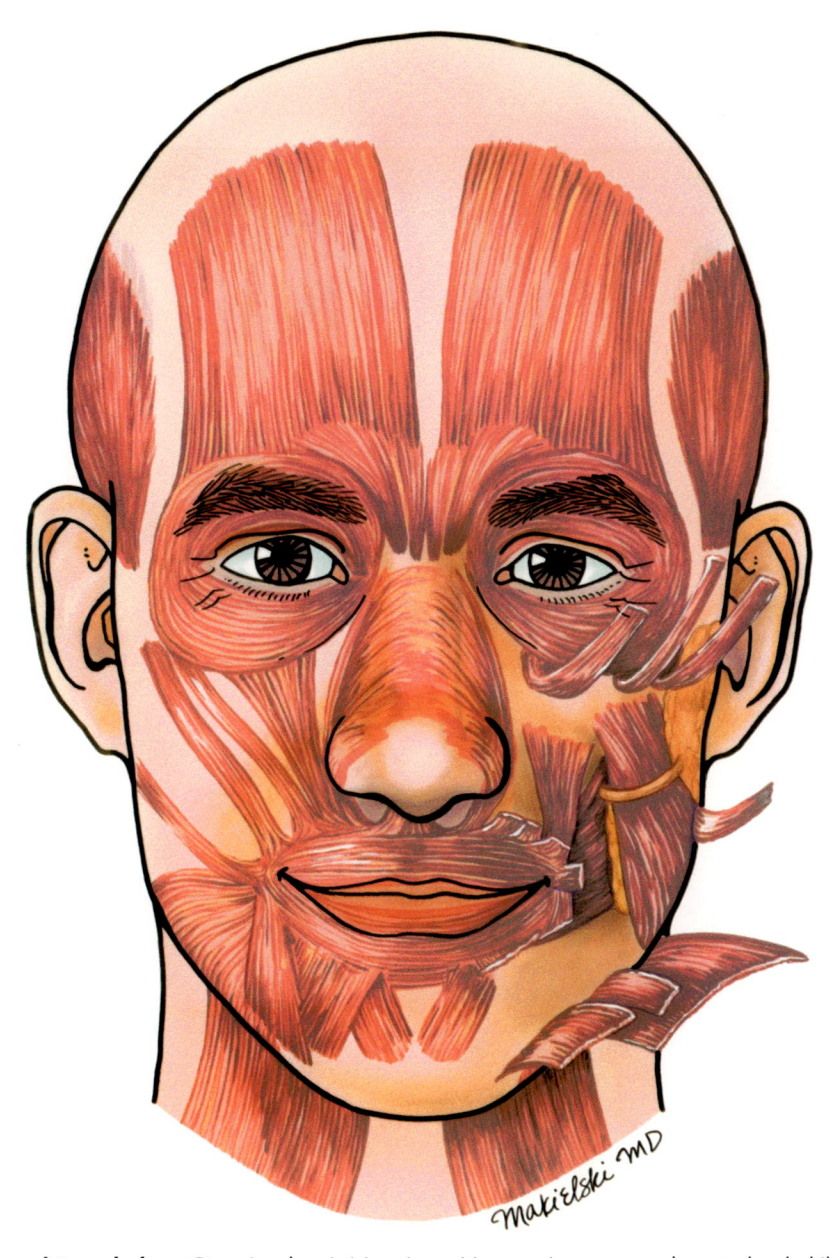

FIG. 7.2. Musculatura da face. Os músculos risório, zigomáticos maior e menor, levantador do lábio superior, abaixador do ângulo da boca, abaixador do lábio inferior e masseter foram todos refletidos para mostrar a musculatura facial subjacente e profunda dos músculos mentonianos, levantador do ângulo da boca e bucinador.

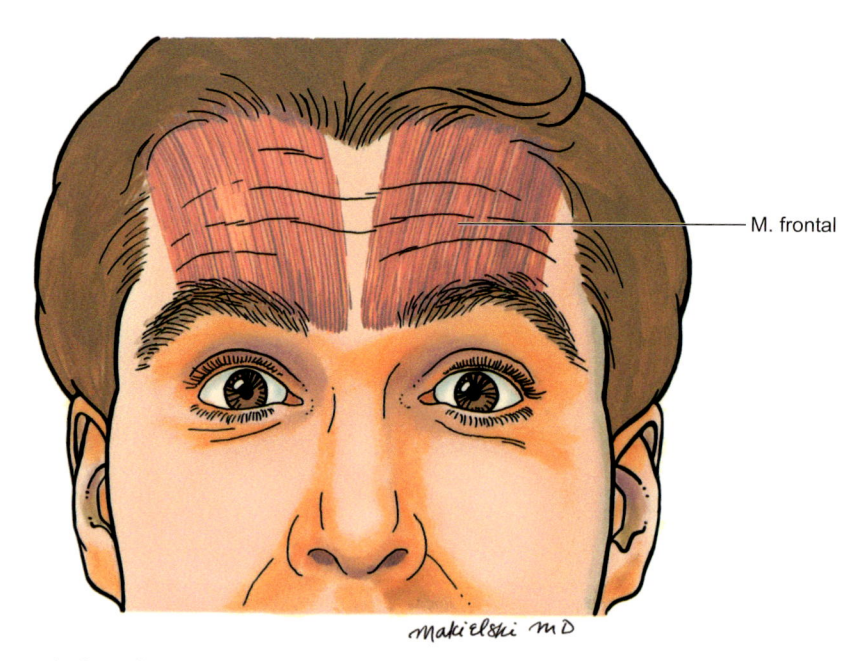

FIG. 7.3. Músculo frontal. O músculo frontal levanta os supercílios e cria os sulcos horizontais na testa. A extensão lateral do músculo frontal corresponde à extensão dos sulcos frontais.

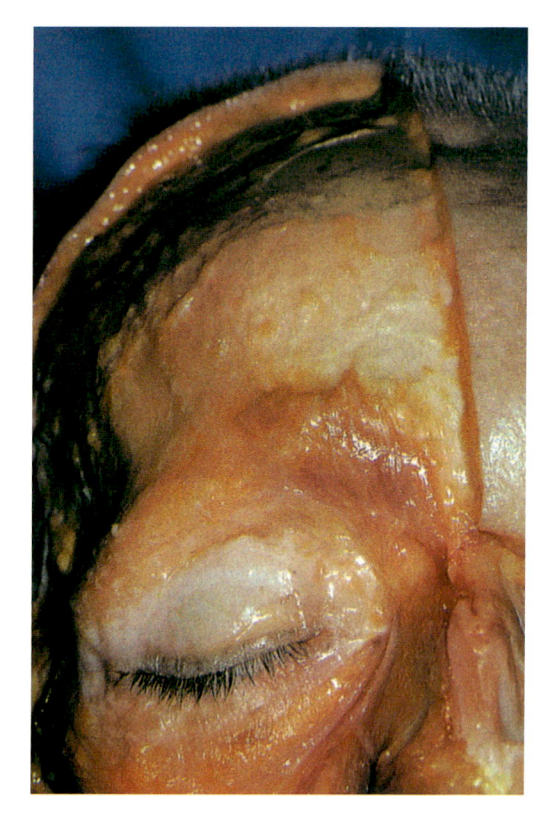

FIG. 7.4. Músculo corrugador. O músculo corrugador se origina do osso frontal junto à órbita superior e se insere na pele no supercílio medial e acima. Sua contração causa linhas de franzimento glabelares.

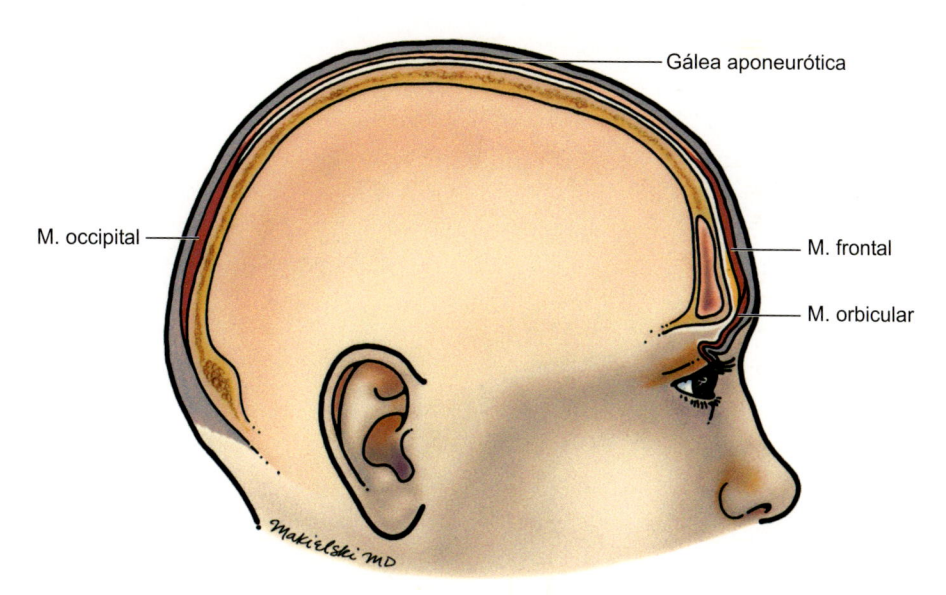

FIG. 7.5. Corte através do epicrânio. Um corte sagital através do epicrânio demonstra a gálea aponeurótica tendínea entre os músculos frontal e occipital.

■ OLHO

O músculo orbicular do olho circunda a órbita e se estende adentrando de ambas as pálpebras. Ele se origina do ligamento palpebral medial e é responsável pelo fechamento e o piscar do olho. O músculo orbicular do olho tem duas partes: a palpebral e a orbitária (Fig. 7.6). Essas relações encontram-se descritas no Capítulo 14.

■ ORELHA

A orelha possui três músculos extrínsecos: os músculos auriculares anterior, superior e posterior (Fig. 7.7). Em geral, eles são pouco desenvolvidos e não são importantes clinicamente.

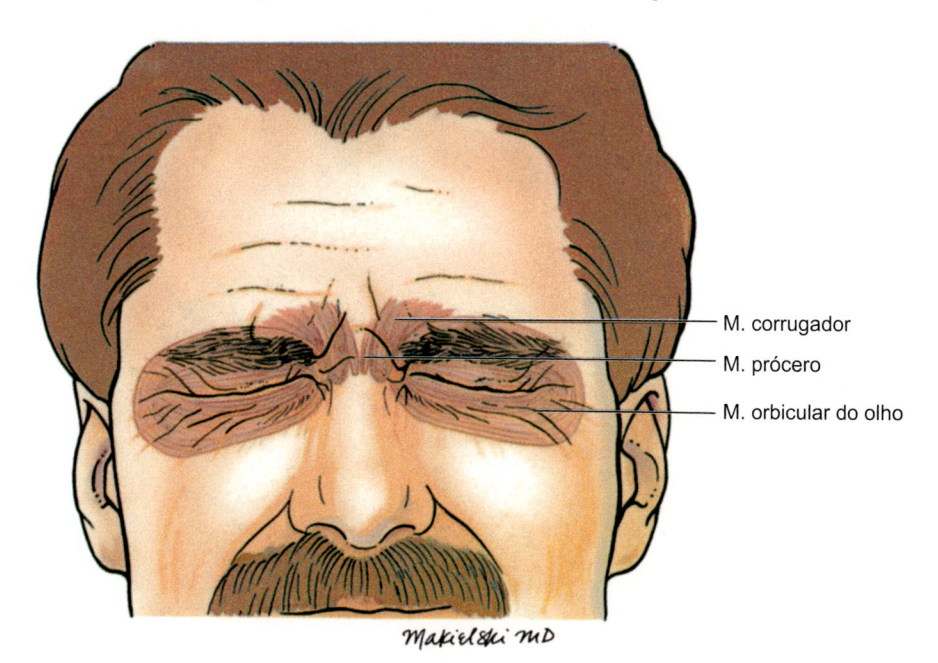

FIG. 7.6. Músculos orbicular do olho, prócero e corrugador. Esses músculos atuam como uma unidade para fechar os olhos e criar expressões faciais, como apertar os olhos.

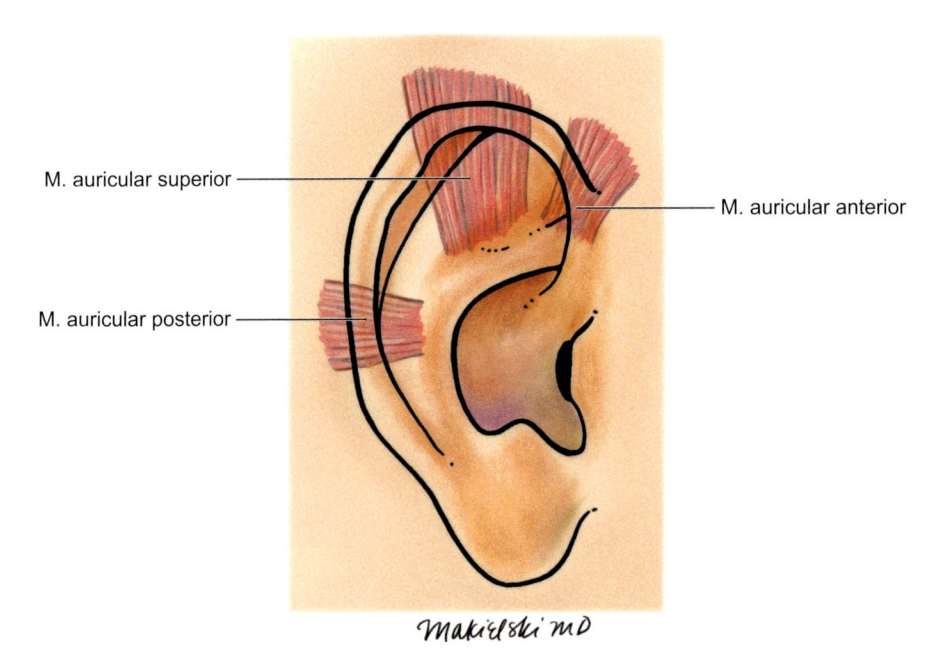

FIG. 7.7. Musculatura da orelha. Os três músculos principais da orelha no humano são rudimentares e oferecem, principalmente, suporte aos tecidos moles.

■ NARIZ

Os músculos nasais são o prócero, o nasal e o abaixador do septo (Fig. 7.8). O prócero é o mais superior desse grupo, originando-se do osso nasal na região glabelar e inserindo-se na pele da testa. O prócero puxa a pele da testa para baixo e pode causar sulcos transversos entre os supercílios.

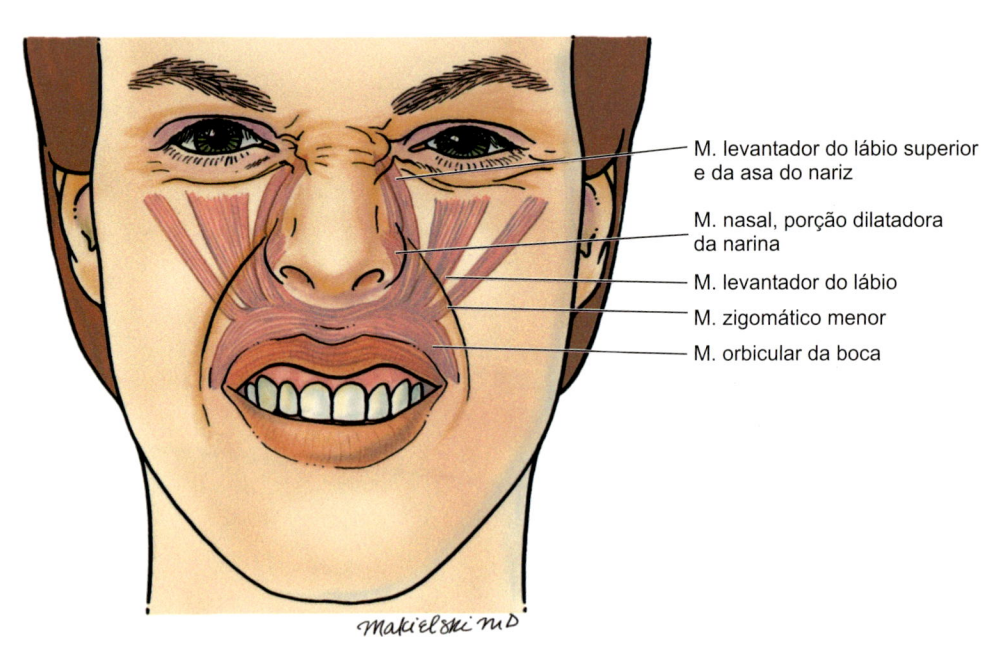

FIG. 7.8. Musculatura do lábio superior e nasal. O músculo orbicular da boca é, principalmente, um músculo esfíncter essencial para a competência oral, a fala e a expressão social. Sua contração tem oposição superiormente pela ação dos levantadores labiais principais: os músculos nasal, levantador do lábio e zigomáticos maior e menor.

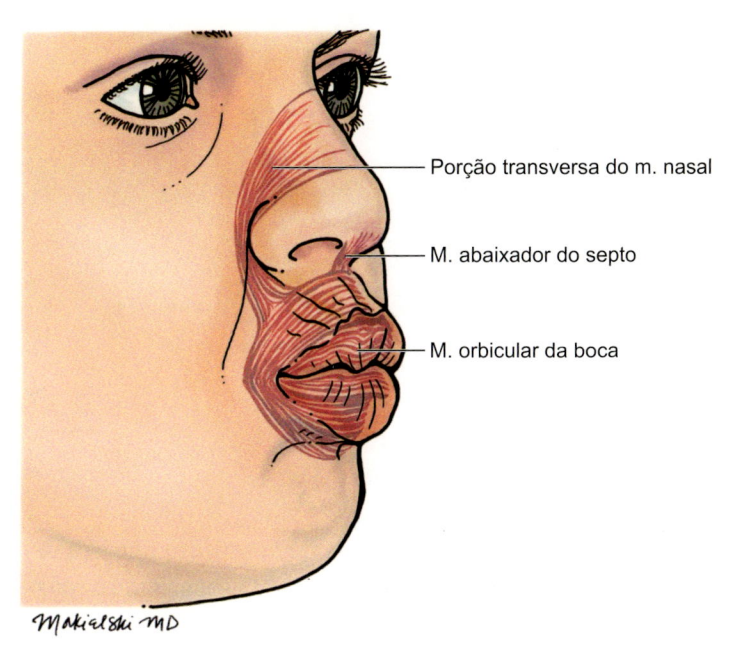

FIG. 7.9. Orbicular da boca e musculatura nasal. Os músculos nasal e abaixador do septo nasal interdigitam-se com o músculo orbicular da boca. Um forte músculo abaixador do septo abaixa a ponta do nariz com o sorriso e pode ser interrompido durante cirurgia de rinoplastia para diminuir o abaixamento ativo da ponta e ajudar a manter a posição da ponta.

Há duas partes do músculo nasal. A parte transversa superior se fixa na sua contraparte cruzando o dorso do nariz e atua para comprimir a narina, do que vem seu outro nome, compressor da narina. A segunda parte é a porção alar, ou dilatador da narina, assim chamada porque eleva a cartilagem lateral inferior para dilatar a narina (Fig. 7.9).

▪ BOCHECHA

O músculo bucinador (músculo de Bugler) origina-se posteriormente da rafe pterigomandibular, profundamente ao corpo gorduroso bucal, e se estende anteriormente para fixar-se na boca no músculo orbicular da boca (Fig. 7.2). O músculo bucinador funciona para manter o alimento entre os dentes durante a mastigação e mantém a pressão do ar ao se soprar.

▪ BOCA E LÁBIOS

A boca é circundada pelas fibras do músculo orbicular da boca, que funciona como um esfíncter. Vários músculos se inserem no músculo orbicular da boca e elevam ou deprimem os lábios e abrem a boca (Figs. 7.10 e 7.11).

Os músculos levantadores do lábio incluem os zigomáticos maior e menor, levantador do lábio superior, levantador do lábio superior e da asa do nariz e levantador do ângulo da boca. O canto da boca é movido pelos músculos zigomático maior, risório e levantador do ângulo da boca.

Os músculos abaixadores do lábio originam-se da borda inferior da mandíbula e incluem os músculos abaixador do ângulo da boca e abaixador do lábio inferior (Fig. 7.12). O músculo mentoniano faz protrair o lábio inferior.

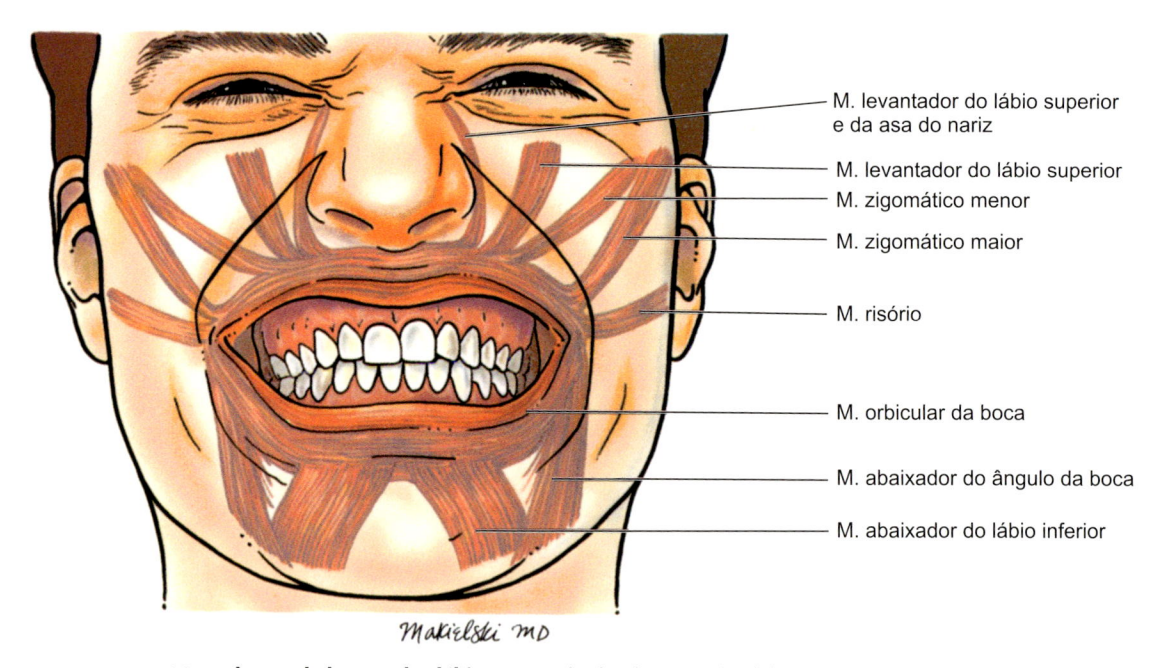

FIG. 7.10. Musculatura da boca e dos lábios. As múltiplas funções dos lábios (competência oral, fala, expressão social) exigem um conjunto complexo de movimentos facilitados pelo antagonismo entre a contração circular do músculo orbicular da boca e a ação radial dos músculos levantadores e abaixadores dos lábios.

Legendas (Fig. 7.10):
- M. levantador do lábio superior e da asa do nariz
- M. levantador do lábio superior
- M. zigomático menor
- M. zigomático maior
- M. risório
- M. orbicular da boca
- M. abaixador do ângulo da boca
- M. abaixador do lábio inferior

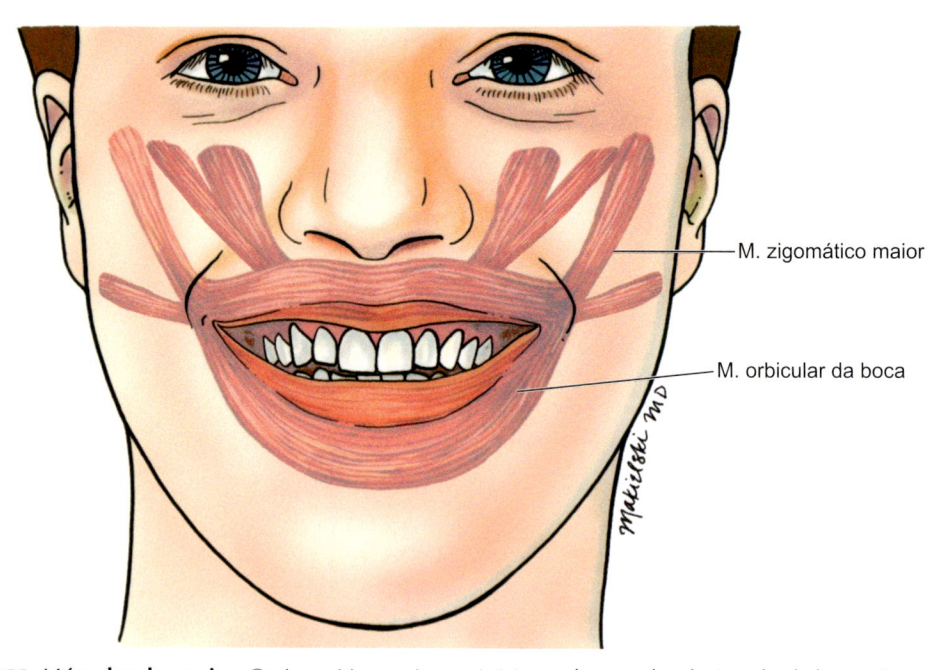

FIG. 7.11. Músculos do sorriso. O zigomático maior, o risório e o levantador do ângulo da boca são os principais músculos usados para sorrir. Outros músculos contribuem para os sutis movimentos dos lábios necessários para a grande variedade da expressão facial. O músculo zigomático maior se contrai aproximadamente no mesmo vetor que o desejado para o músculo temporal, quando ele é transferido para reanimação facial.

Legendas (Fig. 7.11):
- M. zigomático maior
- M. orbicular da boca

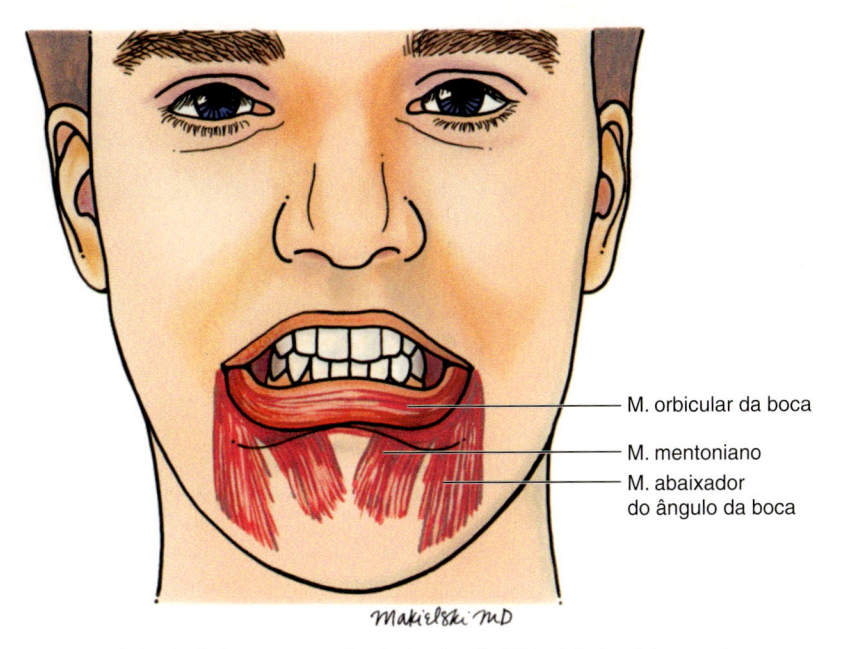

FIG. 7.12. Protrusão do lábio inferior. O músculo abaixador do lábio inferior foi removido para expor o músculo mentoniano subjacente. O músculo mentoniano é o principal protrusor do lábio inferior.

MÚSCULOS DA MASTIGAÇÃO

Entre os músculos da mastigação, os músculos masseter e temporal têm a maior relevância cirúrgica; ambos são úteis para procedimentos reconstrutivos. Os músculos pterigóideos são de menor importância em cirurgia facial.

▪ MÚSCULO MASSETER

O músculo masseter se origina em duas partes do arco zigomático. Sua parte superficial origina-se da borda inferior dos dois terços anteriores do arco, enquanto a sua parte profunda se origina da superfície interna do arco e de seu terço posterior (Fig. 7.13). As fibras da parte superficial correm inferior e posteriormente, enquanto as fibras profundas correm quase diretamente inferiormente. O músculo como um todo se insere no ramo lateral inteiro da mandíbula. O suprimento nervoso é o nervo massetérico da divisão mandibular do nervo craniano V, e o suprimento arterial é a artéria massetérica da artéria maxilar. O feixe neurovascular corre através da incisura coronóide para entrar na superfície profunda do músculo, onde ele se arboriza em uma direção ântero-inferior oblíqua (Correia e Zani, 1973).

A glândula parótida é sobrejacente à porção posterior do músculo masseter, e os ramos bucais do nervo facial estão estreitamente aplicados ao corpo muscular anterior pela fáscia parotidomassetérica. O corpo adiposo bucal está situado imediatamente profundo à sua borda anterior.

A rotação do músculo masseter é um método comprovado de reanimação facial em casos de paralisia facial de longa duração (Conley, 1975). Através de uma incisão tipo parotidectomia, a borda inferior é incisada e o músculo é liberado das suas fixações ao ramo mandibular. A seguir, ele é dividido em duas ou mais tiras, que são suturadas ao músculo orbicular da boca superior e inferior através de túneis subcutâneos. Quando o paciente sorri, a oclusão dentária dirigirá a tração do músculo masseter para o canto da boca, produzindo um sorriso voluntário simétrico. Lesão do nervo massetérico impedirá esse resultado. O nervo tende menos a ser lesado, se a incisão que dividir o músculo for feita tão posteriormente quanto possível e se a

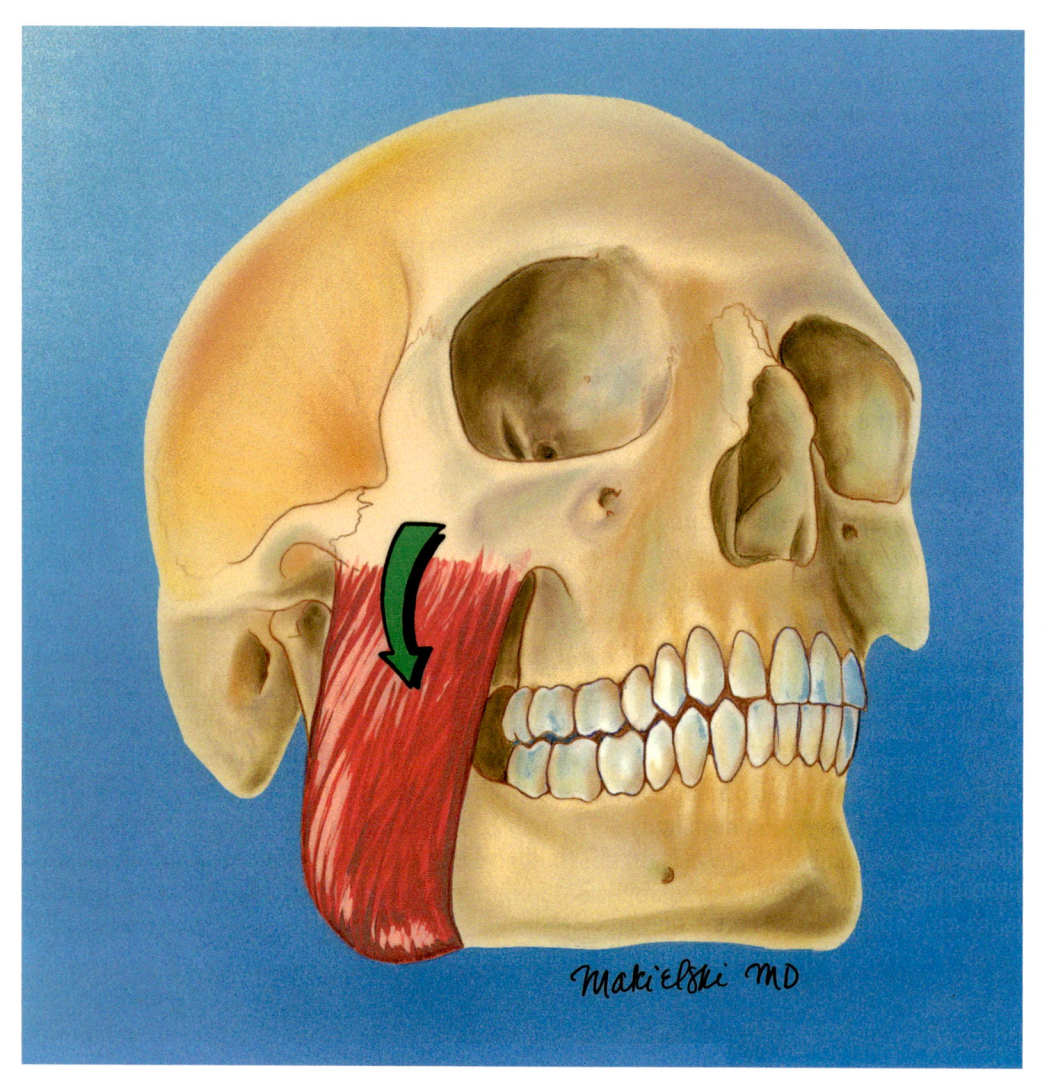

FIG. 7.13. Músculo masseter e direção da tração sobre a eminência malar. O músculo masseter é um músculo curto, forte, que levanta a mandíbula. Ele tende a distracionar a eminência malar inferior e medialmente após uma trifratura malar. Como um dos músculos da mastigação, é inervado pelo quinto nervo craniano e assim pode ser usado para transposições musculares, quando há paralisia do nervo facial.

divisão em tiras do músculo transposto for feita no eixo do nervo, *i. e.*, em uma direção ântero-inferior oblíqua. O músculo temporal freqüentemente é transposto simultaneamente, para dar alguma direção superior às forças musculares.

■ MÚSCULO TEMPORAL

O músculo temporal é largo, em forma de leque, originado da fossa temporal no lado do crânio. Suas fibras convergem para um tendão que se insere no lado medial do ramo da mandíbula e no processo coronóide inteiro. A extensão temporal do corpo adiposo bucal está situada sobre o tendão temporal, separando-o do arco zigomático, e a seguir continua em torno da borda anterior do músculo ao longo da parede orbitária lateral. A inervação do músculo temporal se dá a partir do ramo mandibular do nervo trigêmeo (V3) por dois nervos temporais (usualmente) profundos, o anterior e o posterior. O suprimento sangüíneo é a partir dos ramos temporais da artéria maxilar. Os vasos sangüíneos e os nervos viajam juntos desde a fossa infratemporal para entrar na superfície profunda do temporal.

O músculo temporal é útil em procedimentos de reanimação facial. Quando liberado das suas fixações periósticas superiores no crânio, ele pode ser virado sobre o arco zigomático para tensionar o canto do olho, ou, com tiras de fáscia temporal profunda para alongá-lo, pode alcançar o canto da boca. Passado através de um túnel por baixo do arco zigomático, pode ser virado como um retalho muscular para dentro da cavidade oral para reconstruir as áreas do palato e tonsilares após ressecções radicais.

DIREÇÃO DA TRAÇÃO MUSCULAR SOBRE A MANDÍBULA E O ZIGOMA

As fraturas do zigoma ou da mandíbula resultam em desvio do segmento livre pelos músculos inseridos, *i. e.*, os músculos masseter, temporal, pterigóideos medial e lateral e os músculos do soalho da boca. A direção do desvio é predita pela direção de tração desses músculos (Figs. 7.13, 7.14 e 7.15). As fraturas nas quais a tensão muscular tende a estabilizar a fratura são chamadas favoráveis; aquelas nas quais a tensão muscular tende a desviar o segmento livre são chamadas desfavoráveis. O conhecimento dessas direções, portanto, ajuda a determinar o tratamento apropriado.

FÁSCIA TEMPORAL

O músculo temporal é coberto por uma fáscia densa, resistente — a fáscia temporal profunda — que é contínua com o periósteo do crânio. Algumas fibras do músculo temporal originam-se dessa fáscia. Alguns centímetros acima do arco zigomático, na linha temporal de fusão, a fáscia tem-

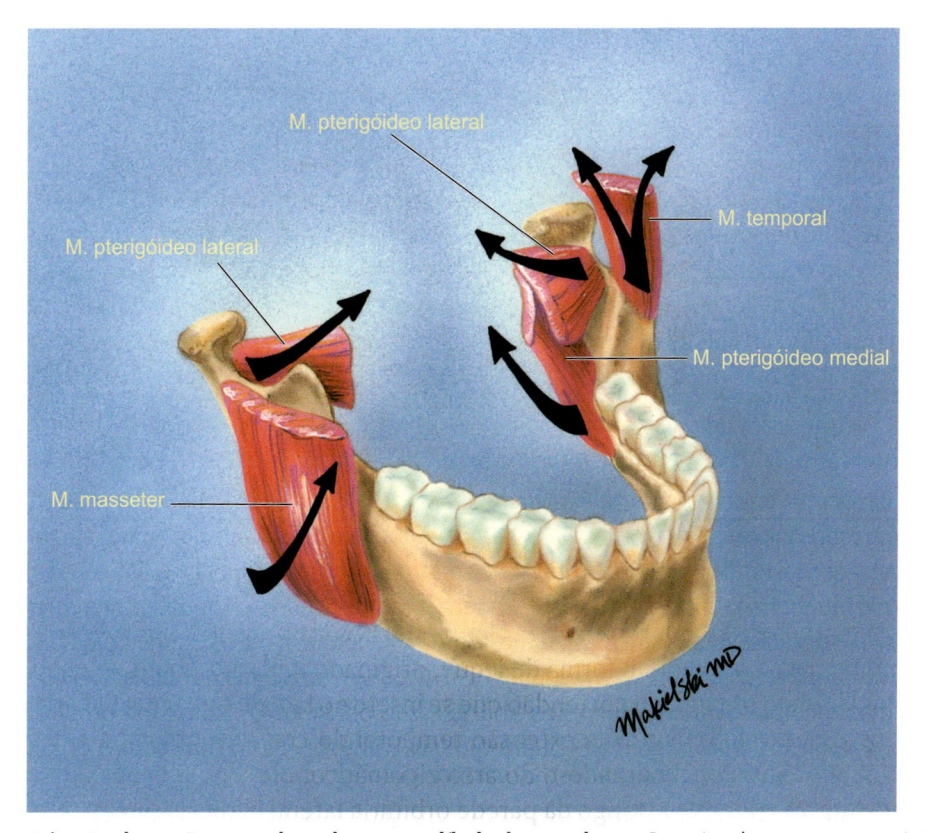

FIG. 7.14. Direção da tração muscular sobre a mandíbula: levantadores. Os músculos masseter, pterigóideo medial e temporal levantam a mandíbula na função normal. Os músculos temporal e masseter também funcionam como retratores mandibulares. O músculo pterigóideo lateral é um protrusor. Quando a mandíbula é fraturada, todos esses músculos funcionam como levantadores e tendem a desviar os fragmentos superior, medial e anteriormente.

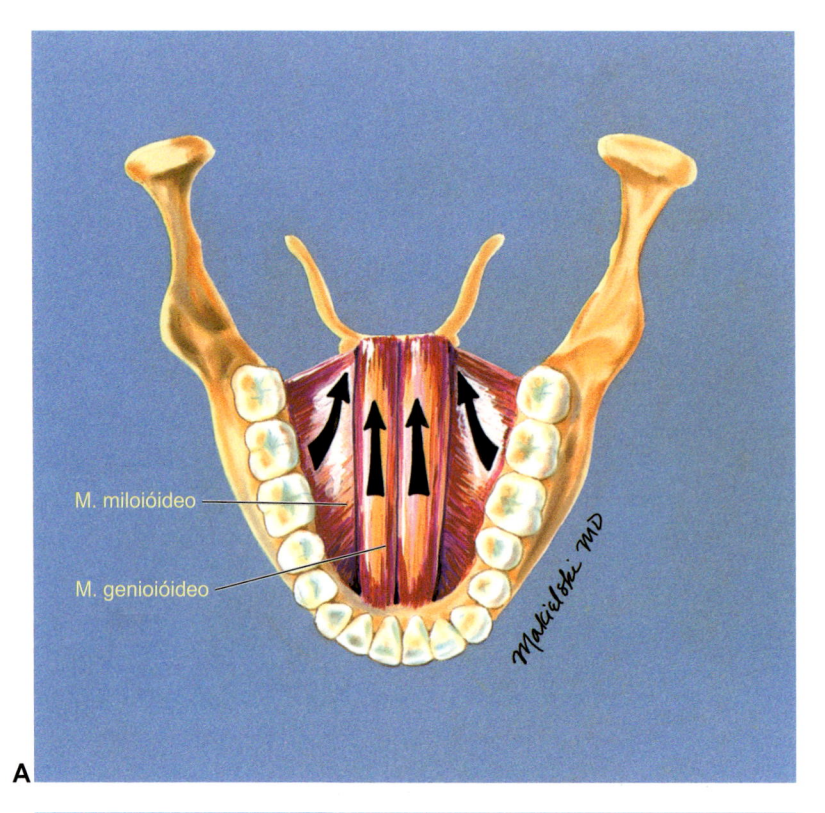

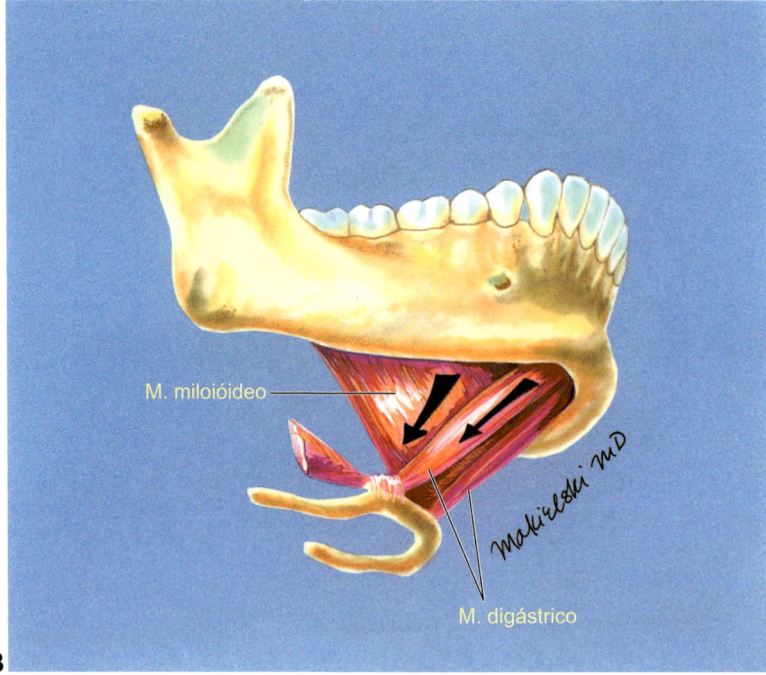

FIG. 7.15. Direção da tração muscular sobre a mandíbula: abaixadores. O ventre anterior do músculo digástrico, o músculo genioióideo e, em menor grau, o músculo miloióideo funcionam como abaixadores e retratores mandibulares. Na mandíbula fraturada, esses músculos puxam os fragmentos para baixo, medial e posteriormente. **A**. Vista superior. **B**. Vista inferior.

poral profunda se divide em suas camadas superficial e profunda, as quais se inserem a seguir nas faces superficial e profunda da superfície superior do arco zigomático. Entre essas duas camadas é encontrado o corpo adiposo temporal superficial, em forma de cunha, que se assenta sobre a superfície superior do arco zigomático. A artéria temporal média, que se origina da artéria temporal superficial ao nível do arco zigomático, entra na fáscia temporal imediatamente acima do arco zigomático, supre a fáscia e o corpo adiposo temporal superficial e emite ramos para o próprio músculo temporal.

Superficial à fáscia temporal profunda há outra camada fascial, a fáscia temporal superficial. Ela é situada imediatamente profunda à derme e é contínua com a gálea aponeurótica acima e o sistema musculoaponeurótico superficial abaixo. A artéria temporal superficial e seus ramos anterior e posterior situam-se dentro da fáscia, e a veia acompanhante reside imediatamente superficial a ela. Na sua superfície superficial, ela é um pouco fixada aos tecidos subdérmicos, enquanto na sua face profunda há um plano avascular separando-a das estruturas mais profundas. O ramo temporal do nervo facial situa-se sobre a face profunda da fáscia, 1 a 2 cm posterior à margem orbitária lateral. O cirurgião tende mais a reconhecer a fáscia temporal superficial depois de passar através dela, assim colocando em risco o nervo. Um acesso cirúrgico que seja profundo à camada superficial da fáscia temporal profunda inferior à linha de fusão evitará o nervo.

As camadas fasciais temporais profunda e superficial possuem suprimentos sangüíneos axiais, fornecidos pela artéria temporal média e a artéria temporal superficial, respectivamente. Esse suprimento axial permite que essas camadas sejam colhidas e transferidas como retalhos livres microvasculares para outras áreas do corpo. Se a artéria temporal superficial for tirada próximo da origem da artéria temporal média, ambas as camadas fasciais podem ser colhidas como um retalho fascial livre bilobado (Fig. 7.16).

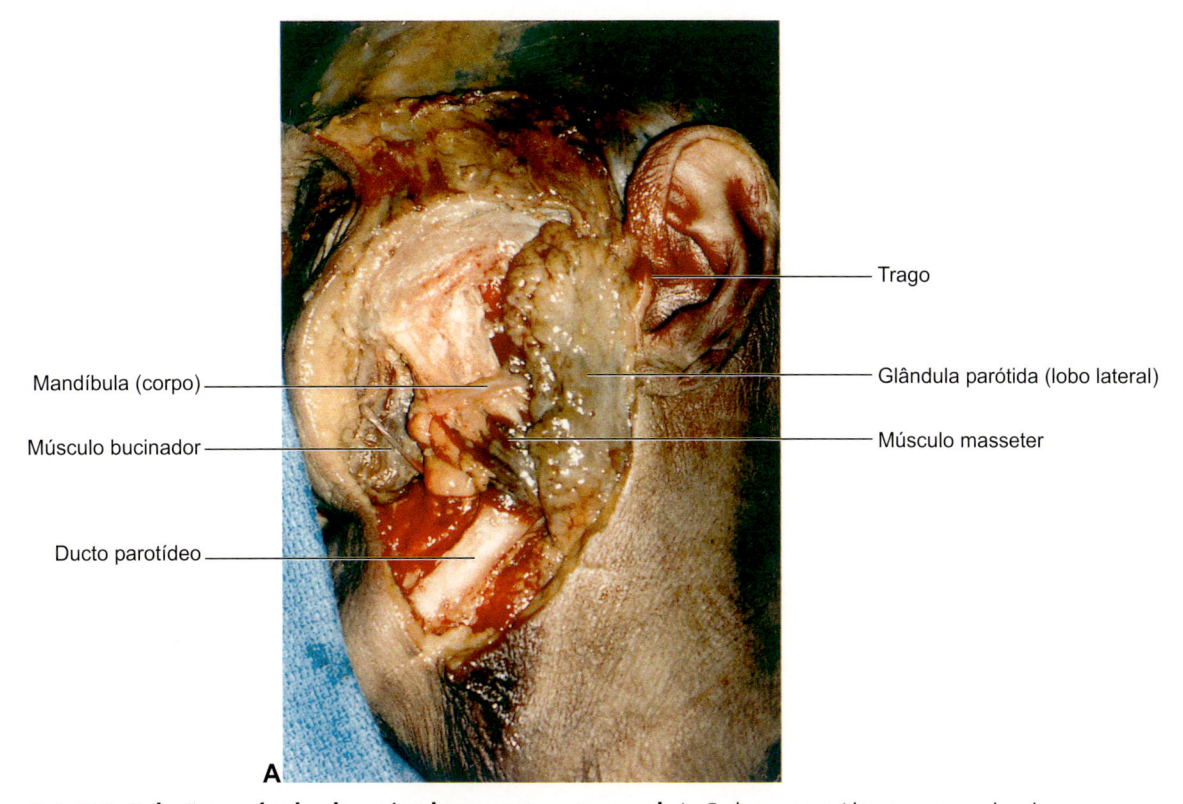

FIG. 7.16. Relações profundas dos músculos masseter e temporal. A. O ducto parotídeo emerge na borda anterior da parótida e cruza lateral ao músculo masseter. Na borda anterior do músculo masseter, o ducto vira medialmente e perfura o músculo bucinador. (O nervo facial foi removido.) (*Continua.*)

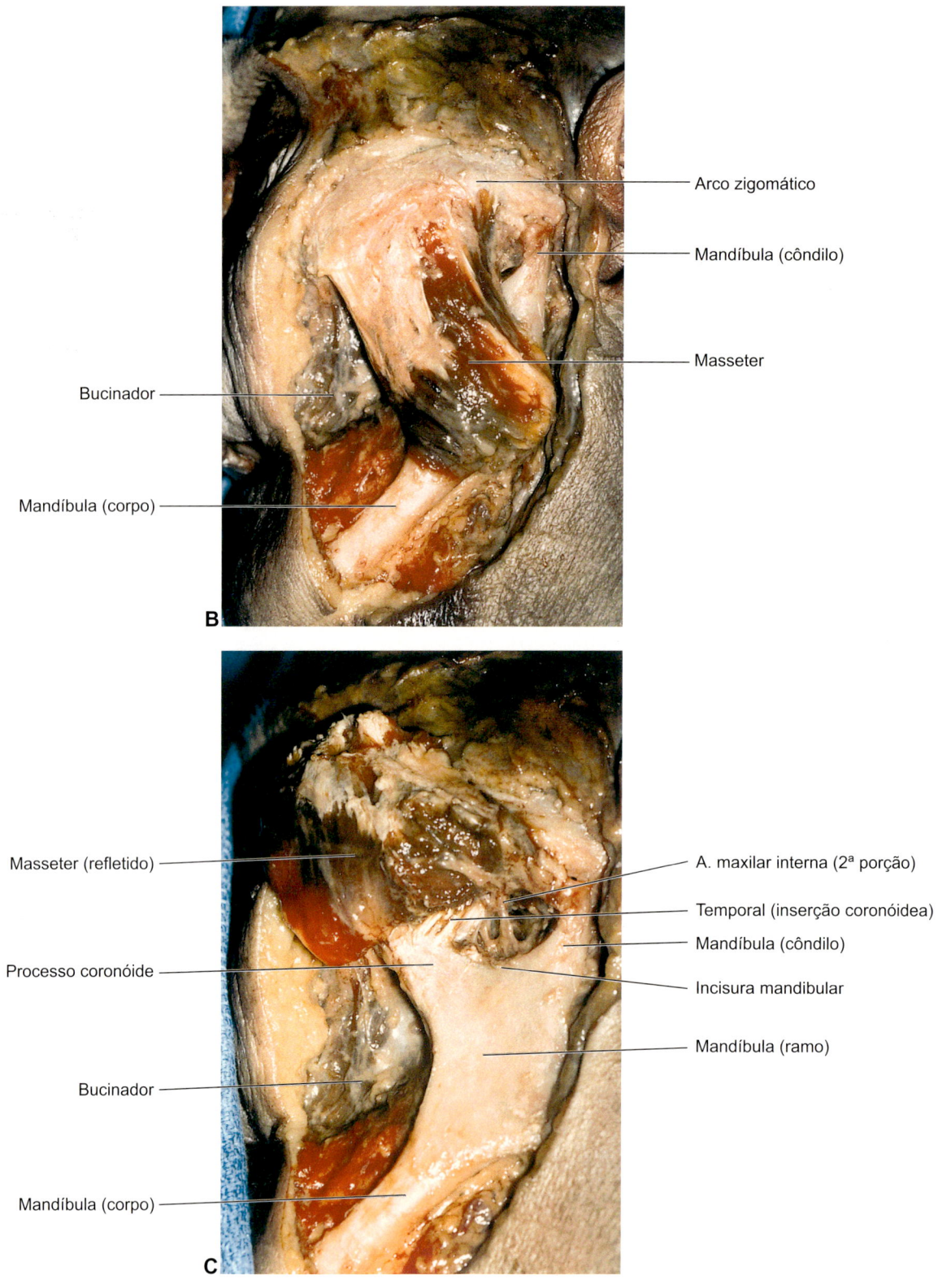

FIG. 7.16. *Continuação.* **B**. A parótida lateral e os nervos faciais foram removidos, expondo o côndilo. O músculo masseter é visto ao se inserir no ramo da mandíbula. **C**. O músculo masseter foi refletido do ramo da mandíbula para mostrar o suprimento vascular. A inserção do músculo temporal no processo coronóide está demonstrada, e o conteúdo na incisura mandibular é claramente visível.

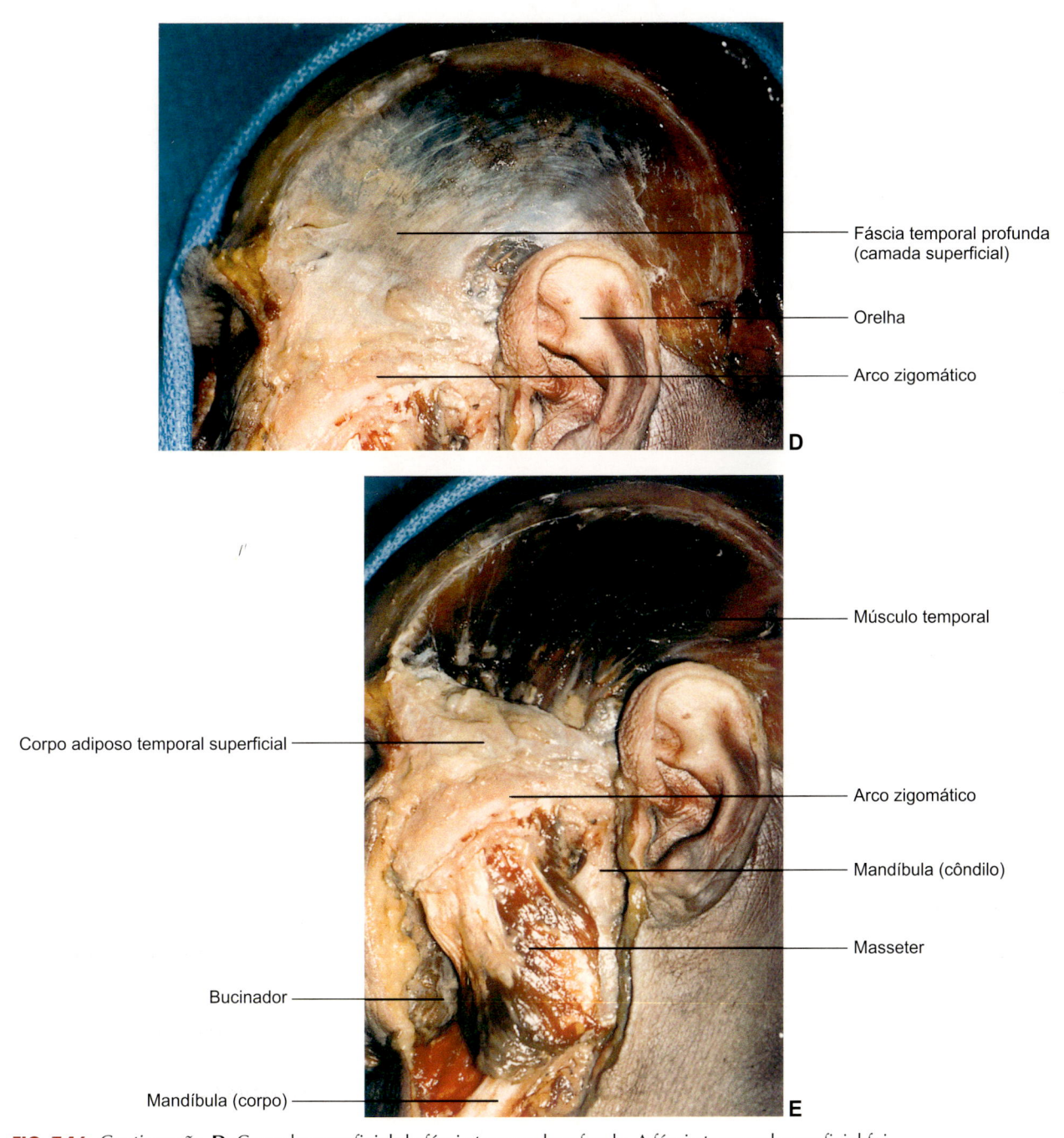

FIG. 7.16. *Continuação.* **D.** Camada superficial da fáscia temporal profunda. A fáscia temporal superficial foi removida. **E.** A fáscia temporal superficial e a camada superficial da fáscia temporal profunda foram removidas até a linha de fusão, revelando o corpo adiposo temporal superficial. (*Continua.*)

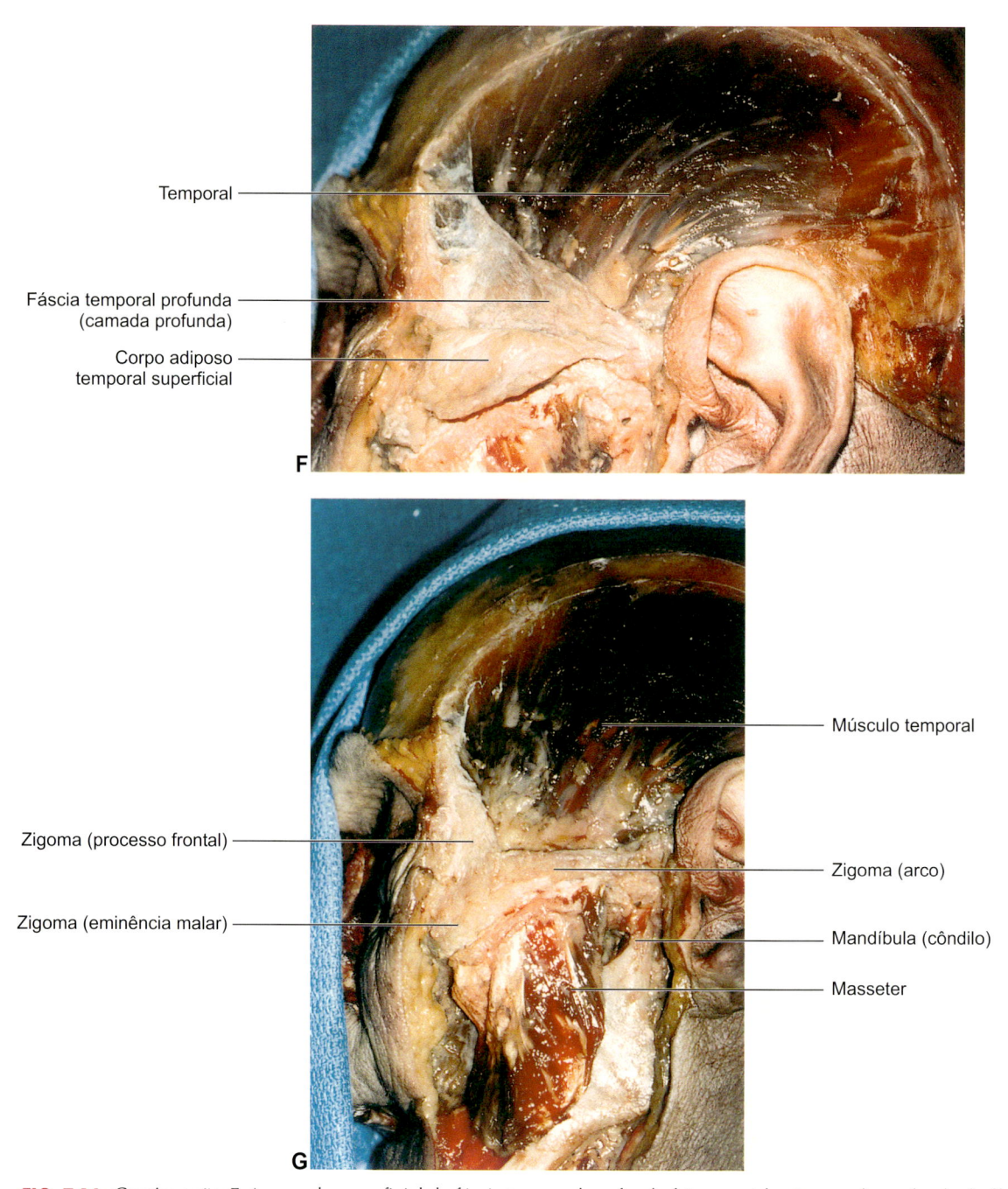

FIG. 7.16. *Continuação.* **F.** A camada superficial da fáscia temporal profunda foi removida. A camada profunda da fáscia temporal profunda foi preservada e aparece subjacente ao corpo adiposo temporal superficial. **G.** O corpo adiposo temporal superficial foi removido. A relação estreita entre o zigoma e os músculos masseter e temporal é vista claramente. O músculo masseter foi refletido parcialmente ao longo da sua inserção no ramo.

CAPÍTULO 7 ▪ MUSCULATURA FACIAL

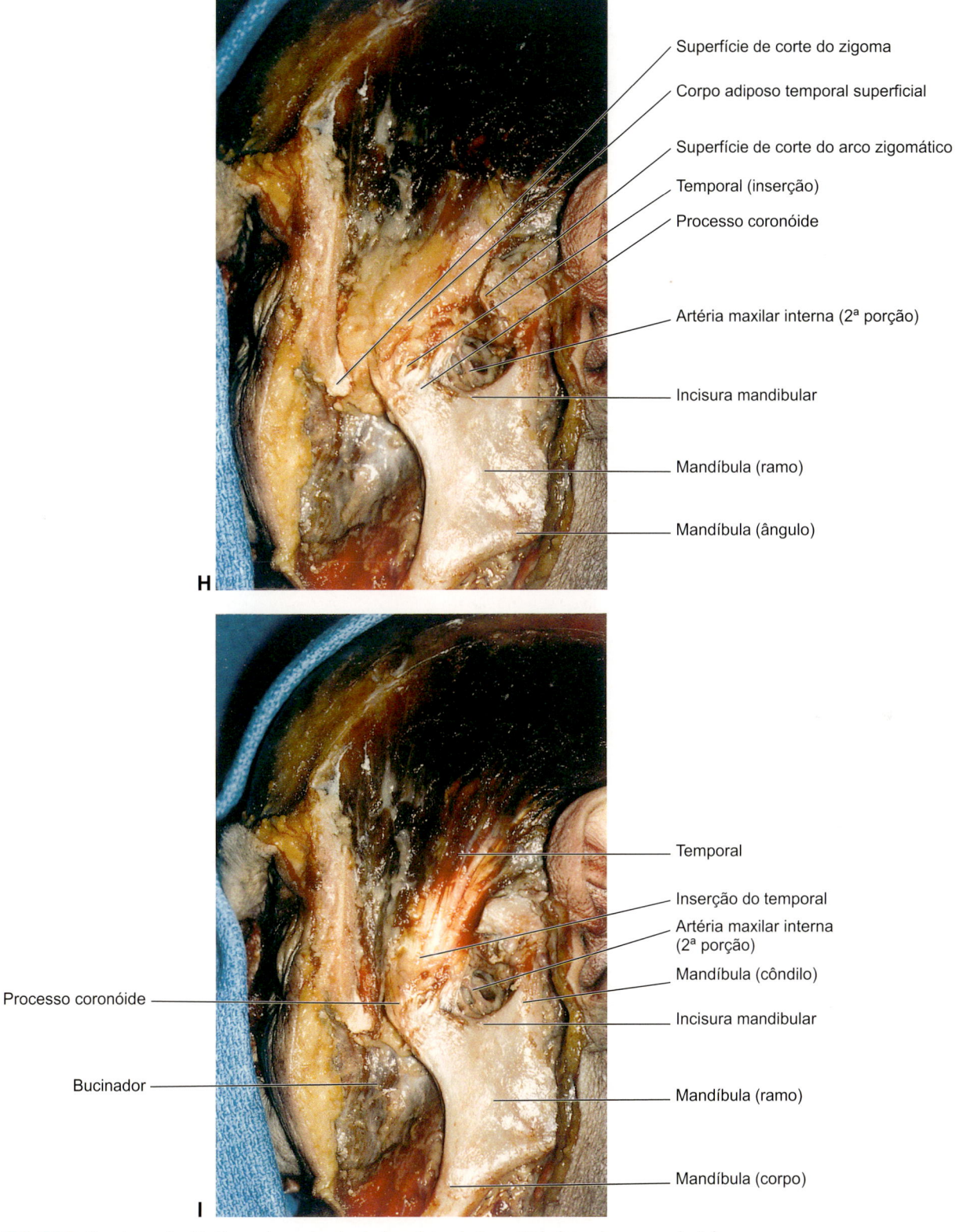

FIG. 7.16. *Continuação.* **H.** Camada profunda da face lateral. A parótida lateral, o nervo facial, o arco zigomático e o músculo masseter foram removidos. Um ramo da artéria maxilar é visto na profundidade da incisura mandibular. O corpo adiposo temporal superficial é visto claramente. **I.** O corpo adiposo temporal superficial foi removido, demonstrando a inserção do músculo temporal no processo coronóide da mandíbula. (*Continua.*)

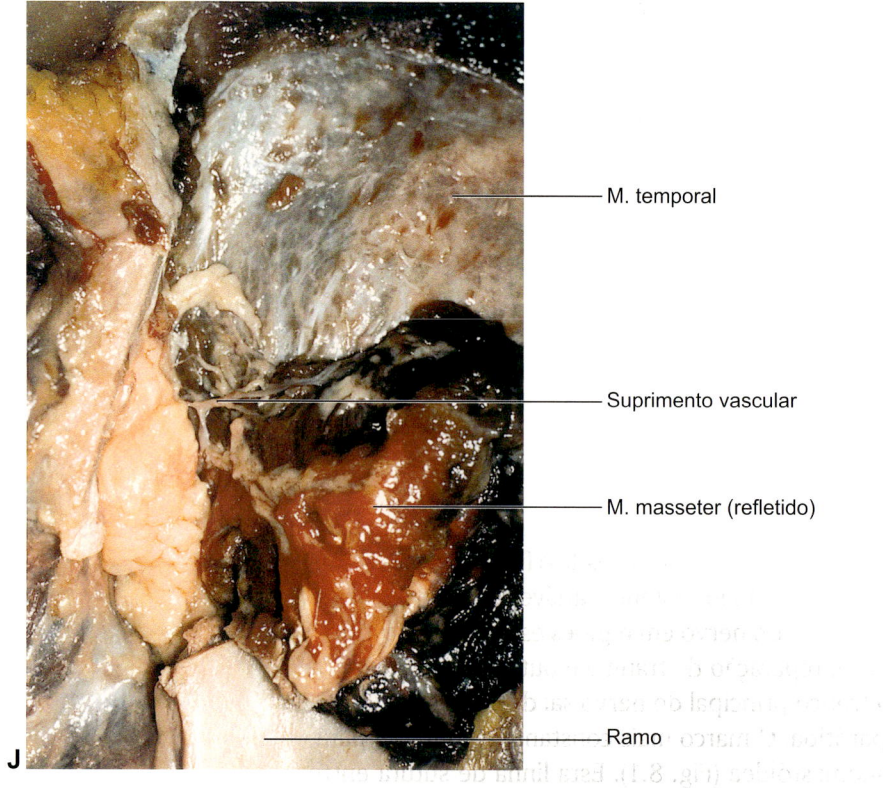

FIG. 7.16. *Continuação.* **J.** Parte do suprimento sangüíneo ao músculo temporal é observada.

LEITURAS SUGERIDAS

1. Conley JJ: *Salivary glands and the facial nerve.* New York: Grune & Stratton, 1975.
2. Correia PC, Zani R: Masseter muscle rotation in the treatment of inferior facial paralysis. *Plast Reconstr Surg* 1973;52:370-373.
3. Faigin G: *The artist's complete guide to facial expression.* New York: Watson-Guptill Publications. 1990.
4. Lightoller GHS: Facial muscles. *J Anal* 1925;60:1-85.
5. Rubin LR: Anatomy of a smile. *Plast Reconstr Surg* 1974;53:384-387.

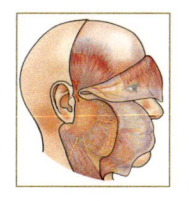

CAPÍTULO 8

Nervo Facial

Os caminhos do nervo facial desde o forame estilomastóideo até a superfície inferior dos músculos que ele inerva são bastante variáveis. Conhecimento dos padrões comuns de ramificação e da profundidade do nervo em regiões específicas é essencial para seguro e eficaz *face-lift*, reanimação facial, reparação de trauma e outra cirurgia plástica da face.

O tronco principal do nervo sai do forame estilomastóideo e imediatamente entra na glândula parótida. O marco mais constante e confiável para identificação do nervo facial é a sutura timpanomastóidea (Fig. 8.1). Esta linha de sutura entre as porções timpânica e mastóidea do osso temporal aponta o forame estilomastóideo, que fica 6 a 8 mm abaixo (medial) do ponto de "descida" da sutura timpanomastóidea (Fig. 8.2) (Tabb e Tannehill, 1973). Outros marcos são úteis, porém menos confiáveis. O tronco principal geralmente pode ser encontrado aproximadamente a meio caminho entre a ponteira cartilaginosa do meato acústico externo e o ventre posterior do músculo digástrico, onde ele se fixa na ponta da mastóide. O processo estilóide é profundo ao tronco principal.

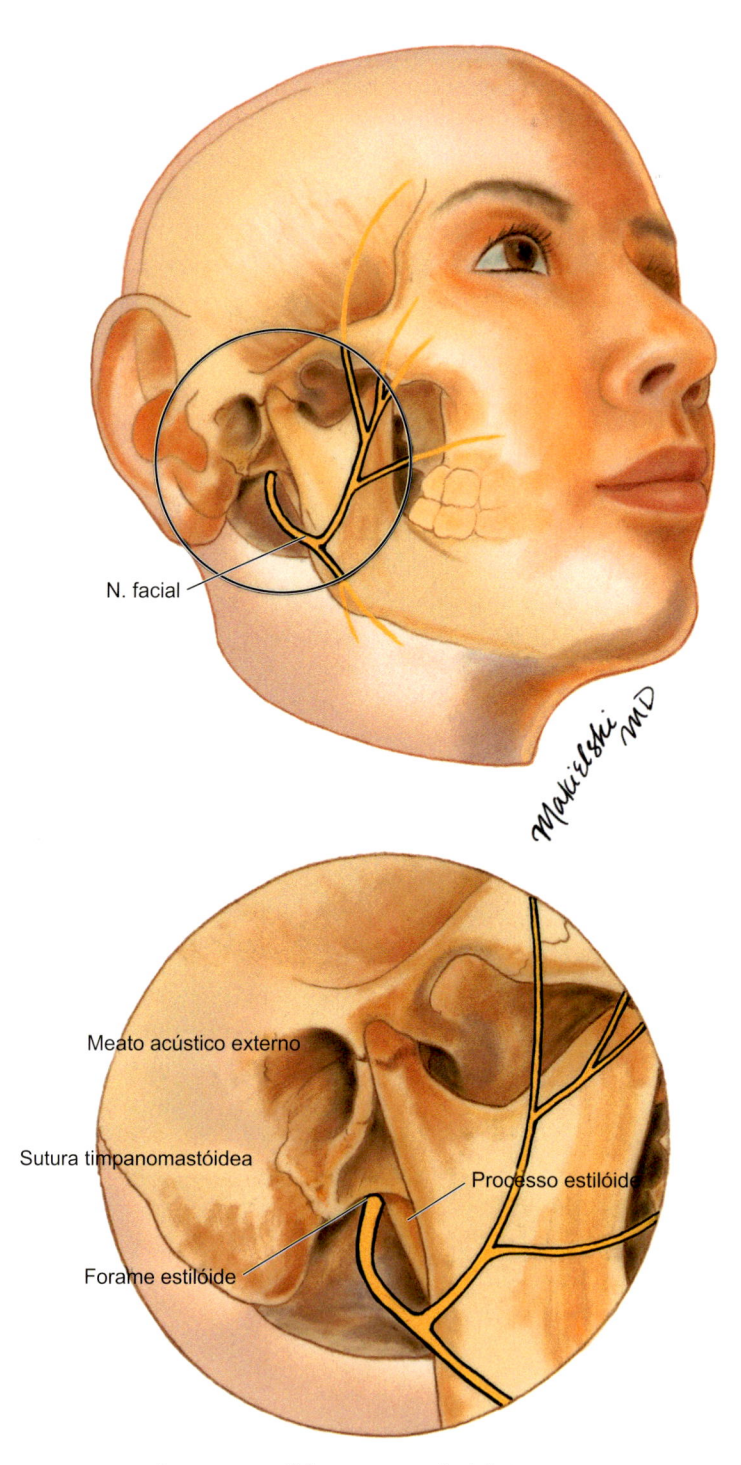

FIG. 8.1. Relação entre a sutura timpanomastóidea e o nervo facial. A sutura timpanomastóidea é o marco mais confiável para o nervo facial quando ele sai do forame estilomastóideo. A ponteira cartilaginosa da orelha é um guia útil, porém menos constante. O processo estilóide é profundo ao tronco nervoso principal.

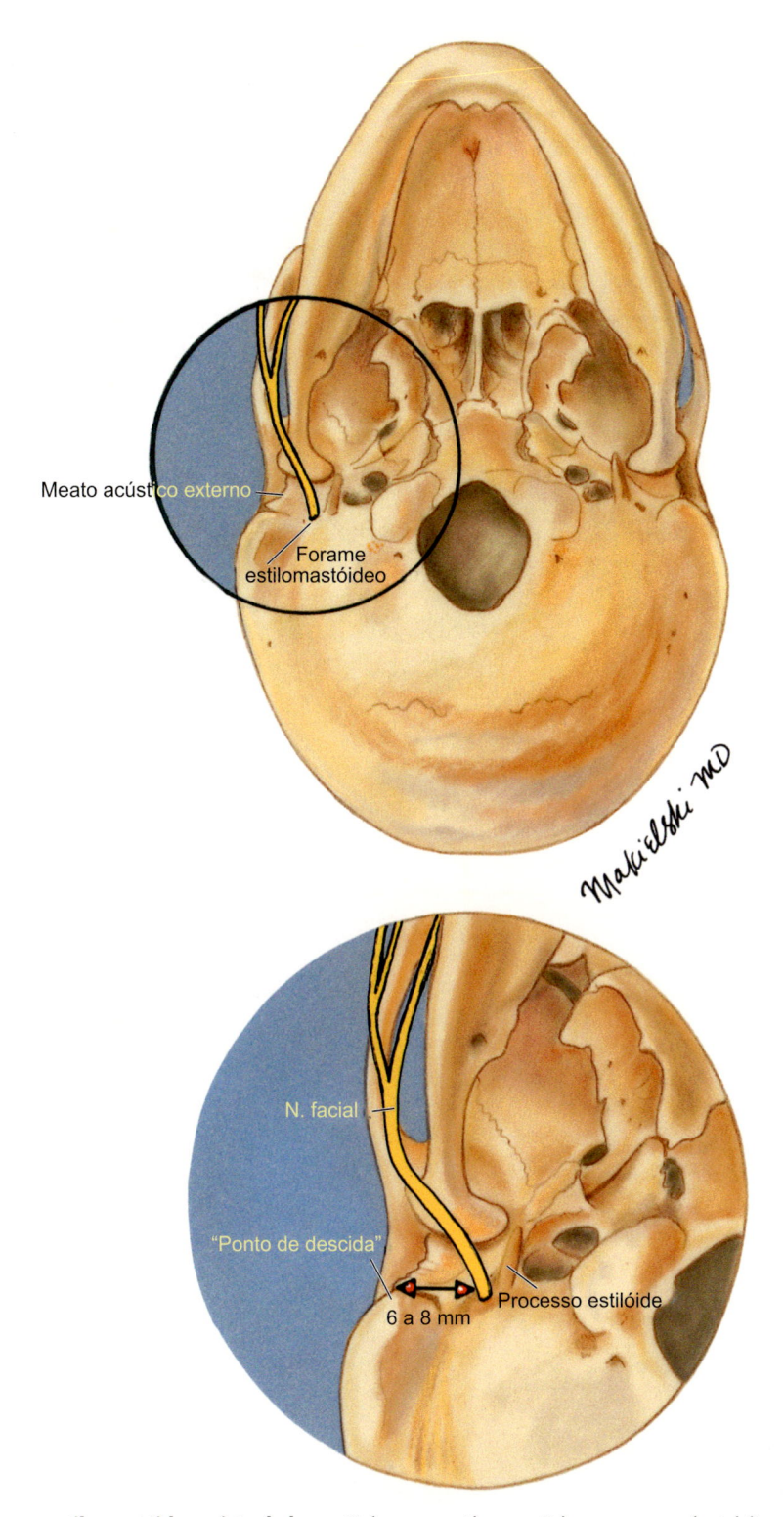

FIG. 8.2. Forame estilomastóideo: vista da base. O forame estilomastóideo e o nervo facial ficam 6 a 8 mm do ponto de "descida" da sutura timpanomastóidea. Seguir a fissura timpanomastóidea até o forame estilomastóideo levará diretamente ao tronco principal do nervo facial, mesmo em casos nos quais estiver presente deformação importante dos tecidos moles.

RAMOS DO NERVO FACIAL

Os cinco ramos principais comumente listados do nervo facial são os ramos temporal (ou frontal), zigomático, bucal, mandibular (marginal) e cervical. Na realidade, o tronco principal usualmente se divide dentro da parótida em divisões superior (temporofacial) e inferior (cervicofacial), mas os padrões de ramificação em seguida se tornam muito variáveis. Davis *et al.* (1956) classificaram esses padrões em seis tipos; embora interessante, esse tipo de classificação não é de muito benefício prático. Uma dissecção em cadáver (Fig. 8.3) mostra uma configuração típica. Há freqüentes anastomoses entre os ramos bucal e zigomático. Quatro a 5% das pessoas têm ramos cervicais que inervam os músculos abaixadores do lábio inferior. Os ramos temporal e mandibular estão em maior risco de lesão e geralmente são ramos terminais sem conexões anastomóticas. Em pacientes magros, os ramos bucal inferior e mandibular superior podem ser danificados durante cirurgia onde eles cruzam sobre o músculo masseter e o corpo adiposo bucal (Fig. 8.4).

■ RAMOS TEMPORAIS

Os ramos temporais do nervo facial têm, talvez, a anatomia mais complexa em termos dos padrões de ramificação horizontal e da sua relação com as camadas fasciais e musculares. A literatura é um pouco contraditória, particularmente no que concerne a marcos de superfície para determinar o trajeto do nervo, mas algumas orientações estão disponíveis (Fig. 8.5).

As relações superficiais e profundas dos ramos temporais estão descritas no Capítulo 5. Em resumo, os ramos do nervo saem da parótida, correm dentro do sistema musculoaponeurótico superficial (SMAS) sobre o arco zigomático e a área da têmpora e entram na superfície profunda

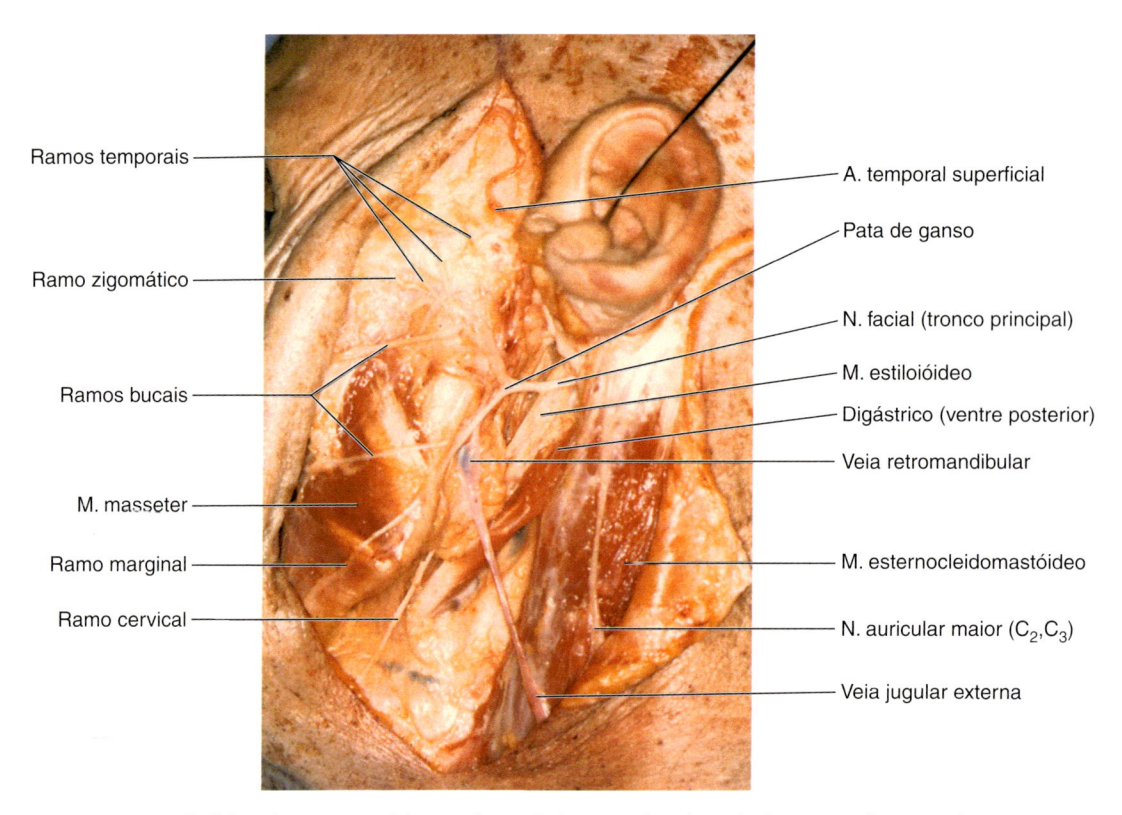

FIG. 8.3. Nervo facial após uma parotidectomia total. O nervo facial sai do forame estilomastóideo e se divide em segmentos inferior e superior na pata de ganso. Neste caso, observe os múltiplos ramos temporais e a relação dos ramos nervosos ao ventre posterior do músculo digástrico. Os ramos bucais são sobrejacentes ao músculo masseter. O nervo auricular maior corre sobre o músculo esternocleidomastóideo.

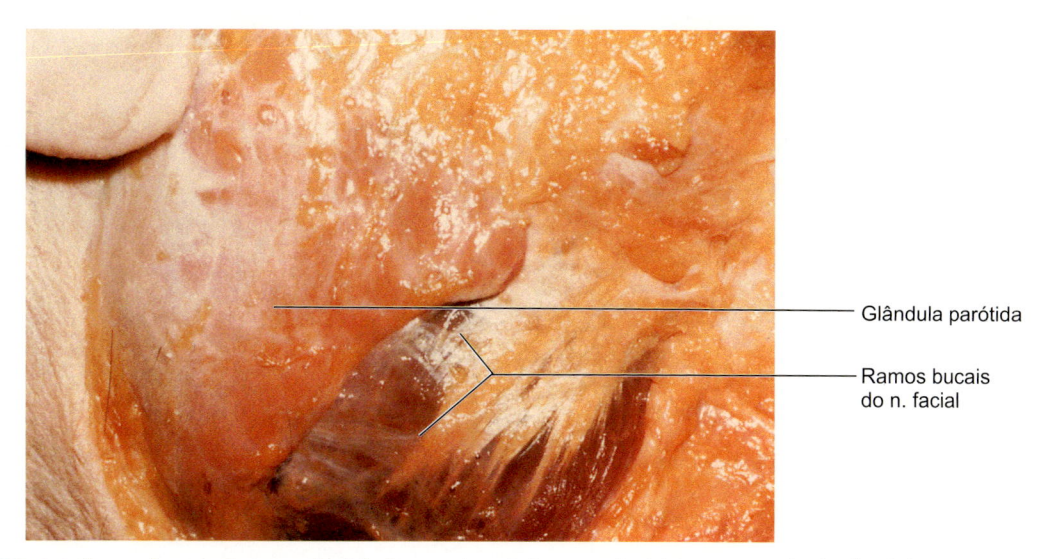

FIG. 8.4. Ramos bucais do nervo facial. O ramo bucal do nervo facial é visto saindo da glândula parótida e correndo sobre o músculo masseter.

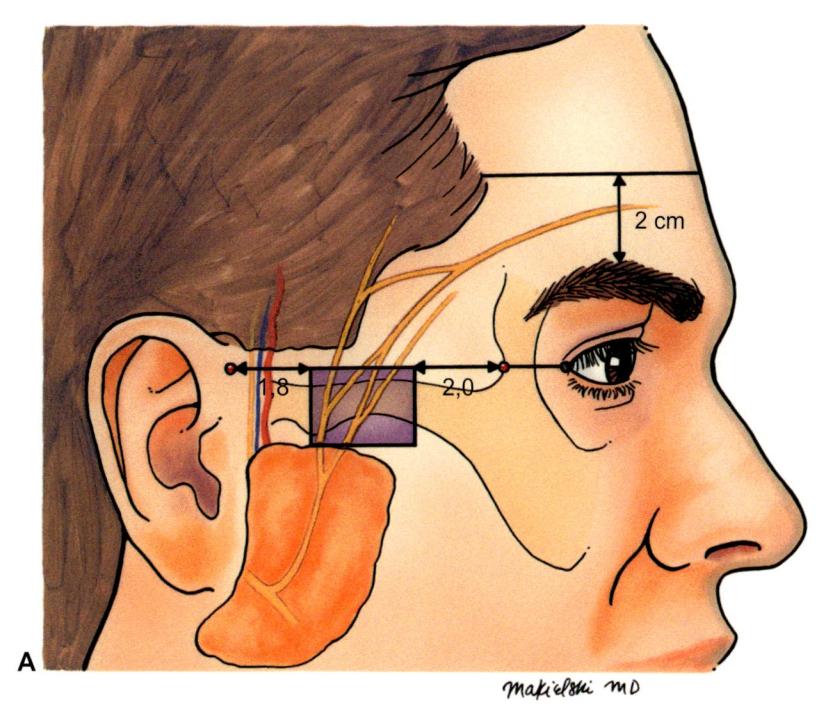

FIG. 8.5. Marcos para o ramo temporal do nervo facial. A. O padrão de ramificação na região temporal foi descrito por Bernstein e Nelson (1984) a partir de um estudo em cadáveres. Geralmente há quatro ramos que cruzam o arco zigomático, embora isso varie de três a cinco. O ramo mais posterior é sempre anterior aos vasos temporais superficiais. Um ponto na linha anterior do cabelo ao nível do canto externo marca constantemente a junção dos ramos posterior e médio do nervo. O ramo mais anterior situa-se, em média, 2 cm posterior ao extremo anterior do arco zigomático (ele é descrito às vezes como correndo tangencialmente e cruzando o arco um dedo atrás da margem orbitária lateral). Outra diretriz útil, mas nem sempre precisa, é que o nervo corre embaixo de uma linha 2 cm acima do supercílio. Na têmpora, o nervo corre no sistema musculoaponeurótico superficial (SMAS), inferior aos ramos temporofrontais dos vasos temporais superficiais. A linha do cabelo ântero-temporal representa a face lateral do músculo frontal; medial a esta, o nervo é profundo ao músculo e está relativamente protegido. A área de perigo é vista em púrpura. Sobre o arco zigomático, o nervo é particularmente vulnerável. Ele se situa no SMAS imediatamente abaixo da gordura subcutânea e imediatamente sobrejacente à proeminência óssea do zigoma. (*Continua.*)

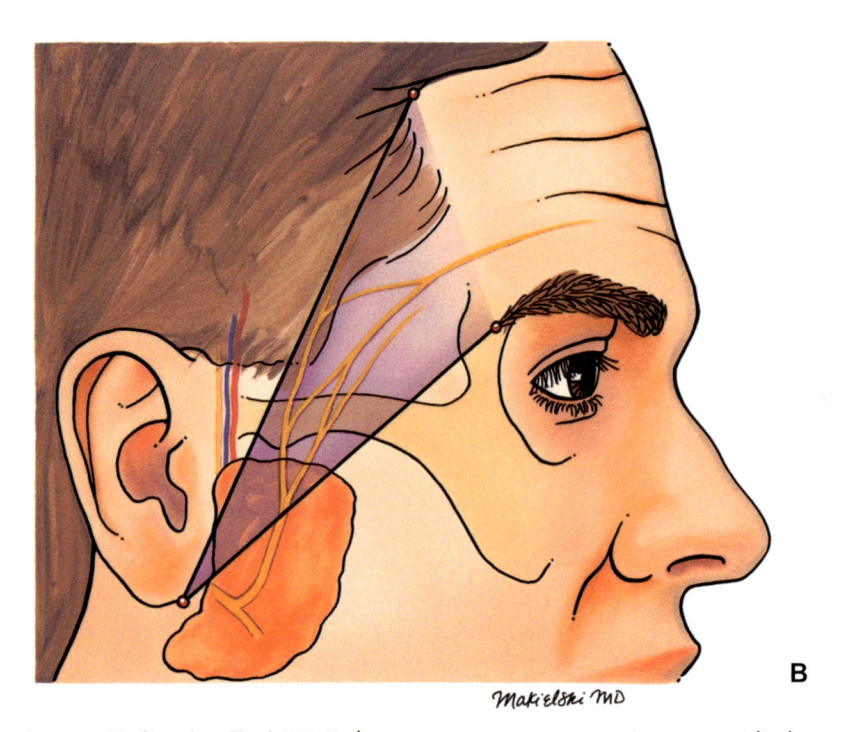

FIG. 8.5. *Continuação.* **B**. Correia e Zani (1973) descrevem os ramos temporais como residindo entre duas linhas divergentes traçadas desde o lóbulo da orelha ao supercílio lateral e à extremidade lateral do sulco mais superior da testa; embora geralmente precisa, essa regra ignora o ramo auricular. Na maioria desta área triangular (*em púrpura*), o nervo é imediatamente subcutâneo e não protegido por músculo sobrejacente ou parótida.

do músculo frontal. Os ramos nervosos são superficiais a ambas as camadas da fáscia temporal profunda. Assim, para evitar lesão ao ramo temporal do nervo ao se levantar retalhos, deve-se descolar no plano subcutâneo imediato ou profundamente ao SMAS sobre a fáscia temporal. Cuidado particular é exigido sobre o arco zigomático. Essas relações estão demonstradas nas dissecções vistas na Figura 8.6.

■ RAMO MANDIBULAR

Familiaridade com a localização do nervo mandibular marginal é essencial ao se operar na face inferior (Fig. 8.7). Se o nervo mandibular marginal for lesado durante a cirurgia, a paralisia resultante dos músculos que abaixam o canto da boca é muito deformante. Dingman e Grabb (1962) observaram em um grande estudo em cadáver que, posteriormente à artéria facial, o nervo mandibular marginal passava acima da borda inferior da mandíbula em 81% das dissecções. Anteriormente à artéria facial, todos os ramos do nervo mandibular que inervavam os abaixadores da boca passavam acima da borda inferior da mandíbula. Os únicos ramos nervosos que passavam abaixo da mandíbula anteriormente à artéria facial inervavam o platisma e, portanto, não constituíam grande preocupação cirúrgica. O nervo era superficial à veia facial posterior em 98% dos casos e superficial à veia facial anterior em 100% dos casos.

O mesmo estudo mostrou que o nervo mandibular pode ter um (21%), dois (67%), três (9%) ou quatro (3%) ramos principais. Em 5% dos casos, havia anastomose entre os ramos bucais e mandibulares.

Baker e Conley (1979) escreveram que, na sua experiência clínica, o ramo mandibular do nervo facial usualmente está a 1 a 2 cm abaixo da borda inferior da mandíbula e pode estar até 3 ou 4 cm abaixo dele. O ramo mandibular situa-se profundamente ao músculo platisma e por

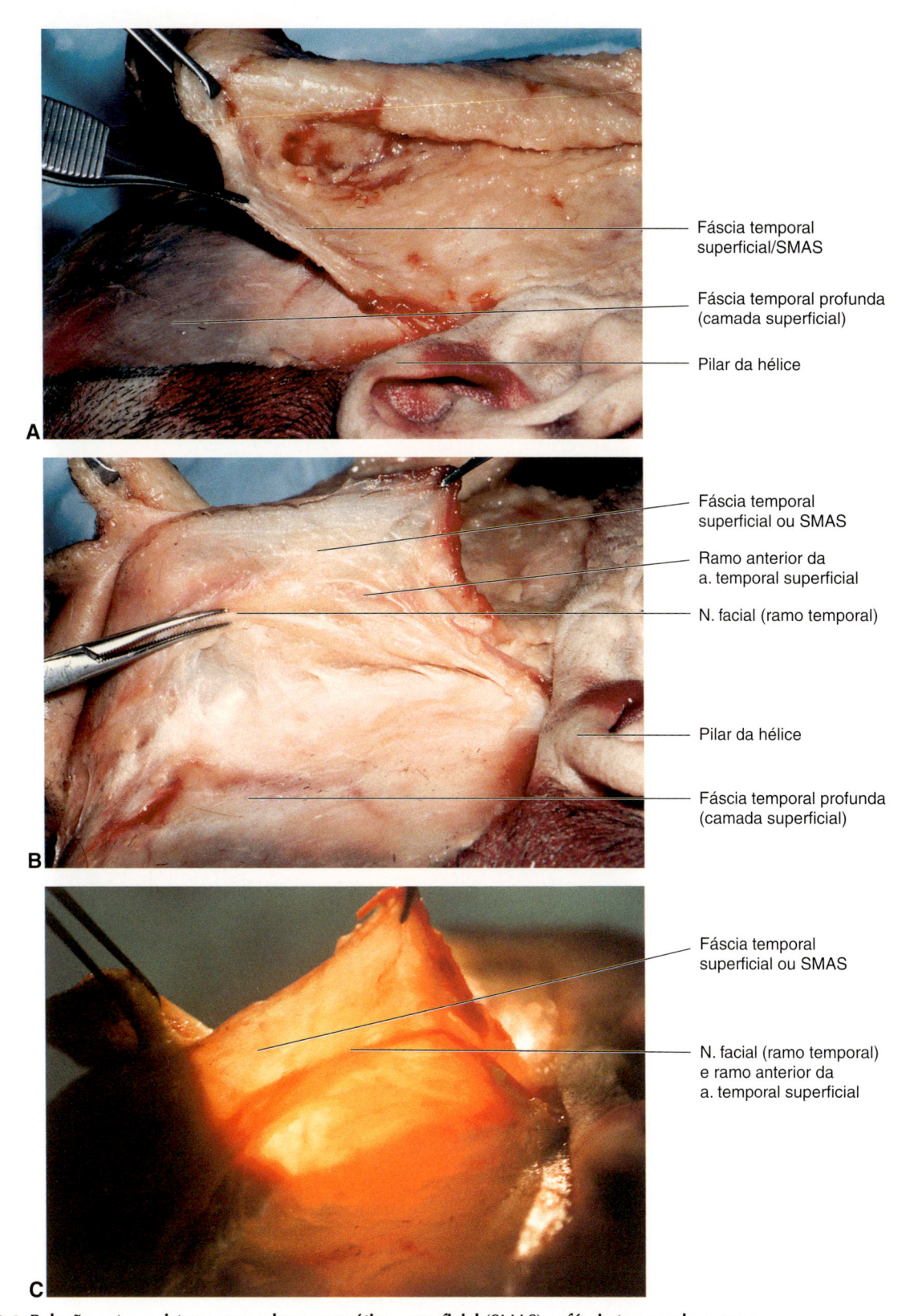

FIG. 8.6. Relação entre o sistema musculoaponeurótico superficial (SMAS), a fáscia temporal e o ramo temporal do nervo facial. **A.** Um retalho bicoronal foi elevado no plano subgaleal. Sobre o músculo temporal, a dissecção é profunda à fáscia temporal superficial, que transporta o ramo temporal do nervo facial. Um retalho de pele foi elevado inferiormente. A fáscia temporal superficial, que é contínua com o SMAS inferiormente, é vista posteriormente (afastada com pinça). **B.** A mesma dissecção é vista de cima, demonstrando o ramo temporal do nervo facial (pinça hemostática) correndo no SMAS com o ramo anterior da artéria temporal superficial. **C.** O SMAS está transiluminado para demonstrar o ramo temporal do nervo facial e a artéria acompanhante.

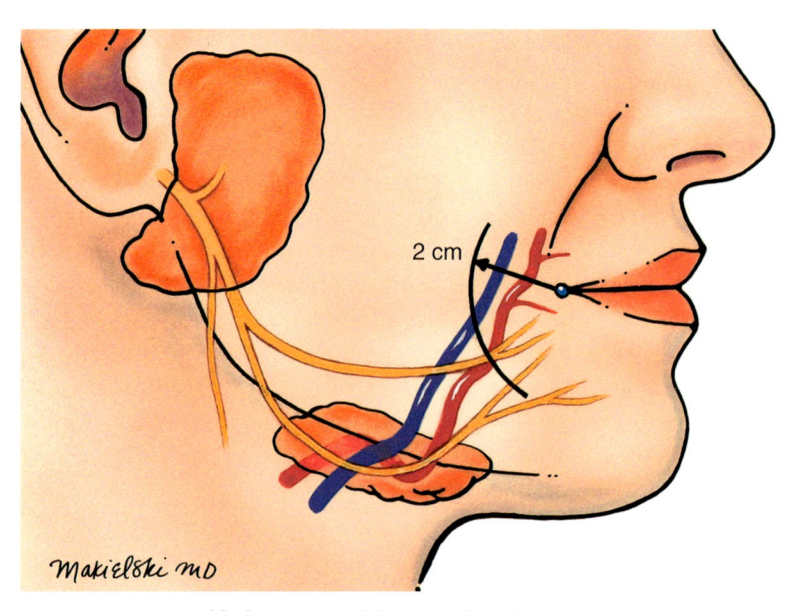

FIG. 8.7. Marcos para o ramo mandibular marginal do nervo facial. O nervo mandibular marginal situa-se profundamente ao músculo platisma e é protegido por ele. À medida que o nervo se aproxima de um ponto a cerca de 2 cm lateralmente ao canto da boca, ele toma uma posição mais superficial. Nesse ponto, o nervo ainda está protegido durante uma dissecção subcutânea, contanto que os músculos subjacentes não tenham sido violados. A musculatura perioral é inervada pela superfície profunda, com a exceção dos músculos mentoniano e levantador do ângulo da boca, os quais recebem sua inervação superficialmente.

essa razão está razoavelmente bem protegido durante todo o seu trajeto ao longo da mandíbula (Fig. 8.8). Ao se aproximar da boca, ele se torna mais superficial e entra na superfície profunda dos músculos abaixadores (Fig. 8.9). Liebman *et al.* (1988) realizaram cortes seriados em cadáveres e descreveram a profundidade do nervo marginal em torno da boca (Fig. 8.7).

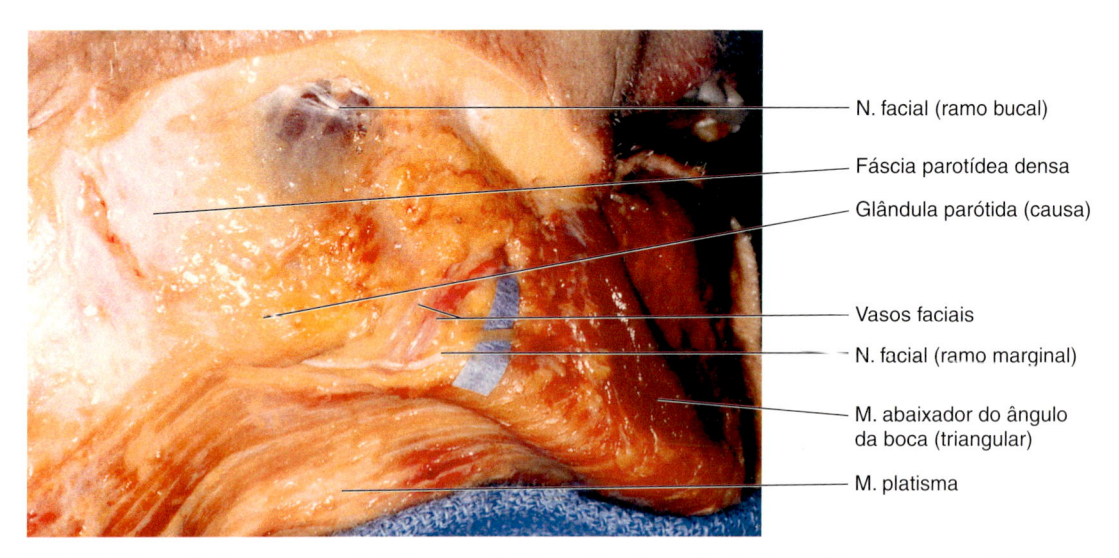

FIG. 8.8. Dissecção do ramo marginal do nervo facial mostrando a relação do platisma e os vasos faciais. O ramo marginal do nervo facial é visto ao emergir ao longo da borda anterior da glândula parótida. O nervo cruza a borda inferior da mandíbula lateralmente aos vasos faciais para suprir os músculos do lábio inferior e o mento.

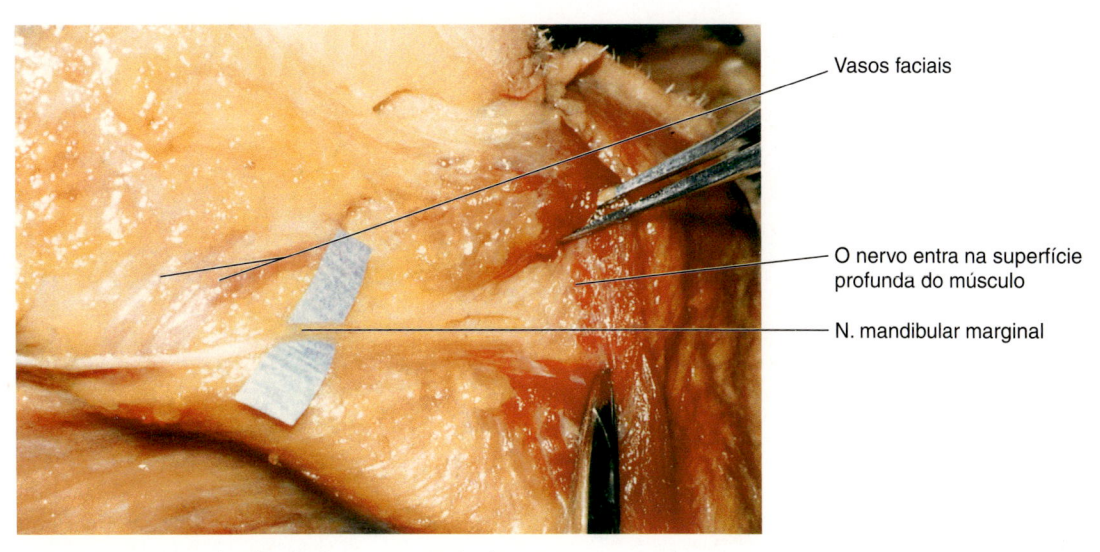

FIG. 8.9. Dissecção detalhada do nervo marginal. O nervo marginal é visto entrando na superfície profunda dos músculos abaixadores da boca.

LEITURAS SUGERIDAS

1. Baker DC, Conley J: Avoiding facial nerve injuries in rhytidectomy. *Plast Reconstr Surg* 1979;64:781-795.
2. Bernstein L, Nelson RH: Surgical anatomy of the extraparotid distribution of the facial nerve. *Arch Otolaryngol* 1984;110:177-183.
3. Correia PdeC, Zani R: Surgical anatomy of the facial nerve as related to ancillary operations in rhytidoplasty. *Plast Reconstr Surg* 1973;52:549-552.
4. Davis BA, Anson BJ, Budinger JM, et al: Surgical anatomy of the facial nerve and the parotid gland based upon a study of 350 cervico-facial halves. *Surg Gynecol Obstet* 1956;102:385-412.
5. Dingman RO, Grabb WC: Surgical anatomy of the mandibular ramus of the facial nerve based on the dissection of 100 facial halves. *Plast Reconstr Surg* 1962;29:266-272.
6. Liebman EP, Webster RC, Berger AS, et al.: The frontalis nerve in the temporal brow lift. *Arch Otolaryngol* 1982;108:232-235.
7. Liebman E Webster RC, Gaul JR, et al.: The marginal mandibular nerve in rhytidectomy and liposuction surgery. *Arch Otolaryngol Head Neck Surg* 1988;104:179-181.
8. Rudolph R: Depth of the facial nerve in face lift dissections. *Plast Reconstr Surg* 1990;85:537-544.
9. Stuzin JM, Wegstrom L, Kawamoto HK, et al.: Anatomy of the frontal branch of the facial nerve: the significance of the temporal fat pad. *Plast Reconstr Surg* 1989;83:265-271.
10. Tabb HG, Tannehill JF: The tympanomastoid fissure: a reliable approach to the facial nerve in parotid surgery. *South Med J* 1973;66:1273-1276.

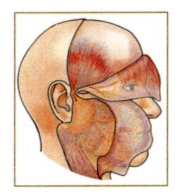

CAPÍTULO 9

Inervação Sensitiva Facial

A sensibilidade da cabeça e do pescoço pode ser dividida, de um modo geral, em dois grupos: a face, e o couro cabeludo e pescoço (Fig. 9.1). A inervação sensitiva da face se dá a partir do nervo trigêmeo (nervo craniano V). Cada divisão do nervo trigêmeo supre todos os tecidos desde a pele até a mucosa e corresponde aproximadamente às três divisões embriológicas da face: o processo frontonasal (V1), o processo maxilar (V2) e o processo mandibular (V3). A sensibilidade do couro cabeludo posterior, da borda inferior da mandíbula e do pescoço é suprida por ramos dos nervos e o plexo cervicais. Os dermátomos do couro cabeludo e do pescoço começam com o segundo nervo cervical (C2) no topo do couro cabeludo (C1 não tem um ramo cutâneo), estendendo-se para baixo até C4 na região supraclavicular (Fig. 9.2). Uma vez que o foco deste livro é a face, os nervos cervicais não são discutidos adicionalmente.

DIVISÕES DO NERVO TRIGÊMEO

A divisão oftálmica do nervo trigêmeo (V1) supre sensibilidade à testa, ao couro cabeludo anterior e ao dorso nasal por meio dos nervos supratroclear e supra-orbitário (Fig. 9.3). Os nervos infratroclear e nasal dorsal e os ramos terminais do nervo etmoidal anterior provêem sensibilidade adicional ao dorso nasal. As mucosas nasal superior e septal são inervadas pelo nervo etmoidal anterior. Os nervos supra-orbitário e etmoidal fornecem sensibilidade ao seio frontal, aos seios etmoidais e ao seio esfenoidal. O nervo oftálmico também provê sensibilidade à pele e à conjuntiva da pálpebra superior, e o nervo ciliar provê sensibilidade à córnea e ao globo ocular. Um ramo vai para a dura-máter da tentório do cerebelo.

A divisão maxilar do nervo trigêmeo (V2) inerva a bochecha e o lado da face, a conjuntiva e a pele da pálpebra inferior, o lado do nariz e o vestíbulo nasal, e a mucosa e a pele do lábio superior por meio dos nervos zigomaticotemporal e zigomaticofacial e o nervo infra-orbitário (Fig. 9.4). Três ramos do nervo infra-orbitário são dignos de nota: os nervos alveolares superior anterior, superior médio e superior posterior. O nervo alveolar superior anterior supre os incisivos e caninos maxilares bem como a mucosa do seio maxilar anterior, a cavidade nasal e a gengiva. O nervo alveolar superior médio supre os pré-molares maxilares, o primeiro molar e parte do seio

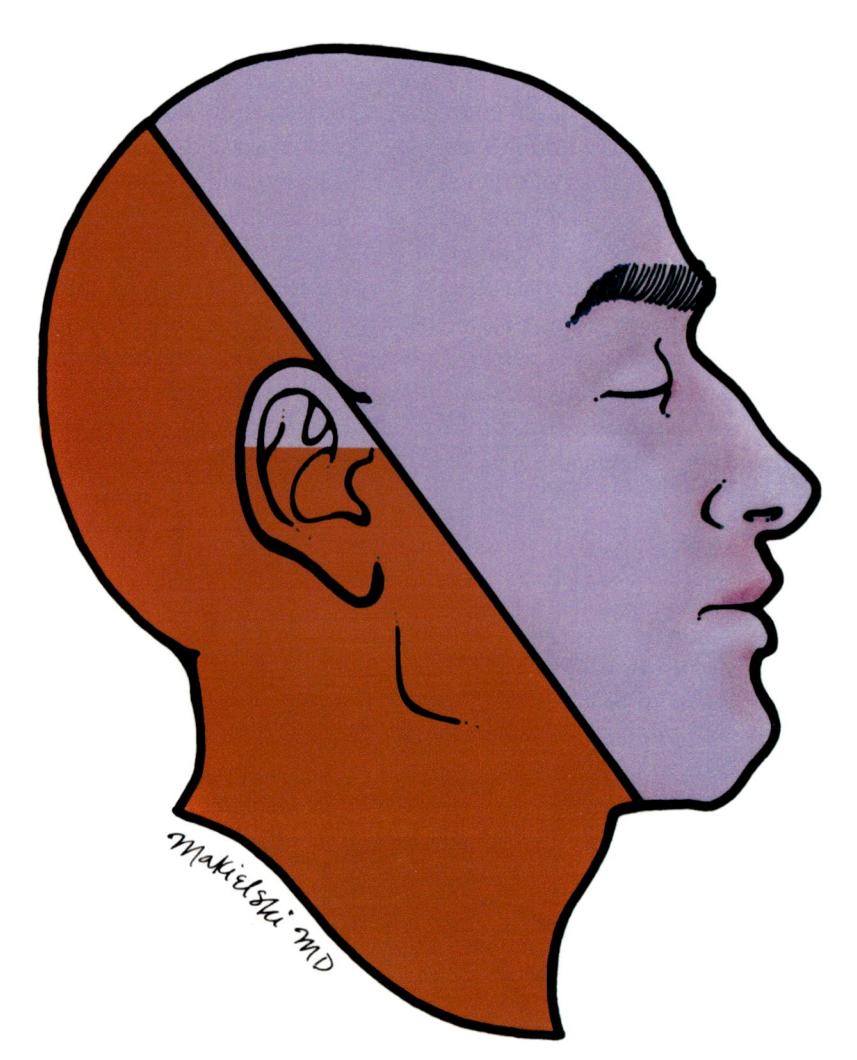

FIG. 9.1. Duas divisões principais para inervação sensitiva da cabeça e do pescoço. O nervo trigêmeo através das suas três divisões principais supre sensibilidade à maior parte da face e do couro cabeludo anterior. Os ramos cervicais suprem o pescoço e o couro cabeludo posterior. *Púrpura,* nervo trigêmeo; *vermelho,* nervo cervical.

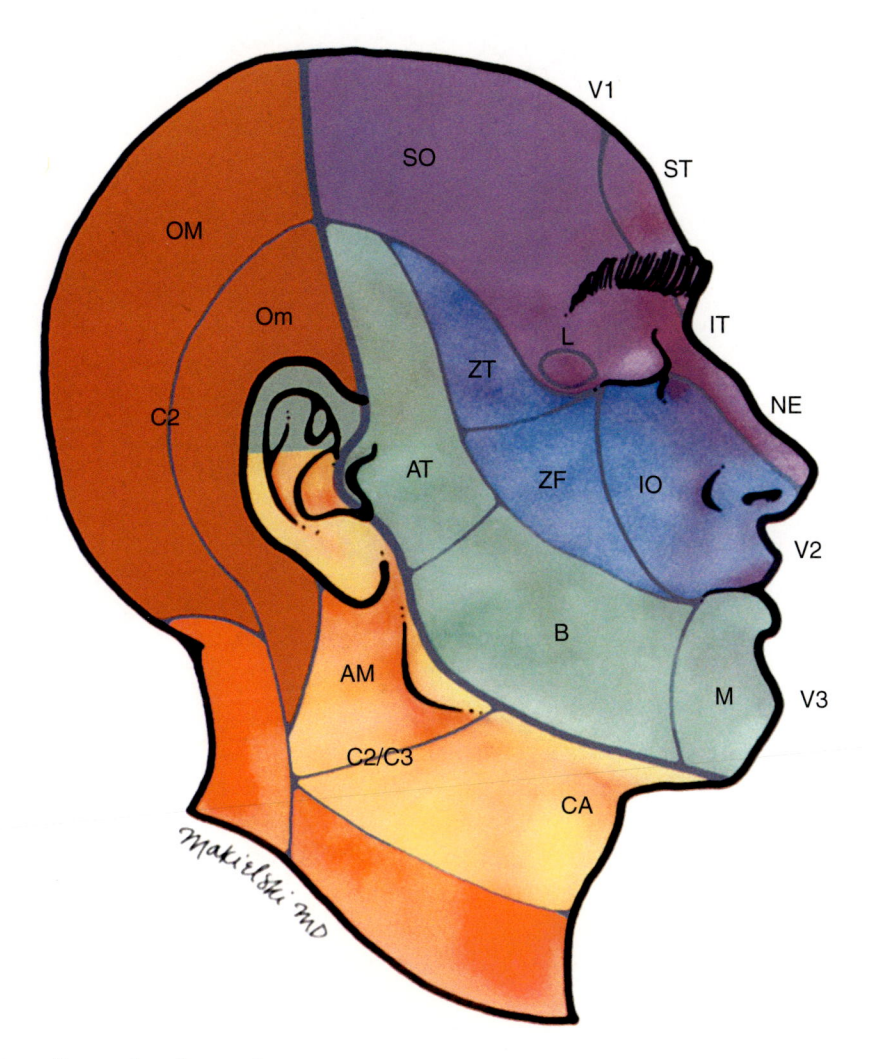

FIG. 9.2. Dermátomos da cabeça e do pescoço.
Nervo trigêmeo:
V1 (nervo oftálmico) = *púrpura*
Nervo supra-orbitário (*SO*)
Nervo supratroclear (*ST*)
Nervo infratroclear (*IT*)
Nervo nasal externo (*NE*)
Nervo lacrimal (*L*)
V2 (nervo maxilar) = *azul*
Nervo zigomaticotemporal (*ZT*)
Nervo zigomaticofacial (*ZF*)
Nervo infra-orbitário (*IO*)
V3 (nervo mandibular) = *verde*
Nervo auriculotemporal (*AT*)
Nervo bucal (*B*)
Nervo mentoniano (*M*)
Nervos cervicais:
C2 = *vermelho*
Nervo occipital maior (*OM*)
Nervo occipital menor (*Om*)
C2/C3 = *amarelo;* nervo auricular maior (*AM*)
Nervo cutâneo anterior (*CA*)
C3 = *laranja*

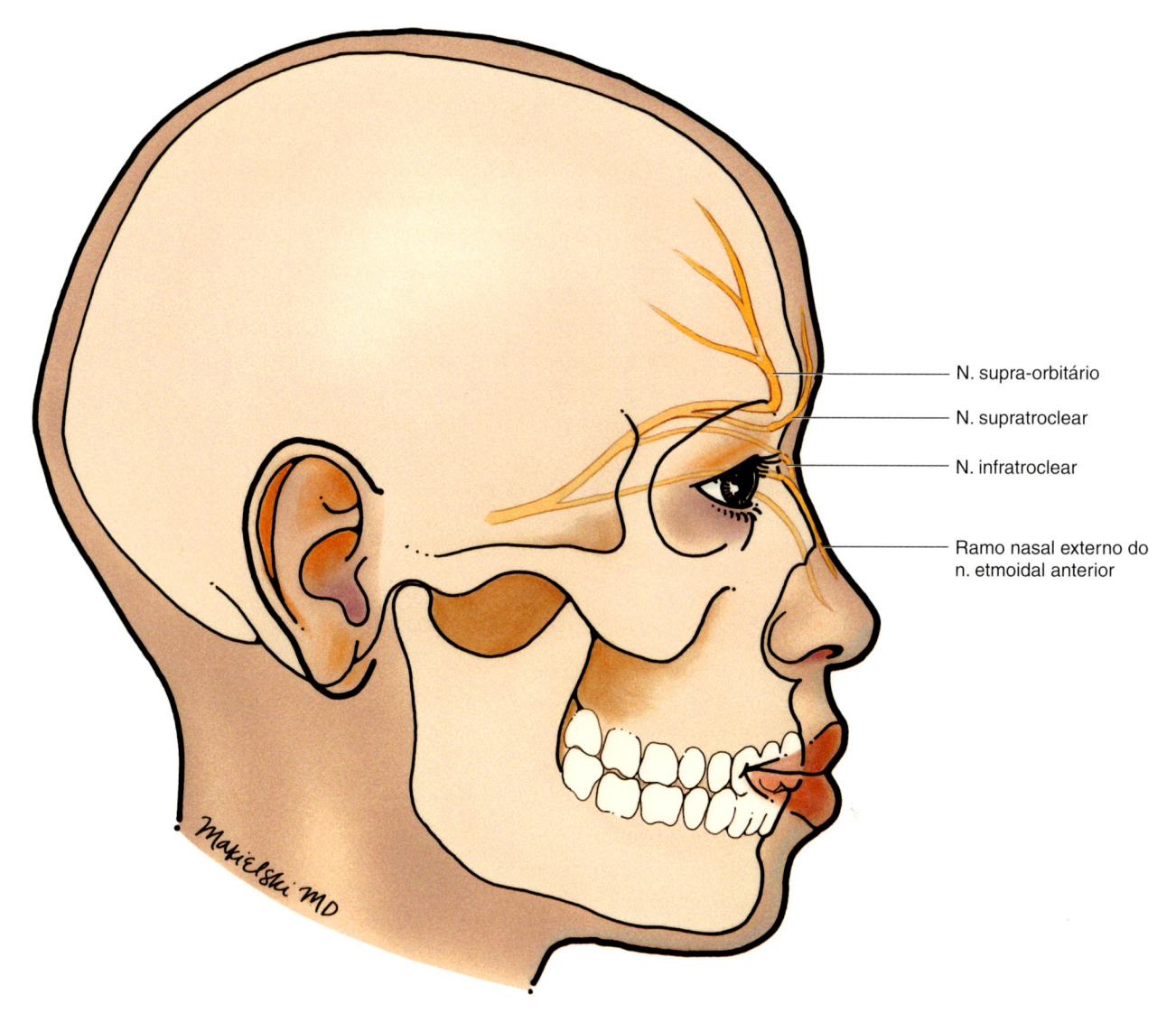

FIG. 9.3. Nervo trigêmeo: divisão oftálmica. Esta divisão provê sensibilidade cutânea à testa, ao couro cabeludo anterior e ao dorso nasal através dos ramos supra-orbitário, supratroclear, infratroclear e nasal externo dos nervos etmoidais anteriores. Um pequeno ramo lacrimal no canto lateral também fornece sensibilidade à pálpebra superior.

maxilar; há substancial variabilidade na abrangência de inervação desse nervo. O nervo alveolar superior posterior inerva os dentes molares maxilares, a gengiva bucal molar maxilar, a mucosa bucal e grande parte da mucosa do seio maxilar.

O nervo pterigopalatino (esfenopalatino) fornece sensibilidade ao mucoperiósteo da cavidade nasal, ao septo, ao palato, aos seios esfenoidais e etmoidais e à nasofaringe. Ramos específicos incluem o nervo nasopalatino para o palato anterior e o septo, o nervo palatino maior (nervo palatino anterior) para o palato duro posterior, e o nervo palatino menor (nervos palatinos médio e posterior) para o palato mole e a mucosa tonsilar.

O ramo mandibular do nervo trigêmeo (V3) tem um componente sensitivo e um motor. Há quatro ramos sensitivos clinicamente importantes do nervo mandibular: o nervo alveolar inferior, o nervo lingual, o nervo bucal e o nervo auriculotemporal (Fig. 9.5). As áreas supridas pelo nervo alveolar inferior incluem os dentes inferiores, a gengiva e a mandíbula. Um dos

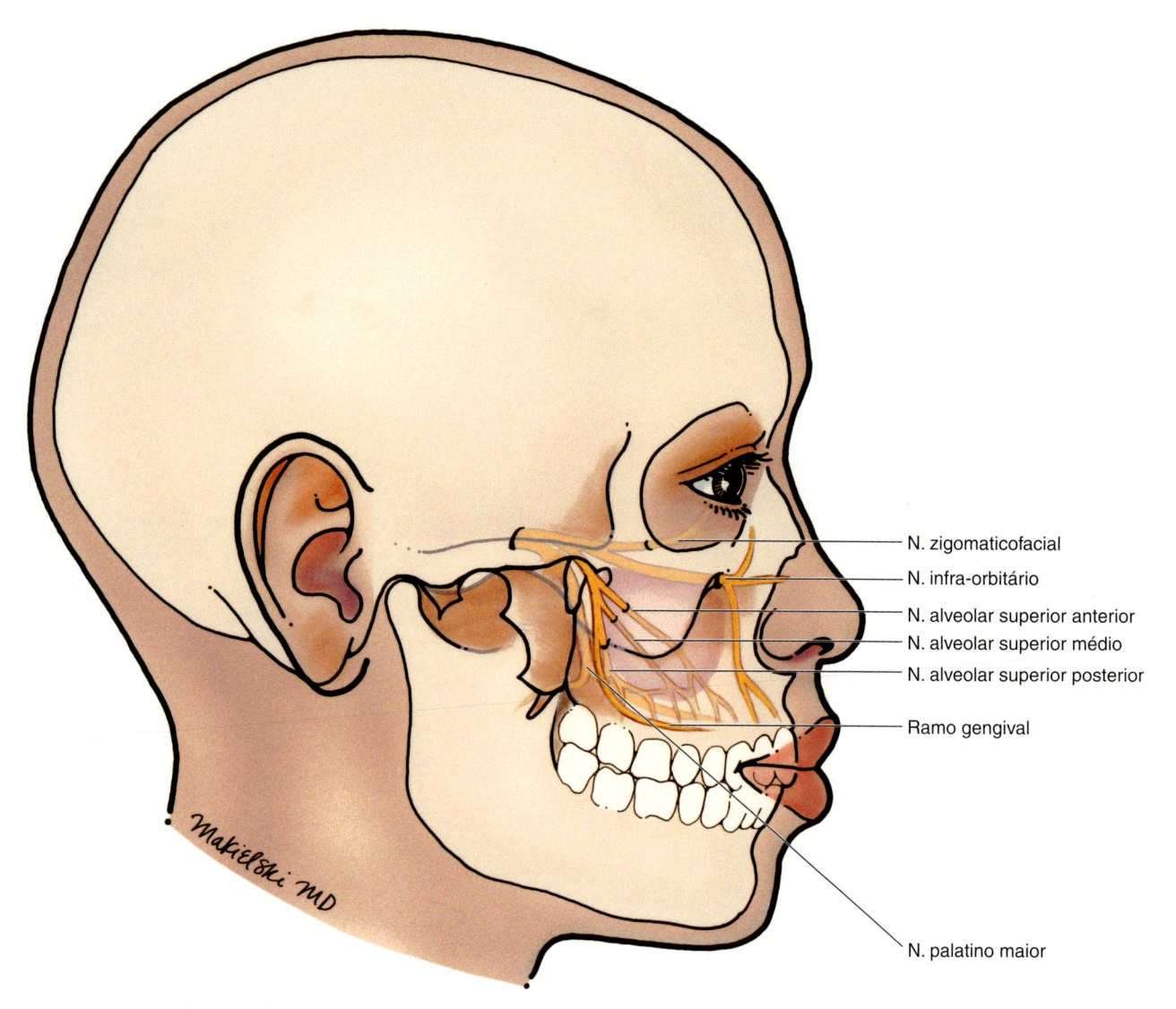

FIG. 9.4. Nervo trigêmeo: divisão maxilar. Esta divisão fornece sensibilidade cutânea à bochecha, ao lado da face, à pálpebra inferior, ao lado do nariz e ao lábio superior. Há uma importante variação na distribuição exata dos nervos alveolar superior anterior, alveolar superior médio e alveolar superior posterior, os quais suprem sensibilidade à dentição maxilar.

seus ramos, o nervo mentoniano, supre sensibilidade à mucosa e à pele do lábio inferior e ao mento. A inervação dos dois terços anteriores da língua, do soalho da boca e da gengiva lingual é provida pelo nervo lingual. O nervo bucal supre a mucosa bucal e a pele da bochecha. O nervo auriculotemporal fornece sensibilidade à pele temporal, a um terço superior da orelha, às porções do meato acústico externo e à membrana timpânica. O nervo auriculotemporal também transmite algumas fibras motoras para a glândula parótida e assim pode causar síndrome de Frey, quando as fibras são erradamente dirigidas para as glândulas sudoríparas subcutâneas. O ramo motor do nervo mandibular supre os quatro músculos da mastigação: os músculos tempo-

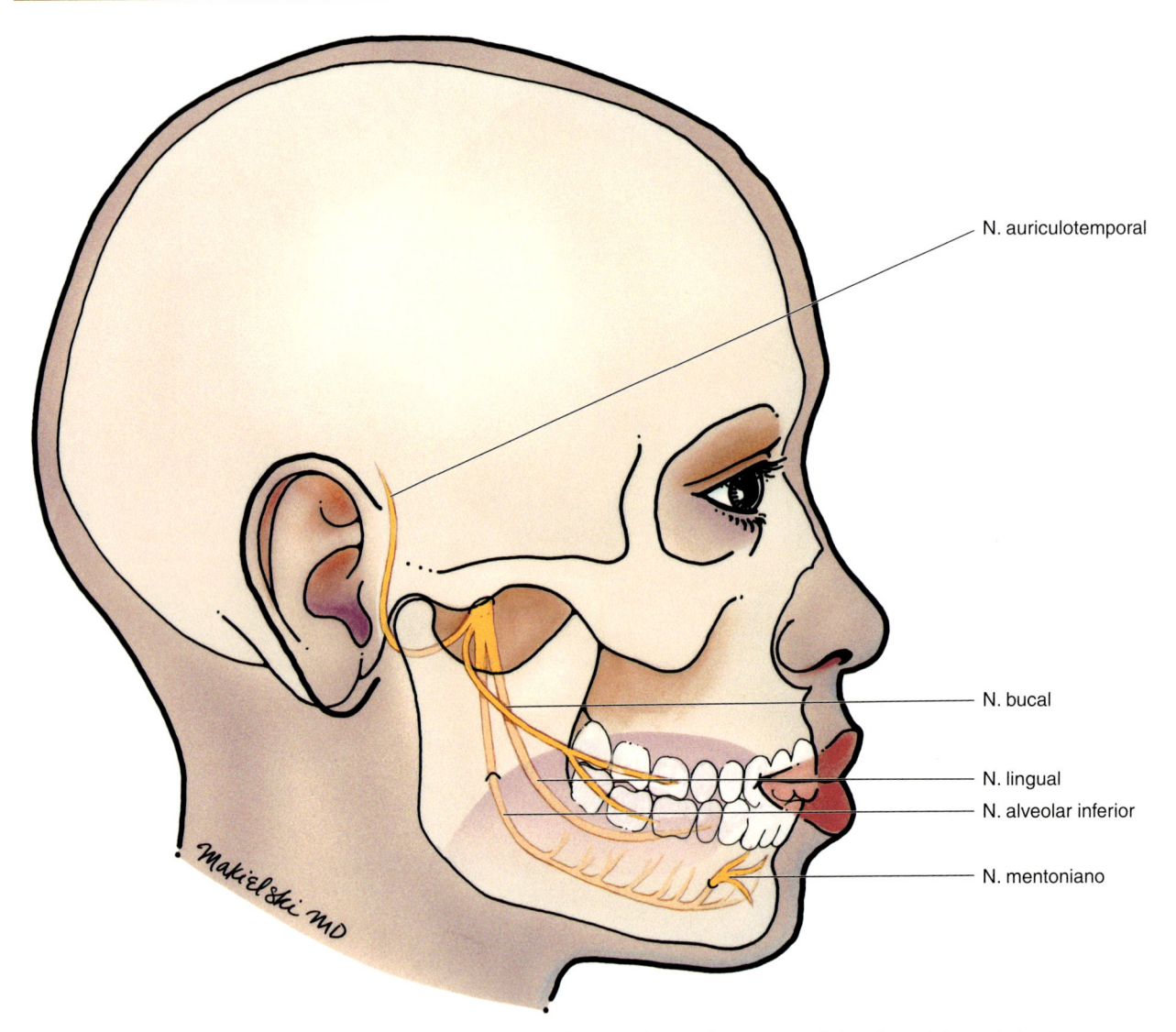

FIG. 9.5. Nervo trigêmeo: divisão mandibular. Esta divisão fornece sensibilidade ao lábio inferior, à bochecha, à têmpora, aos dois terços anteriores da língua, ao soalho da boca e à dentição mandibular.

ral, masseter e pterigóideos medial e lateral. Ele também inerva dois tensores: o tensor do tímpano e o tensor do véu palatino. O músculo miloióideo e o ventre anterior do músculo digástrico também recebem sua inervação motora do nervo mandibular.

ÁREAS ESPECIAIS

■ NARIZ

O tecido mole sobre o nariz externo possui uma inervação complexa que não se presta bem a bloqueios de nervos específicos. O dorso nasal, conforme previamente assinalado, é suprido pelo nervo oftálmico através do seu ramo infratroclear para a raiz nasal e através do ramo terminal do nervo etmoidal anterior, quando ele emerge entre os ossos nasais e a cartilagem lateral superior para suprir o dorso nasal mais inferior. A área nasal lateral e a maior parte da ponta são supridas pelo nervo infra-orbitário. A columela freqüentemente é difícil de bloquear e poderia

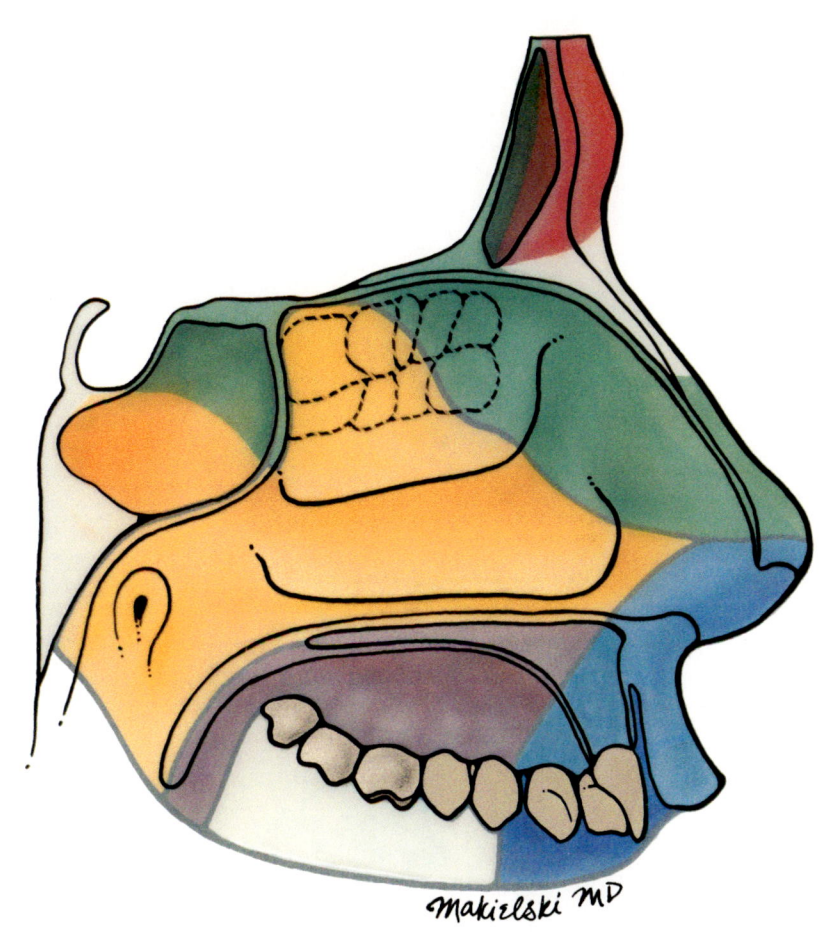

FIG. 9.6. Inervação da cavidade nasal. O nariz é densamente inervado por ramos de V1 e V2. O nervo etmoidal anterior (V1) é visto *em verde;* o nervo esfenopalatino (V2) é visto *em amarelo;* os nervos infra-orbitário, alveolares anterior, médio e superior são vistos *em azul,* o nervo alveolar superior posterior é visto *em púrpura.* Para anestesiar a mucosa nasal topicamente, a anestesia é aplicada ao longo do teto do nariz para bloquear o nervo etmoidal anterior, posterior à concha média para bloquear os ramos esfenopalatinos, e ao longo do soalho para bloquear os ramos restantes de V2.

derivar parte da sua inervação do ramo nasal terminal do nervo alveolar superior anterior, o qual supre a membrana mucosa do soalho anterior do nariz e a espinha nasal (Fig. 9.6).

▪ CAVIDADE ORAL

A cavidade oral tem uma inervação diversa e complexa (Fig. 9.7). Os lábios e a mucosa oral anterior podem ser anestesiados na maior parte com um bloqueio dos nervos infra-orbitário e mentoniano. Esses dois nervos (juntamente com o nervo supra-orbitário) estão situados em um plano sagital aproximadamente na linha hemipupilar (Fig. 4.1). A língua é inervada principalmente pelo nervo lingual, e os dentes pelo nervo alveolar. O palato é, em grande parte, inervado pelos nervos nasopalatinos e os nervos palatinos maior e menor.

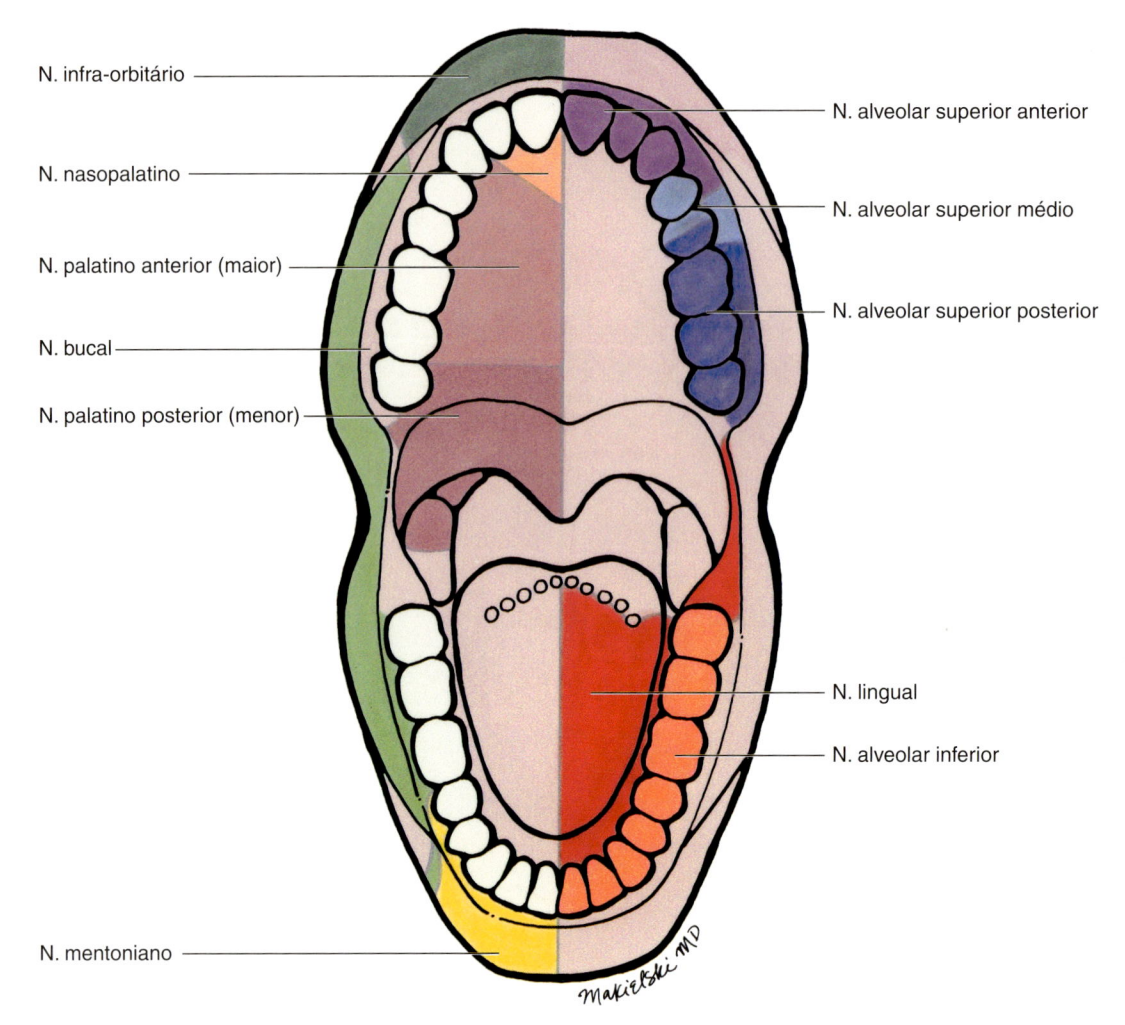

FIG. 9.7. Inervação da cavidade oral.

▪ SEIO MAXILAR

O nervo alveolar superior posterior supre sensibilidade à maior parte do seio maxilar. Diversos outros nervos contribuem para a sensibilidade do antro (Fig. 9.8). É importante lembrar dessas contribuições ao se efetuar procedimentos cirúrgicos no seio maxilar sob anestesia local. O nervo alveolar superior anterior inerva a porção anterior do seio maxilar, e o nervo alveolar superior médio contribui para a inervação de uma parte da mucosa. O óstio maxilar é suprido pelo nervo palatino maior. O infundíbulo, no entanto, recebe sua inervação do nervo etmoidal, um ramo de V1.

▪ SEIOS ETMOIDAIS

Os seios etmoidais são inervados por dois ramos do nervo oftálmico, o etmoidal anterior e o supratroclear, bem como um ramo do nervo maxilar, o nervo esfenopalatino.

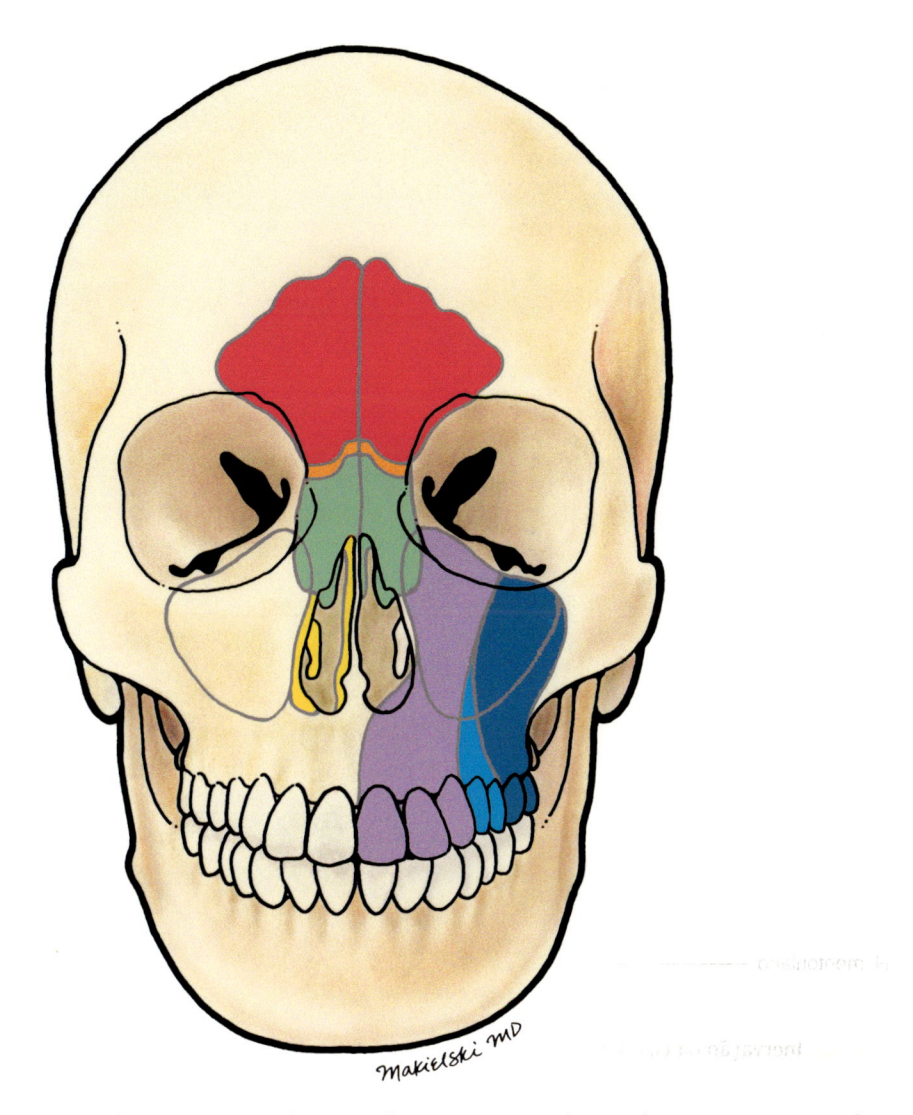

FIG. 9.8. Inervação sensitiva dos seios paranasais. *Vermelho,* nervo supra-orbitário; *laranja,* superposição dos nervos supra-orbitário e etmoidal anterior; *verde,* nervo etmoidal anterior; *amarelo,* nervo esfenopalatino; *púrpura,* nervo alveolar superior anterior; *azul,* nervo alveolar superior médio; *azul-marinho,* nervo alveolar superior posterior.

▪ SEIO FRONTAL

Toda a sensibilidade do seio frontal é provida por ramos dos nervos oftálmico, etmoidal anterior e supra-orbitário, com o último também suprindo o ducto nasofrontal.

▪ SEIO ESFENOIDAL

Ambas as divisões maxilar e oftálmica inervam o seio esfenoidal, especificamente os nervos esfenopalatino, etmoidal posterior e supra-orbitário.

▪ PÁLPEBRAS

A pálpebra inferior é suprida pelo nervo infra-orbitário. A pálpebra superior recebe ramúsculos súpero-medialmente dos nervos supra-orbitário, supratroclear e infratroclear e lateralmente do nervo lacrimal.

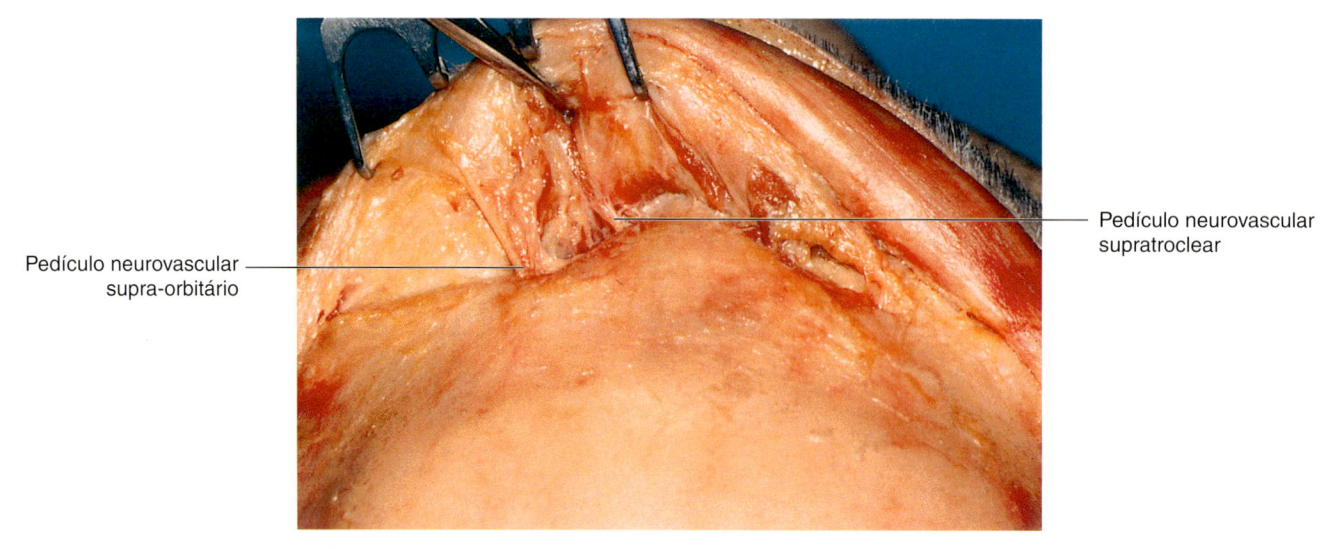

FIG. 9.9. Pedículos neurovasculares supra-orbitário e supratroclear. Pela via de acesso coronal, pode-se facilmente identificar e proteger os pedículos neurovasculares. O nervo e os vasos supra-orbitários se originam em um forame ou uma incisura aproximadamente na linha hemipupilar. Usando-se dissecção romba sobre a margem supra-orbitária (p. ex., com um aplicador de ponta de algodão), o pedículo pode ser identificado e mobilizado, conforme necessário, para procedimentos reconstrutivos orbitários.

▪ TESTA

Clinicamente, os nervos supra-orbitário e supratroclear são encontrados mais comumente ao se executar um retalho coronal de testa para finalidades reconstrutoras ou cosméticas (Fig. 9.9).

LEITURAS SUGERIDAS

1. Grant JCB: *An atlas of anatomy*, 6th ed. Baltimore: Williams & Wilkins, 1972.
2. Woelfel JB: *Dental anatomy*. Philadelphia: Lea & Fehiger, 1990.

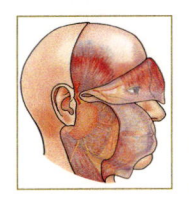

CAPÍTULO 10

Padrões Vasculares da Face

O sistema vascular é uma ligação tridimensional de territórios vasculares vizinhos. Os principais vasos distribuidores viajam próximo do esqueleto ósseo subjacente, emergindo dos tecidos profundos em pontos fixos, seja a partir de forames, seja onde a fáscia profunda se aproxima do osso subjacente. Por exemplo, vários ramos da artéria carótida externa (as artérias occipital, auricular posterior e temporal superficial) emergem perto da base do crânio, enquanto a artéria facial emerge ao longo da borda inferior da mandíbula. Outros vasos faciais importantes originam-se nos forames ósseos da mandíbula e da maxila (as artérias infra-orbitária e mentoniana) e nas margens orbitárias (as artérias supra-orbitária, supratroclear, nasal dorsal e palpebral medial).

As artérias distribuidoras ramificam-se em seguida para dar vasos perfurantes menores, que compreendem a base dos sistemas vasculares muscular e cutâneo. Tipicamente, os ramos perfurantes entram nos seus respectivos grupos musculares pela superfície profunda, acompanhando estreitamente a arquitetura de tecido conjuntivo do músculo à medida que se dividem e subdividem em vasos nutridores menores antes de se estenderem à superfície cutânea.

ANGIOSSOMAS

Tem importância para compreensão do sistema vascular o conceito do angiossoma, introduzido por Taylor e Palmer (1987). Um angiossoma é um segmento composto de osso, músculo, nervo e pele sobrejacente, suprido por um vaso-fonte comum. Os angiossomas da face, representados pelos territórios vasculares cutâneos, estão mostrados na Figura 10.1. Esses segmentos formam a base teórica para o planejamento de retalhos teciduais complexos. Um retalho que é baseado no vaso-fonte de um único angiossoma freqüentemente pode incorporar alguns tecidos de um angiossoma adjacente; sangue nutriente será suprido ao angiossoma adjacente através de canais colaterais.

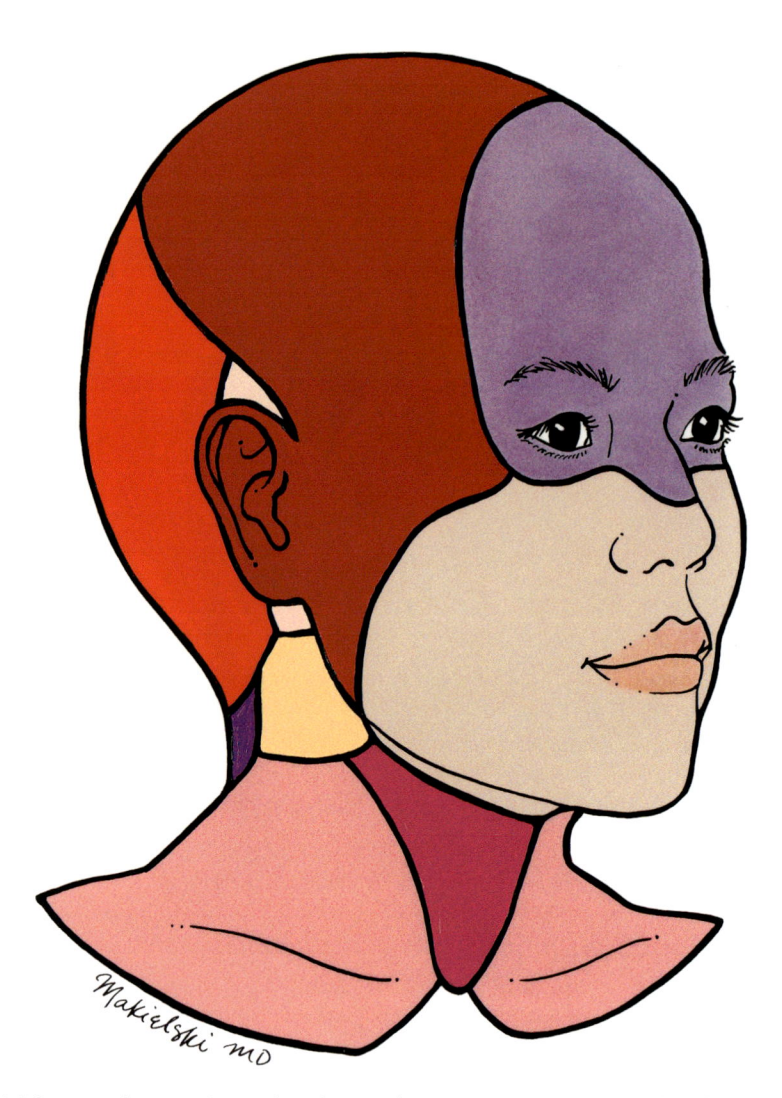

FIG. 10.1. Territórios vasculares cutâneos da cabeça e do pescoço. A maior parte da pele e do tecido subcutâneo é suprida por ramos do sistema da carótida externa. A exceção a essa regra reside dentro de uma região em forma de máscara da face, a qual inclui os olhos, o nariz superior e a testa central. Essa região central serve como uma ligação anastomótica entre os sistemas da carótida interna (artéria oftálmica) e da carótida externa (artérias facial, temporal superficial).

CIRCULAÇÃO CUTÂNEA

A anatomia do sistema vascular cutâneo é de particular importância no desenho de retalhos teciduais bem-sucedidos.

■ ARTÉRIAS

Ramos das artérias perfurantes estendem-se à superfície cutânea sob a forma de artérias septocutâneas ou musculocutâneas (Fig. 10.2). Os vasos septocutâneos viajam geralmente dentro da fáscia (septos) do músculo. Em contraste, os vasos musculocutâneos passam diretamente através do tecido muscular, fornecendo múltiplos ramos nutridores ao músculo circundante enquanto se dirigem verticalmente para os tecidos cutâneos.

Os vasos sangüíneos que servem aos tecidos cutâneos tradicionalmente têm sido classificados em dois grupos separados: as artérias cutâneas diretas e indiretas. As artérias cutâneas diretas são vasos cuja finalidade principal é fornecer fluxo sangüíneo à pele. Essas artérias freqüen-

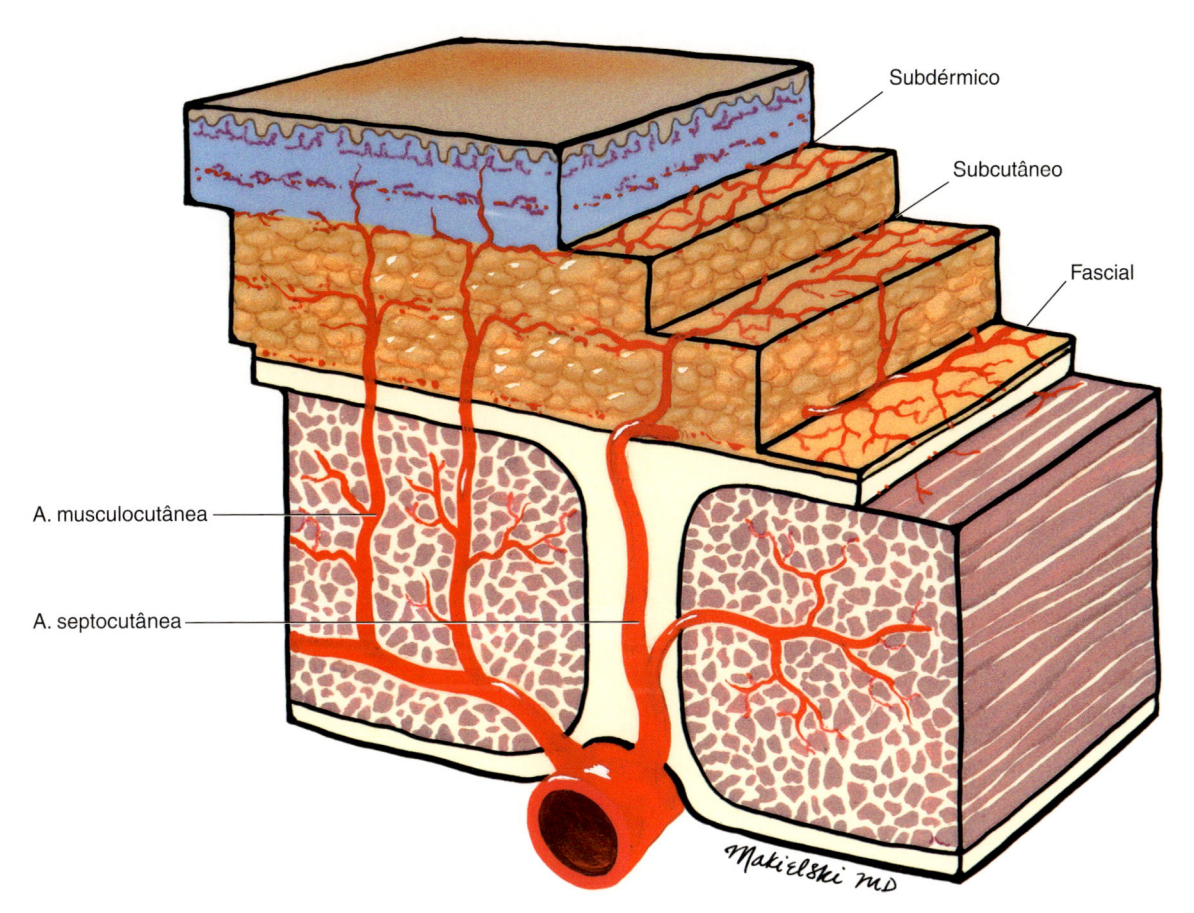

FIG. 10.2. Plexo vascular cutâneo. O plexo vascular cutâneo forma uma série empilhada de planos teciduais vasculares interconectados que derivam o seu suprimento sangüíneo de artérias septocutâneas e musculocutâneas. Estão representadas as camadas fascial, subcutânea e subdérmica (cutânea). Ilustrado segundo Scharnack. (De Daniel RK, Kerrigan CL: Principles and physiology of skin flap surgery. Em: McCarthy JG, ed. *Plastic surgery, vol. 1*. Philadelphia: WB Saunders, 1990:275-328, com permissão.)

temente são ramos septocutâneos de artérias-fontes localizadas na profundidade; elas também podem originar-se de ramos musculocutâneos perfurantes ou como uma continuação de um vaso-fonte, como a artéria temporal superficial. Os vasos cutâneos diretos freqüentemente emergem próximos a pontos de fixação muscular no osso e na fáscia circundantes.

As artérias indiretas formam um escalão secundário de vasos que suprem o plexo vascular cutâneo. Esses vasos freqüentemente são ramos terminais de vasos musculocutâneos que suprem grandes músculos imóveis; eles são de pouca utilidade no planejamento de retalhos de pele baseados em artérias.

▪ VEIAS

O sistema venoso é de igual importância ao sistema arterial no adequado desenho e na execução de vários retalhos teciduais. A saída venosa da pele ocorre por meio de um plexo venoso subdérmico que, geralmente, entra no sistema venoso profundo através de válvulas nas veias comunicantes. A drenagem venosa também pode ocorrer por meio das veias acompanhantes, aos pares, que acompanham as pequenas artérias cutâneas.

Os retalhos teciduais na face devem ser desenhados de tal modo que o fluxo ocorra na direção apropriada através das válvulas nas veias comunicantes. Retalhos construídos no couro cabeludo raramente são sujeitos a problemas de saída venosa, porque as veias do couro cabeludo não possuem válvulas.

■ PLEXO VASCULAR CUTÂNEO

Os tecidos cutâneos e seus vasos nutridores formam uma pilha de planos teciduais vasculares interconectados chamados plexos vasculares, consistindo no plexo fascial, plexo subcutâneo e plexo subdérmico (Fig. 10.2). A estrutura mais profunda no plexo vascular cutâneo é o plexo fascial, ao nível da fáscia muscular profunda. O plexo fascial deriva seu suprimento sangüíneo dos pequenos vasos que se ramificam das artérias septocutâneas e musculocutâneas, quando elas penetram na fáscia muscular, e do fluxo retrógrado a partir do plexo subcutâneo sobrejacente. Incluindo-se o plexo fascial no desenho do retalho fasciocutâneo, a sobrevida tecidual pode ser melhorada (Tolhurst *et al.*, 1983). Os retalhos fasciais podem servir como um leito altamente vascularizado para colocação de enxerto de pele e têm sido empregados liberalmente em cirurgia reconstrutora da orelha por muitos anos.

Sobrejacente ao plexo fascial situa-se o plexo subcutâneo, uma rede importante de vasos que corresponde ao nível da fáscia superficial ou sistema musculoaponeurótico superficial (SMAS). A densidade vascular do plexo subcutâneo demonstra imensa variação regional e possui uma relação recíproca com a densidade do plexo subdérmico sobrejacente.

O plexo subdérmico, ou cutâneo, é a mais importante das camadas vasculares horizontais e tem um papel primordial na distribuição de sangue a outras regiões do sistema cutâneo. O plexo subdérmico está situado na junção entre a derme reticular e a gordura subcutânea subjacente. Clinicamente, esse nível corresponde ao fenômeno do sangramento dérmico, que muitas vezes é visto na borda de avanço dos retalhos de pele.

Superficialmente a esse importante plexo subcutâneo, estão situados o plexo dérmico e o plexo subepidérmico estreitamente associado. Essas camadas desempenham duas funções principais: o plexo dérmico proporciona termorregulação, enquanto os leitos capilares do plexo subepidérmico fornecem nutrientes à pele. A densidade capilar da pele e dos tecidos subcutâneos é apenas uma pequena fração daquela encontrada no sistema muscular. Além disso, apenas uma pequena porcentagem do fluxo sangüíneo é usada pelo seu valor nutriente; o resto é usado para regular a temperatura e a pressão arterial.

ANATOMIA VASCULAR REGIONAL

A maior parte da pele e do tecido subcutâneo na face é suprida por ramos do sistema da carótida externa (Fig. 10.3). A exceção é uma região semelhante a uma máscara da face central, que abrange os olhos, os dois terços superiores do nariz e a testa central (Fig. 10.1). O ramo oftálmico do sistema da carótida interna fornece o principal suprimento sangüíneo a essa região, com anastomoses aos ramos facial e temporal superficial da artéria carótida externa fornecendo suprimento sangüíneo adicional (Figs. 10.4 e 10.5).

As seguintes regiões anatômicas possuem sistemas vasculares de importância particular para desenho de retalhos e outros procedimentos cirúrgicos.

■ ÁREA TEMPORAL

A artéria temporal superficial é o ramo terminal do sistema da carótida externa, originando-se na profundidade dentro da glândula parótida e emergindo entre o côndilo da mandíbula e o meato acústico externo. Quando a artéria se aproxima do arco zigomático, ela está situada imediata e profundamente à derme dentro da substância da fáscia temporoparietal ou SMAS; essa fáscia também transporta o ramo temporal do nervo facial.

Antes de cruzar o arco zigomático, a artéria temporal superficial gera um pequeno ramo horizontal conhecido como artéria facial transversa (Fig. 10.6). O vaso facial transverso corre paralelamente e inferior ao arco zigomático para suprir o canto lateral. Na borda superior do arco zigomático, a artéria temporal superficial emite um segundo ramo, a artéria temporal média. Essa artéria imediatamente penetra a camada superficial da fáscia temporal profunda para suprir o corpo adiposo temporal e a fáscia temporal profunda. Ela também contribui para a perfusão do músculo temporal.

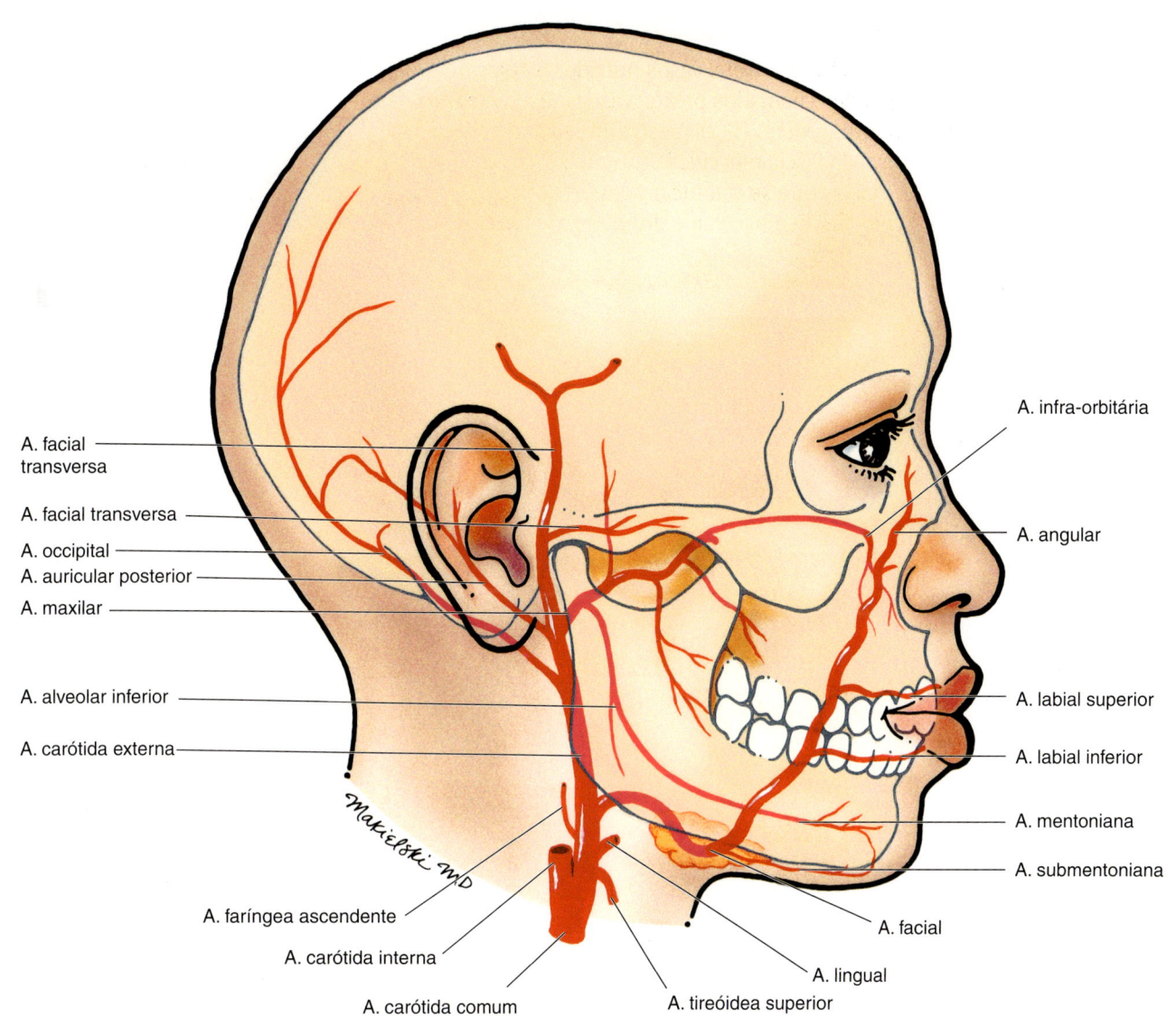

FIG. 10.3. Distribuição da artéria carótida externa na face. A artéria carótida externa se separa no pescoço da artéria carótida comum e, depois de emitir as artérias tireóidea superior, lingual e faríngea ascendente, divide-se na artéria facial e em uma divisão posterior, que termina na artéria temporal superficial.

Dentro de 2 cm seguintes ao cruzar o arco zigomático, a artéria temporal superficial se divide em dois ou três ramos terminais. Se houver dois ramos (mais comum), o ramo anterior supre a testa, formando conexões anastomóticas com os vasos supra-orbitário e supratroclear ipsolaterais e o ramo anterior contralateral da artéria temporal superficial. O ramo posterior supre um largo território sobre o crânio parietal e tem ricas conexões anastomóticas com artérias adjacentes e contralaterais. Quando existe um terceiro ramo, ele corre imediatamente superior à crista supra-orbitária; ele é chamado ramo horizontal. O tamanho dessa artéria adicional varia inversamente com os vasos supra-orbitário e supratroclear ipsolaterais; sua importância fisiológica varia consideravelmente.

■ ÓRBITA E PÁLPEBRAS

O suprimento vascular das pálpebras é derivado das artérias palpebrais medial e lateral nos cantos medial e lateral. Estas suprem as artérias marginais, que se situam superficiais às placas tarsais sob o orbicular do olho aproximadamente a 3 mm da borda livre da pálpebra. A pálpebra su-

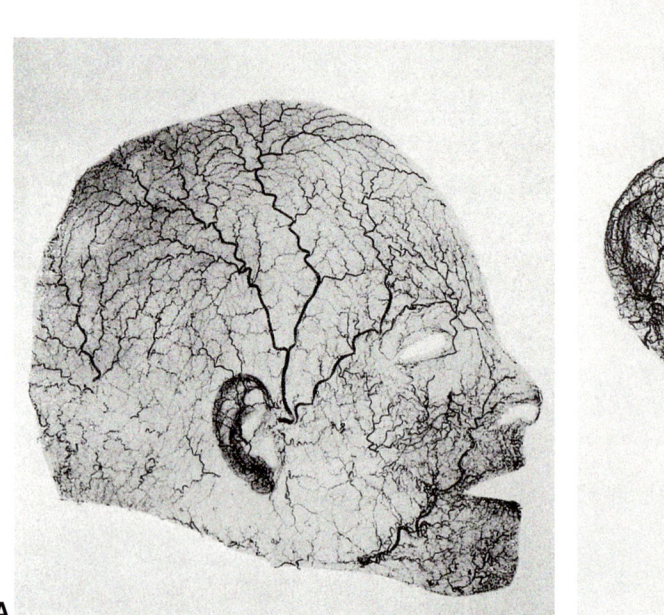

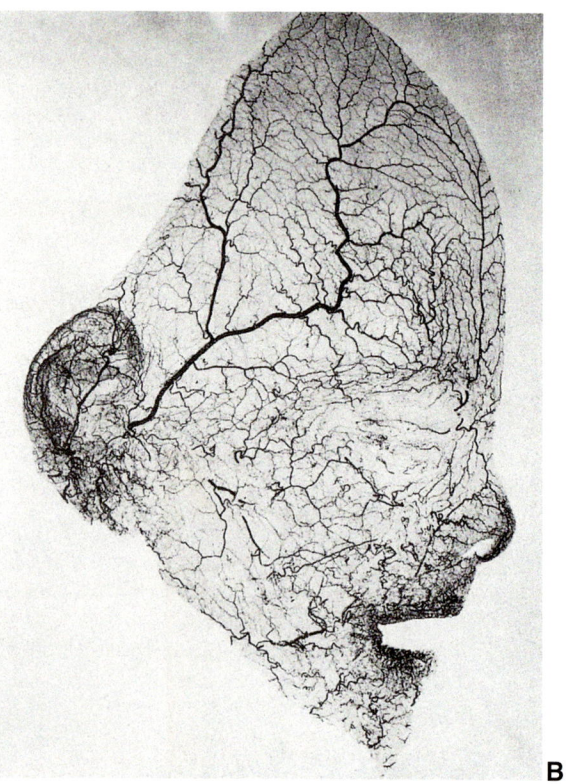

FIG. 10.4. A, B. Padrões vasculares da face. Os vasos temporal superficial e facial anastomosam-se com os vasos supra-orbitário, supratroclear e infratroclear na face média. (De Salmon M: *Arteries of the skin.* New York: Churchill-Livingstone, 1988, com permissão.)

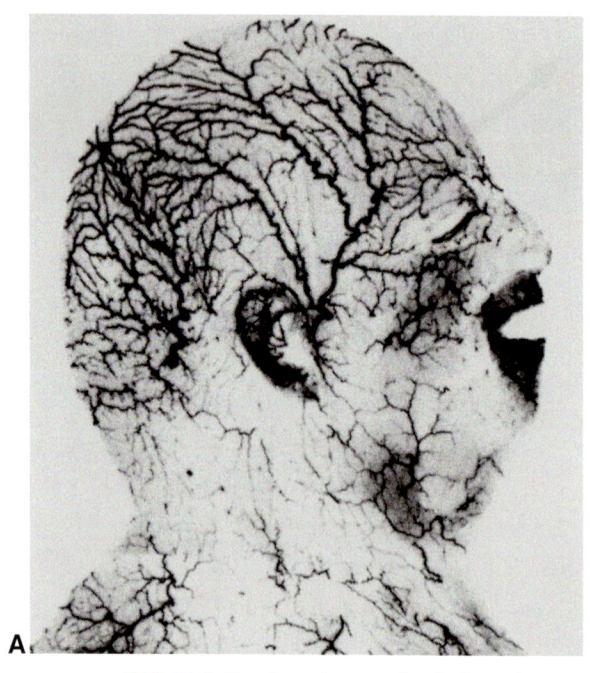

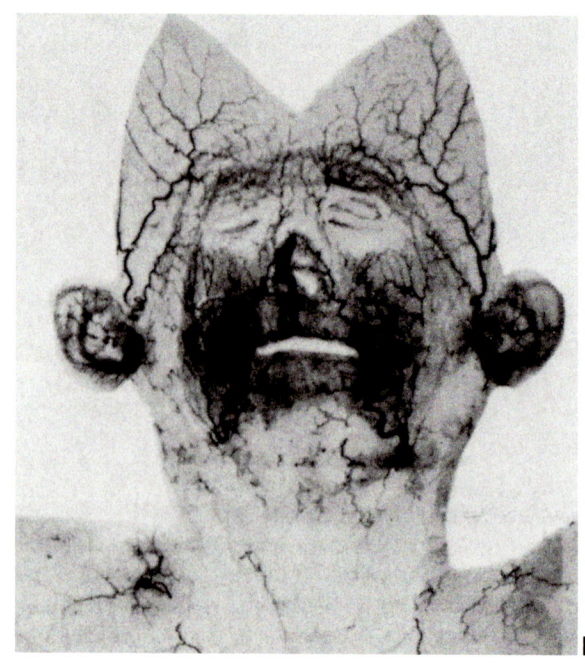

FIG. 10.5. Suprimento vascular da face. A, B. Vistas frontal e lateral da vasculatura facial. (De Taylor GI, Palmer JH: The vascular territories [angiosomes] of the body: experimental study and clinical applications. *Br J Plast Surg* 1987;40:113-141, com permissão.)

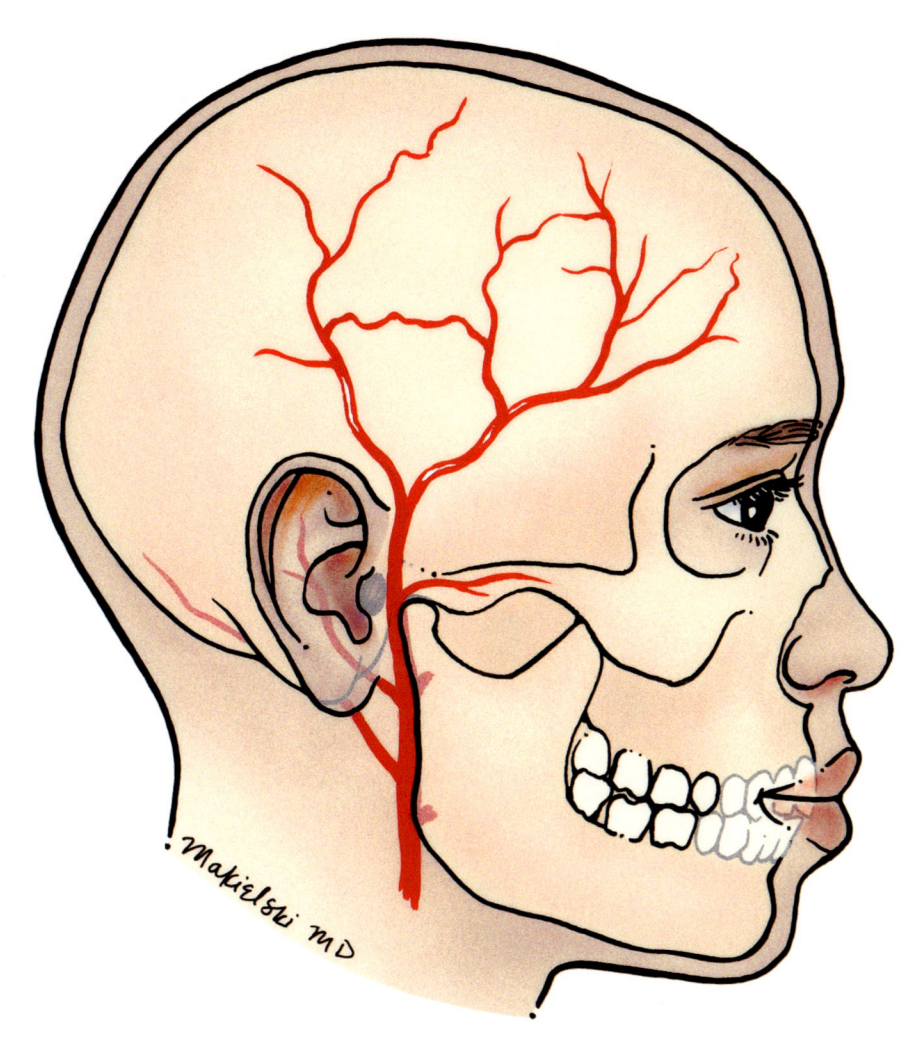

FIG. 10.6. Distribuição da artéria temporal superficial. O padrão mais comum de ramificação está demonstrado, com uma bifurcação nos ramos anterior e posterior. Inferiormente ao arco zigomático, é vista a artéria facial transversa.

perior também tem uma artéria periférica que corre transversalmente na borda superior da placa tarsal, profunda ao elevador da pálpebra superior.

A artéria palpebral medial é derivada da anastomose das artérias infratroclear e angular. A artéria palpebral lateral é derivada, principalmente, da artéria lacrimal. Outras contribuições para o suprimento vascular das pálpebras vêm das artérias supratroclear e supra-orbitária superiormente, e das artérias infra-orbitária e facial transversa inferiormente.

Os vasos externos das pálpebras são derivados, principalmente, dos ramos do sistema da carótida externa, enquanto aqueles dentro da órbita são derivados da carótida interna. Essa região é, portanto, uma área potencial de anastomose entre o sistema da carótida interna e o da externa. Como a artéria central da retina é um ramo da carótida interna, a trombose (de trauma, cirurgia ou outras causas) pode entrar na artéria central e produzir cegueira. Essa anastomose provavelmente também é a base anatômica para os casos de cegueira descritos depois da injeção intra-arterial inadvertida de várias substâncias em torno do olho.

As veias das pálpebras drenam para dentro das veias angular e oftálmica medialmente e a veia temporal superficial lateralmente. A anastomose angular-oftálmica proporciona uma comunicação sem valor para a drenagem venosa da pele da área cantal medial para o seio cavernoso, criando um caminho para disseminação intracraniana de infecção orbitária.

▪ NARIZ

O dorso do nariz é suprido, principalmente, pelo ramo nasal lateral da artéria facial, com contribuições sobre a raiz nasal pelas artérias infratroclear e supratroclear. O ramo terminal da artéria etmoidal anterior, a artéria nasal externa, emerge entre as cartilagens laterais superiores e os ossos nasais para suprir uma pequena área do dorso nasal. As artérias etmoidais anterior e posterior suprem a área superior da parede lateral do nariz e são responsáveis por alguns casos de epistaxe posterior. As artérias etmoidais são ramos do sistema da carótida interna, com anastomoses ao sistema da carótida externa na cavidade nasal. Como resultado, o potencial de injeção inadvertida intra-arterial e embolização levando à cegueira existe aqui do mesmo modo que na região orbitária. A área póstero-inferior da parede nasal lateral é suprida pela artéria esfenopalatina, a qual também é freqüentemente implicada em epistaxe posterior. A columela é suprida por um ramúsculo do ramo septal da artéria labial superior. A drenagem venosa corre paralelamente ao suprimento arterial.

▪ LÁBIOS

Os lábios são supridos pelas artérias labiais inferior e superior, as quais são ramos da artéria facial. Elas correm nas ou atrás das fibras do músculo orbicular da boca e assim são superficiais em relação à mucosa labial (Fig. 10.7). A drenagem venosa corresponde ao suprimento arterial.

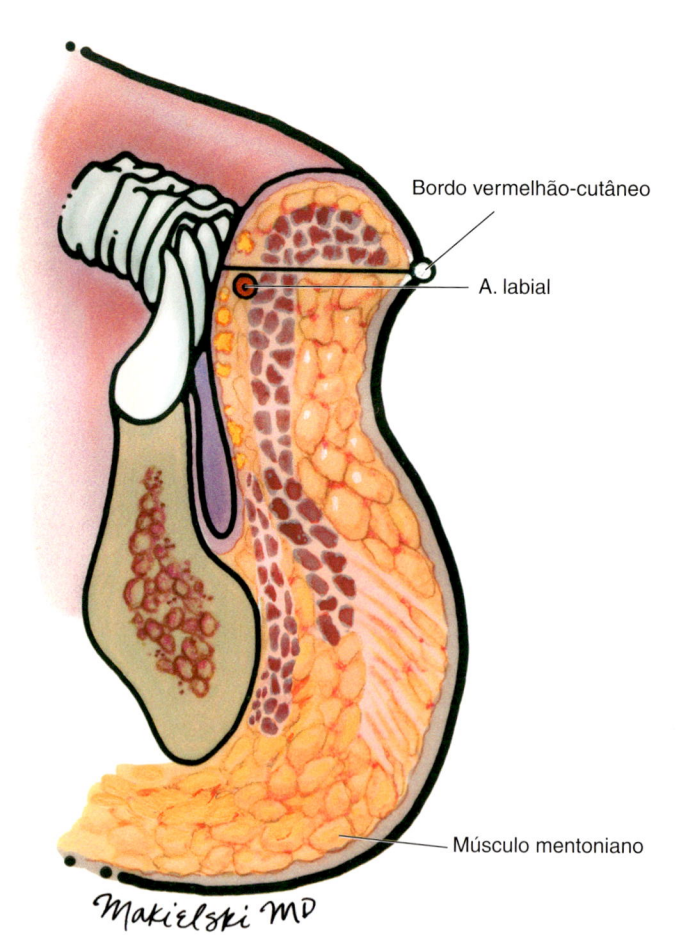

FIG. 10.7. Corte transversal do lábio. A artéria labial corre no músculo orbicular da boca, profundo à mucosa, aproximadamente ao nível da borda vermelha.

ANATOMIA VASCULAR E DESENHO DE RETALHOS

O suprimento vascular à face é extenso e contém várias artérias cutâneas diretas que são de valor no planejamento de retalhos cutâneos arteriais. As artérias supra-orbitárias e supratrocleares são capazes de suportar retalhos cutâneos na testa mediana. O ramo frontal da artéria temporal superficial é importante no desenho do retalho de testa e no de visor bipediculado. O ramo parietal ou posterior da artéria temporal superficial pode suportar várias formas de transferência de tecido transportando cabelo.

Os retalhos podem ser divididos em cinco categorias, baseando-se no seu suprimento vascular: cutâneo aleatório, cutâneo arterial, fasciocutâneo, miocutâneo ou composto.

Os retalhos cutâneos aleatórios são supridos por vasos perfurantes septocutâneos e musculocutâneos entrando pela base anatômica do retalho. A perfusão do segmento distal do retalho ocorre por meio do plexo vascular cutâneo. Retalhos aleatórios são usados extensamente na face e abrangem a maioria dos retalhos de transposição, avanço e rotação executados nessa região.

Os retalhos cutâneos arteriais são baseados na presença de artérias cutâneas alinhadas axialmente, que permitem que grandes áreas de pele sejam levantadas. O retalho pode estender-se além da terminação da artéria, dependendo do grau de fluxo colateral através do plexo vascular cutâneo. Retalhos cutâneos arteriais podem ser usados como retalhos pediculados ou como retalhos livres para transferência microvascular. Exemplos clínicos incluem o retalho mediano de testa e o retalho cutâneo paraescapular.

Os retalhos fasciocutâneos são projetados para incluir a fáscia muscular subjacente. A sobrevida do retalho é melhorada em virtude da circulação provida pelo plexo fascial e pelo trajeto de artérias subfasciais adjacentes. Retalhos fasciocutâneos são largamente usados no couro cabeludo e na extremidade, onde vasos cutâneos diretos abraçam a camada fascial por certa distância antes de entrarem no tecido subcutâneo. Retalhos fasciocutâneos podem ser usados como retalhos pediculados ou em transferência microvascular. Exemplos clínicos do retalho fasciocutâneo incluem o retalho livre radial de antebraço e o retalho deltopeitoral.

Os retalhos miocutâneos, que incluem o músculo e a fáscia subjacentes, são baseados em um pedículo vascular essencial. A pele é suprida por vasos musculocutâneos perfurantes. A sobrevida da pele é limitada às dimensões aproximadas do músculo viável incorporado no retalho. Poucos retalhos miocutâneos verdadeiros podem ser desenvolvidos na face, porque a pele facial não é ordinariamente suprida por vasos perfurantes a partir da musculatura subjacente. O retalho nasal é um retalho miocutâneo que pode ser desenvolvido nessa região. Retalhos miocutâneos de outras regiões do corpo podem fornecer pele para revestimento de mucosa e ressuperficialização corporal, e massa muscular para fechamento de espaço morto e cura de ferida. As tendências atuais favorecem usar apenas parte de um músculo, com base nos padrões de vasos e nervos no músculo. Uma classificação útil do suprimento vascular aos músculos foi proposta por Mathes e Nahai (1981).

Retalhos compostos que consistem em osso, músculo e tecido cutâneo podem ser rotados sobre um pedículo vascular ou podem ser transferidos para locais distantes usando-se anastomose microvascular.

LEITURAS SUGERIDAS

1. Daniel RK, Kerrigan CL: Principles and physiology of skin flap surgery. In: McCarthy JG, ed. *Plastic surgery*, vol. I. Philadelphia: WB Saunders, 1990:275-328.
2. Daniel RK. Kerrigan CL: Skin flaps: an anatomical and hemodynamical approach. *Clin Plast Surg* 1979;6:181-200.
3. Daniel RK, Williams HB: The free transfer of skin flaps by microvascular anastomoses: an experimental study and reappraisal. *Plast Reconstr Surg* 1973;52:16-31.

4. Hagan WE. Walker LB: The nasolabial musculocutaneous flap: clinical and anatomic correlations. *Laryngoscope* 1988;98:341-346.
5. Larrabee WF Jr: A discussion of the use of bilobed flaps for repair of large temple defects. *Arch Otolaryngol Head Neck Surg* 1992;118:983-984.
6. Larrabee WF Jr: Design of local skin flaps. *Otolaryngol Clin North Am* 1990;23:899-923.
7. Manchot C: *The cutaneous arteries of the human body.* New York: Springer-Verlag, 1983.
8. Mathes SJ. Nahai F: Classification of the vascular anatomy of muscles: experimental and clinical correlation. *Plast Reconstr Surg* 1981;67:177-187.
9. Salmon M: *Arteries of the skin.* New York: Churchill-Livingstone, 1988.
10. Taylor GI, Daniel RK: The anatomy of several free flap donor sites. *Plast Reconstr Surg* 1975;56:243-253.
11. Taylor GI, Palmer JH: The vascular territories (angiosomes) of the body: experimental study and clinical applications. *Br J Plast Surg* 1987;40:113-141.
12. Taylor GI, Palmer JH, Mchanamny D: The vascular territories of the body (angiosomes) and their clinical applications. In: McCarthy JG, ed. *Plastic surgery,* vol. I. Philadelphia: WB Saunders, 1990:329-378.
13. Tolhurst DE, Haeseker B, Zeeman RJ: The development of the fasciocutaneous flap and its clinical applications. *Plast Reconstr Surg* 1983;7:597-605.

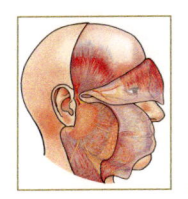

CAPÍTULO 11

Linfáticos da Face

Todas as regiões da cabeça e do pescoço, com a exceção da profundidade da órbita, contêm um rico suprimento de linfáticos. Dos estimados 800 linfonodos no corpo, aproximadamente 300 estão localizados nas regiões da cabeça e do pescoço. Muitos tumores e infecções da cabeça e pescoço disseminam-se ao longo do sistema de drenagem linfática.

Os capilares linfáticos formam um rico plexo anastomótico nos tecidos faciais e ao longo do trato aerodigestivo superior. Esses vasos coalescem em canais que levam aos linfonodos vizinhos. Em última análise, a maioria dos linfáticos na cabeça e no pescoço drena para os linfonodos cervicais profundos. Dali, a linfa entra no sistema venoso por meio do ducto torácico à esquerda e a veia jugular interna inferior à direita. A linfa coletada passa muitas vezes através de uma série de linfonodos a caminho de juntar-se ao sistema venoso. Como resultado, toda a linfa da cabeça e do pescoço é filtrada através de, pelo menos, um e usualmente vários linfonodos antes de entrar na circulação venosa.

DRENAGEM LINFÁTICA DA FACE

Os linfáticos na face geralmente acompanham a drenagem venosa, correndo inferior e posteriormente. Os linfáticos faciais podem ser divididos em três padrões principais (Fig. 11.1). Os tecidos da face média drenam para linfáticos que, geralmente, seguem os vasos faciais, terminando nos linfonodos faciais, submentonianos e submandibulares. A face lateral e o couro cabeludo frontotemporal drenam ao longo de uma linha posterior e diagonal para dentro dos linfonodos parotídeos. Finalmente, o couro cabeludo parietal e occipital drena para longe do vértice do crânio: o couro cabeludo parietal drena para os linfonodos parotídeos anteriormente, e os linfonodos retroauriculares (mastóideos) posteriormente, enquanto o couro cabeludo occipital drena posteriormente para o grupo de linfonodos occipitais.

Estes padrões linfáticos regionais formam uma faixa de tecido linfático que margeia a junção da cabeça e do pescoço e serve como um sistema de filtração de primeiro escalão para a face, o couro cabeludo e as membranas mucosas (Fig. 11.2). Rouvière adequadamente denominou este sistema de drenagem como grupo pericervical de linfonodos. Juntamente com os linfonodos retrofaríngeos, o sistema pericervical forma um anel de tecido linfóide que circunda o trato aerodigestivo superior e a base do crânio.

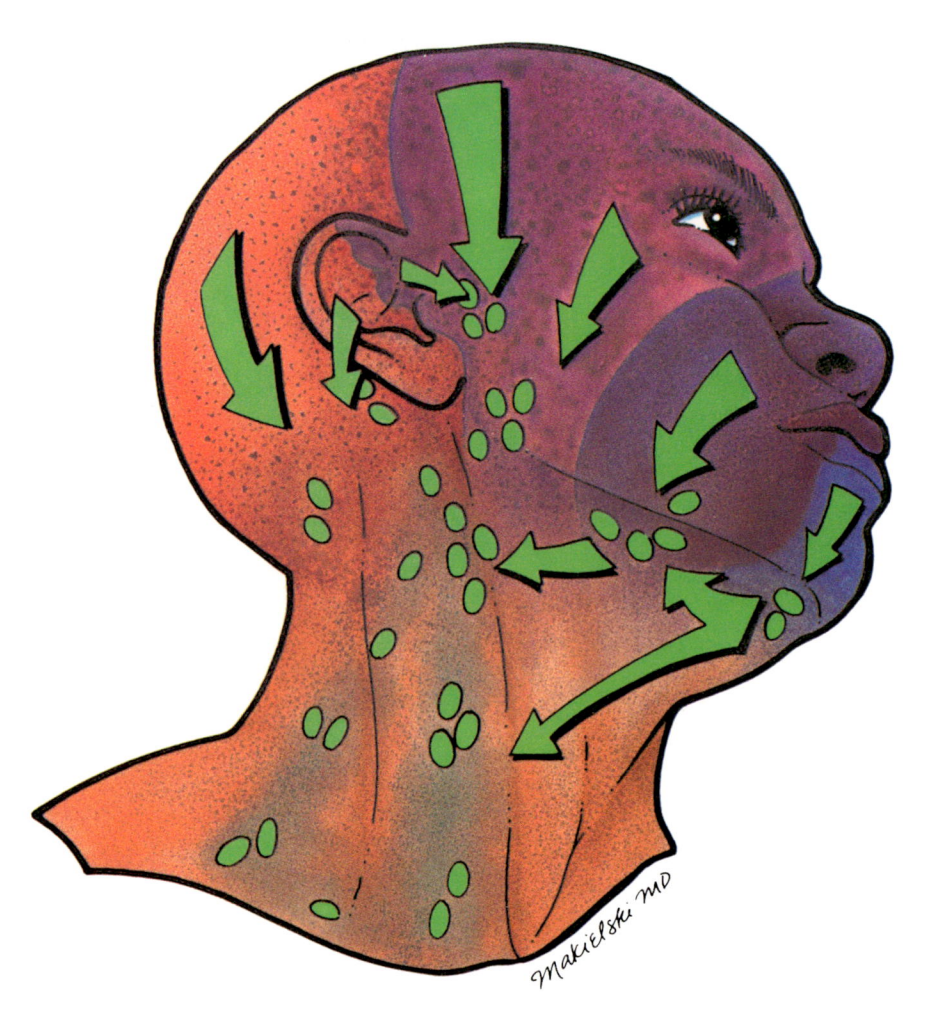

FIG. 11.1. Padrão geral da drenagem linfática da face e do couro cabeludo. A face média drena para linfáticos que seguem os vasos faciais até os linfonodos faciais, submentonianos e submandibulares. A face lateral e o couro cabeludo frontal drenam para os linfonodos parotídeos. Uma linha traçada do canto lateral ao ângulo da mandíbula define aproximadamente a divisão entre os padrões de drenagem facial anterior e lateral. A drenagem posterior do couro cabeludo forma um terceiro padrão regional.

▪ FACE MÉDIA

A face central drena pelos linfonodos faciais para os linfonodos submentonianos e submandibulares e, em menor grau, para os linfonodos periparotídeos. O grupo facial de linfonodos drena as pálpebras mediais, a bochecha medial, o nariz externo e o lábio superior. Aproximadamente cinco a 10 linfonodos faciais estão localizados nos tecidos subcutâneos ao longo do trajeto dos vasos faciais. A maioria dos linfonodos faciais drena diretamente para dentro da região submandibular.

O lábio inferior, o mento, a ponta anterior da língua e o soalho da boca drenam em um padrão de linha reta para baixo, para os linfonodos submentonianos. Os linfonodos submentonianos também recebem aporte da bochecha medial e de partes da gengiva. Os linfonodos submentonianos são em número de um a oito e são encontrados nos tecidos adiposos profundos ao platisma e superficiais ao músculo milo-hióideo, entre os ventres anteriores dos músculos digástricos. A região submentoniana drena para os linfonodos submandibulares.

Os linfonodos submandibulares totalizam três a seis e residem próximo da glândula submandibular e dos vasos faciais. A drenagem da região submandibular é para dentro da porção supra-omo-hióidea da cadeia de linfonodos jugular interna.

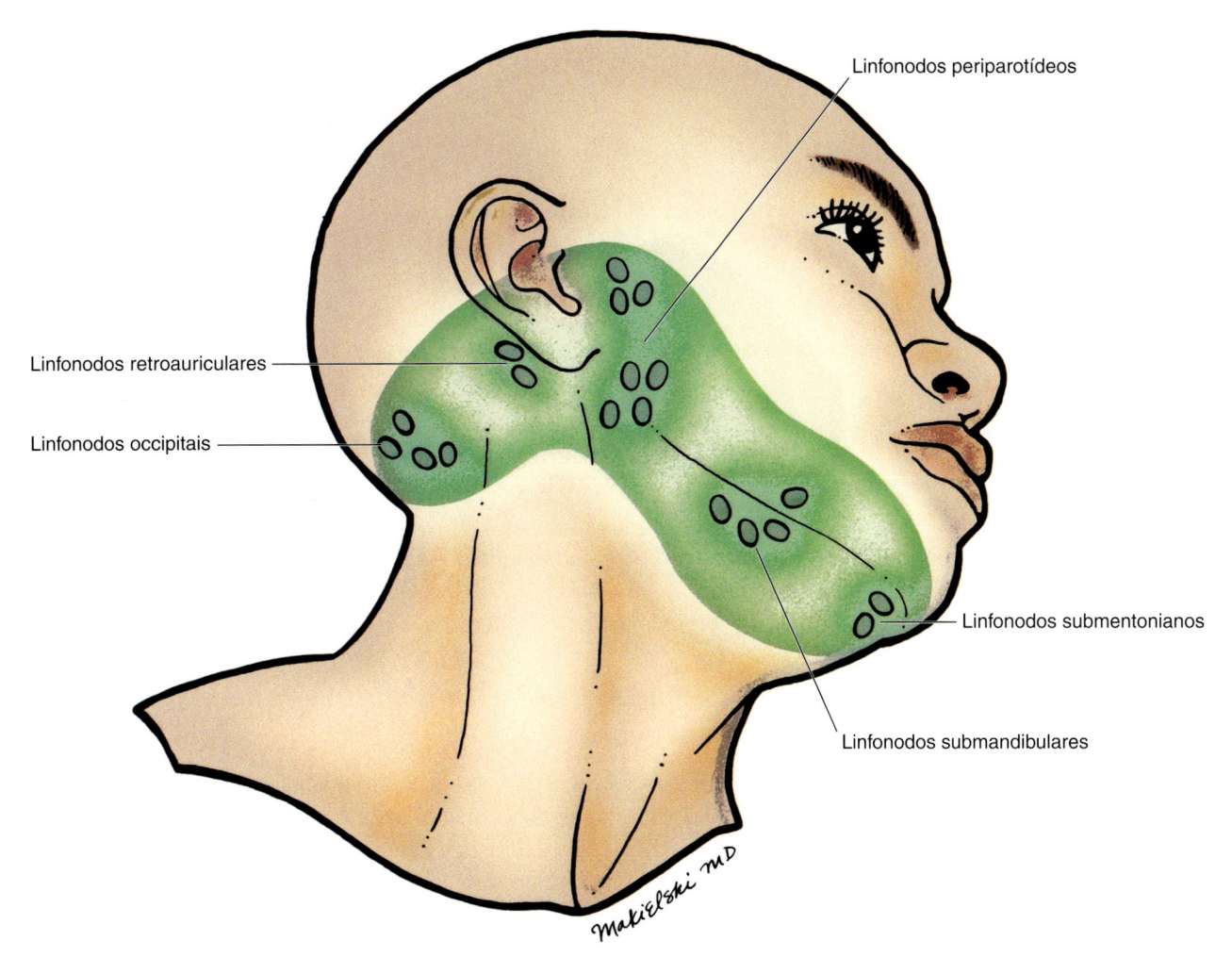

FIG. 11.2. Linfonodos do grupo pericervical. O grupo pericervical de linfonodos margeia a junção da cabeça e do pescoço (Rouvière). Esse anel de linfonodos serve como um sistema de filtração de primeiro escalão para a face, o couro cabeludo e as membranas mucosas.

▪ NARIZ

Os linfáticos da ponta e do dorso nasais acompanham a drenagem venosa e drenam lateralmente para dentro dos linfonodos submandibulares. Essencialmente não há drenagem linfática através da columela (Fig. 11.3).

▪ FACE LATERAL E TÊMPORA

A drenagem linfática da face lateral e têmpora ocorre em uma direção posterior e inferior na direção da glândula parótida. Dois grupos de linfonodos são encontrados em associação com a glândula parótida: os linfonodos intraglandulares e os extraglandulares (paraglandulares ou pré-auriculares). Os linfonodos parotídeos são em número de 20 a 30 e drenam para a cadeia linfática jugular interna.

Uma vez que o desenvolvimento gestacional do sistema linfático precede a formação da glândula parótida, os linfonodos podem ser aprisionados na substância do parênquima glandular em desenvolvimento. Virtualmente todos os linfonodos intraglandulares situam-se laterais à veia facial posterior; entretanto, sua relação com o nervo facial é variável. Os linfonodos intra-

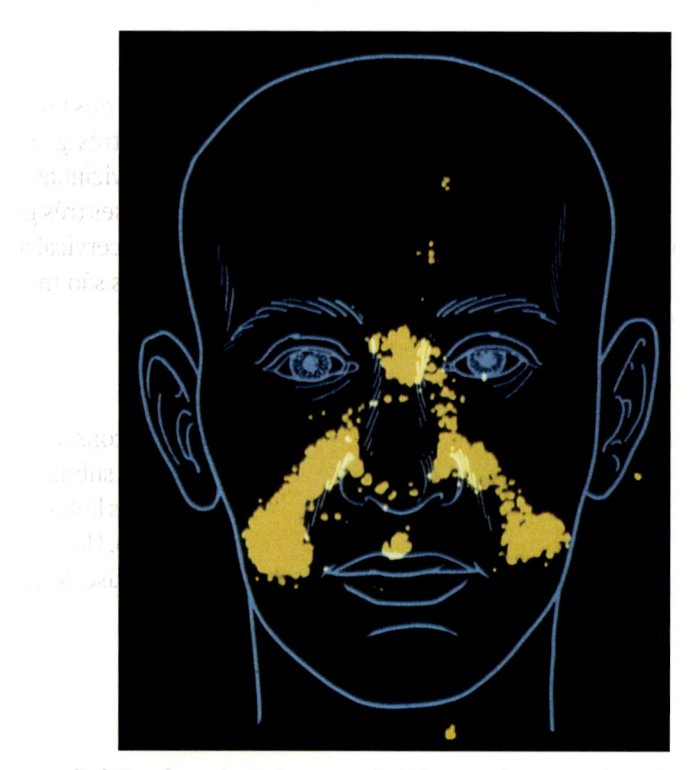

FIG. 11.3. Drenagem linfática do nariz. A drenagem linfática nasal acompanha a drenagem venosa até os linfonodos submandibulares. Dissecção embaixo do sistema musculoaponeurótico superficial e na linha mediana preserva esses padrões de drenagem. Esta figura demonstra o padrão de linfocintigrafia (*amarelo*) após injeção de radionuclídeo no tecido subcutâneo da ponta nasal. Há mínimo fluxo através da columela e, por essa razão, a incisão de rinoplastia aberta transcolumelar não causa edema pós-operatório importante. (Cortesia de Dean Toriumi, M.D.)

glandulares recebem aporte das pálpebras laterais, do couro cabeludo temporal e parietal, da testa, da glândula lacrimal, da conjuntiva, do meato acústico externo, da tuba auditiva e da própria glândula parótida.

Os linfonodos extraglandulares recebem aporte linfático a partir da testa e do couro cabeludo temporal, do meato acústico externo, da orelha anterior, das pálpebras superior lateral e inferior lateral e da raiz do nariz. Os linfonodos paraglandulares que se situam ao longo da cauda da parótida recebem aporte da bochecha e da mucosa bucal, da orelha e da própria glândula parótida.

ORELHA

A drenagem linfática da orelha externa é dividida com base na sua embriologia. O trago e a raiz da hélice, que derivam das três primeiras eminências, drenam anteriormente. O resto da orelha, da quarta, quinta e sexta eminências, drena para dentro dos linfonodos pós-auriculares. Esse padrão de drenagem é de particular importância no tratamento de malignidades da orelha externa.

COURO CABELUDO PARIETAL E OCCIPITAL

A drenagem do couro cabeludo parietal pode ser dividida em um caminho anterior e um posterior. A drenagem anterior é para os linfonodos parotídeos, enquanto a drenagem posterior é para os linfonodos retroauriculares. Os linfonodos retroauriculares, que são em número de um a quatro, são sobrejacentes ao córtex da mastóide e drenam para o grupo acessório espinhal ou a cadeia jugular interna. A drenagem do couro cabeludo occipital passa para os linfonodos occipitais. Esses linfonodos drenam, principalmente, para dentro da cadeia do acessório espinhal.

DRENAGEM LINFÁTICA DO PESCOÇO

A partir da região pericervical, a linfa flui para dentro do sistema profundo dos linfáticos cervicais laterais. Os linfonodos cervicais laterais comumente são divididos em três grupos principais, com base na sua proximidade com as estruturas neurovasculares circunvizinhas: os linfonodos jugulares internos, os do acessório espinhal e os cervicais transversos. Esses três grupos formam aproximadamente um triângulo no pescoço lateral (Fig. 11.4). Um grupo cervical anterior de linfonodos também é encontrado no pescoço; entretanto, esses linfonodos são menos importantes na drenagem de tecidos faciais.

■ LINFONODOS JUGULARES INTERNOS

O grupo jugular interno, que geralmente segue o trajeto da veia jugular, consiste em 15 a 40 linfonodos. A linfa flui para o sistema jugular interno a partir dos linfonodos submentonianos, submandibulares, parotídeos, retroauriculares e retrofaríngeos. A maioria dos linfonodos está situada entre o ventre posterior do músculo digástrico e o músculo omoióideo. Um grande linfonodo jugulodigástrico ou tonsilar marca o nível no qual o ventre posterior do músculo digástrico cruza

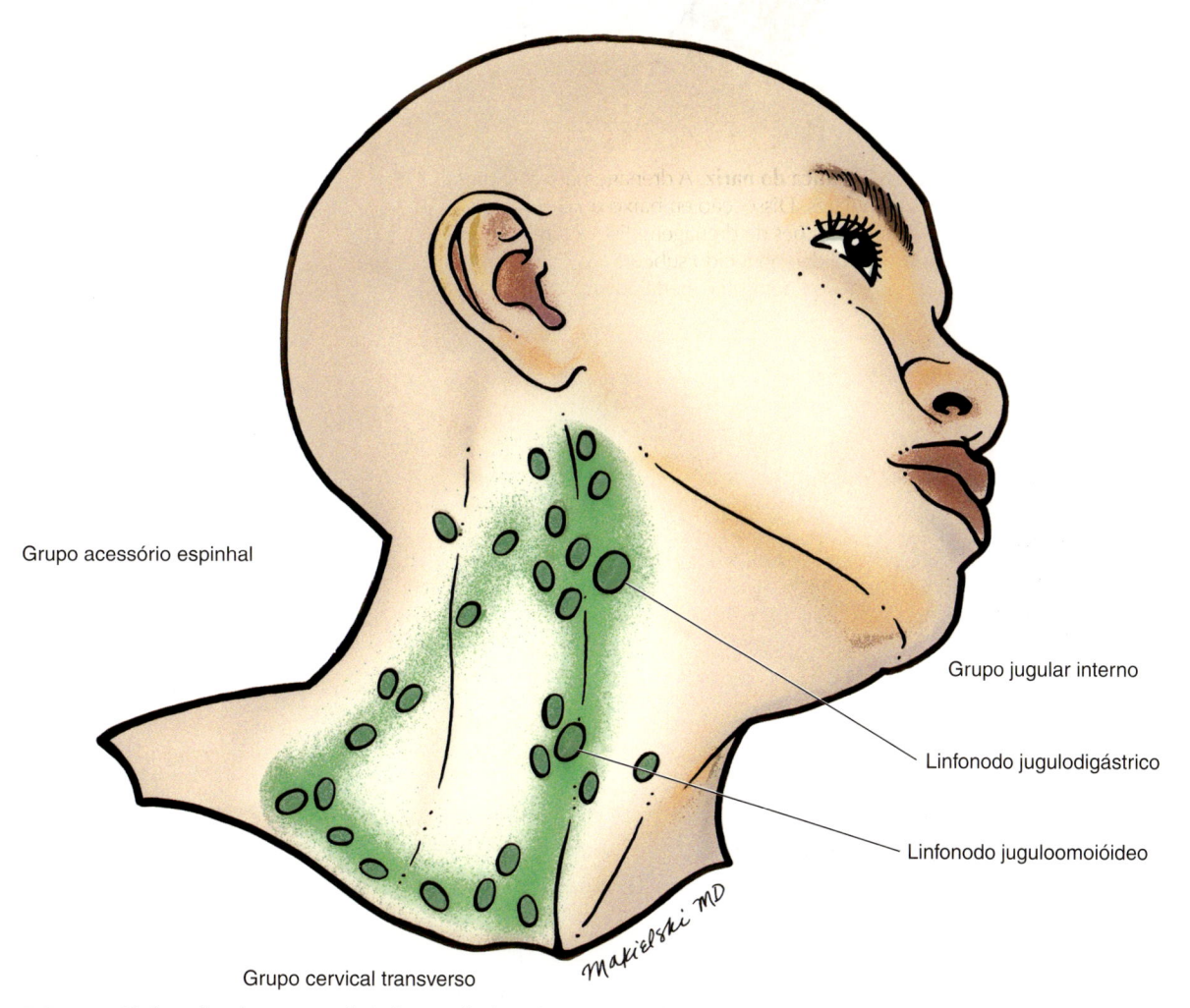

FIG. 11.4. Linfonodos do pescoço inferior. Os linfonodos cervicais laterais são divididos comumente em três grupos principais: os linfonodos jugulares internos, acessórios espinhais e cervicais transversos. Na área superior do pescoço, linfonodos juncionais da cadeia acessória espinhal situam-se em estreita proximidade aos mais superiores linfonodos jugulares internos. Os linfonodos cervicais transversos conectam a cadeia acessória lateralmente com a cadeia jugular medialmente.

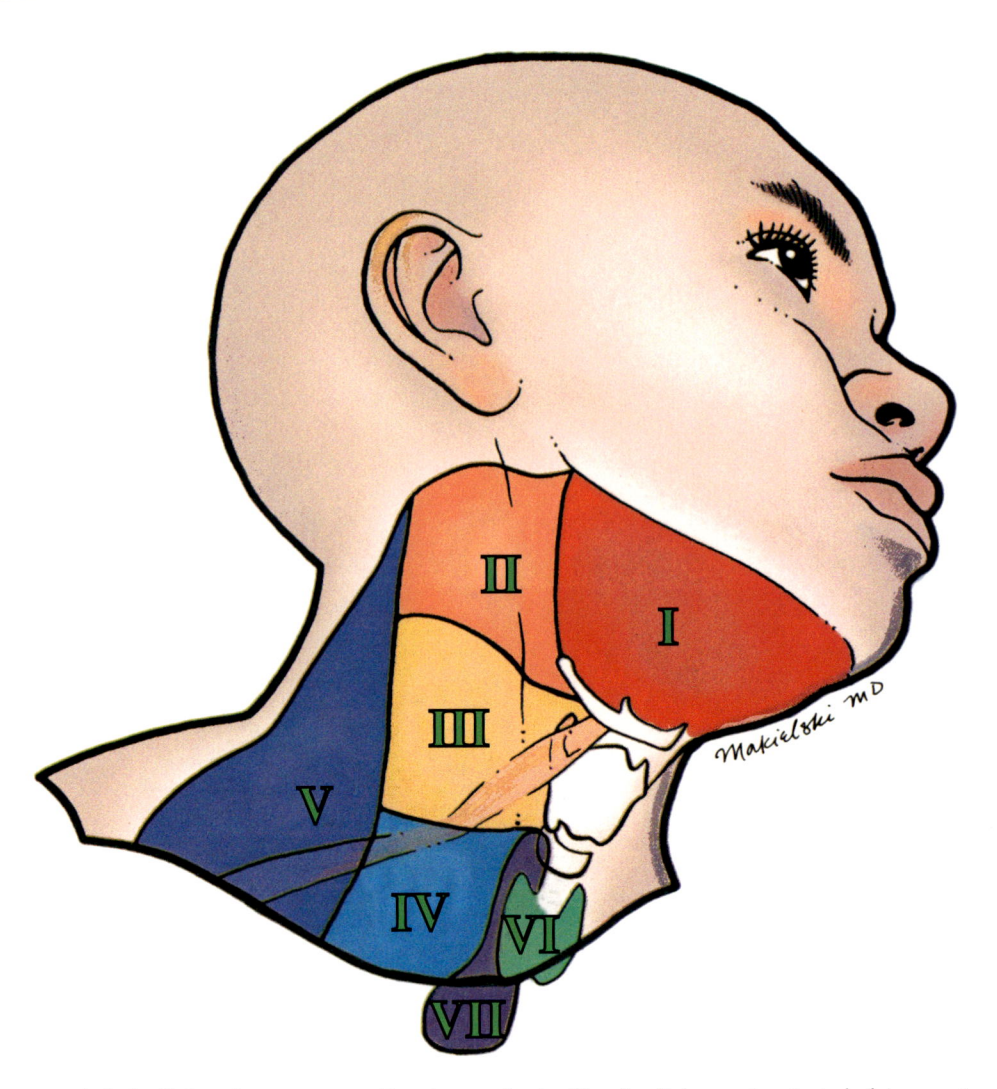

FIG. 11.5. Níveis dos linfonodos no pescoço. Este sistema de classificação clinicamente orientado foi proposto em 1981 por Shah *et al*. Os linfonodos submentonianos e submandibulares compreendem o nível I. Os linfáticos da cadeia jugular interna são divididos em três níveis pelo osso hióide (ou a bifurcação da carótida) e a cartilagem cricóide (ou o músculo omoióideo): os linfonodos jugulares superiores são classificados como nível II, os linfonodos médios como nível III e os linfonodos inferiores como nível IV. Os linfonodos acessórios são classificados como nível V. Linfonodos intimamente associados à glândula tireóide são classificados como nível VI, enquanto os linfonodos ao longo do sulco traqueoesofágico e no mediastino superior compreendem o nível VII.

a veia jugular. O linfonodo freqüentemente é palpável, quando comprometido com doença. Ele recebe aporte linfático dos linfonodos submandibulares, da tonsila e da orofaringe.

Outro linfonodo importante no sistema jugular interno é o juguloomoióideo, que marca a transição entre as cadeias jugular interna superior e inferior. Os linfonodos mais inferiores na cadeia jugular interna, os linfonodos de Virchow, freqüentemente recebem implantes metastáticos de tumores originados nas cavidades abdominal e torácica.

■ LINFONODOS ACESSÓRIOS ESPINHAIS

Os linfonodos acessórios espinhais seguem o trajeto do nervo acessório espinhal. Há quatro a 20 linfonodos nesse grupo que drena os linfonodos occipitais e retroauriculares, o couro cabeludo parietal e occipital, e a pele sobrejacente ao pescoço lateral e posterior. Na área superior da cadeia acessória espinhal, os linfonodos funcionais estão situados em estreita proximidade com os linfonodos mais superiores do sistema jugular interno.

LINFONODOS CERVICAIS TRANSVERSOS

Os linfonodos cervicais transversos (supraclaviculares) formam a terceira perna do sistema lateral profundo, conectando a cadeia acessória lateralmente com a cadeia jugular medialmente. O aporte aferente principal é a partir da cadeia acessória espinhal; entretanto, o sistema cervical transverso também recebe drenagem linfática da mama e da parede torácica anterior. Os linfáticos cervicais transversos drenam para a área inferior do sistema jugular interno.

LINFONODOS CERVICAIS ANTERIORES

Um grupo cervical anterior de linfonodos também é encontrado no pescoço; entretanto, esses linfonodos são menos importantes na drenagem de tecidos faciais do que os três grupos previamente discutidos. Os linfonodos cervicais anteriores são classificados em dois grupos: os linfonodos superficiais (jugulares anteriores) e os justaviscerais. Os linfonodos jugulares anteriores provêem drenagem variável para a pele e o músculo que são sobrejacentes à região anterior do pescoço. Os linfonodos justaviscerais drenam, principalmente, o compartimento visceral do pescoço. A linfa dessa região prossegue para os linfonodos jugulares inferiores.

SISTEMAS DE CLASSIFICAÇÃO

Muitos sistemas de classificação foram apresentados para organizar os linfáticos da cabeça e pescoço, a maioria apoiando-se no trabalho inicial de Rouvière. Um sistema recente de classificação (Shah et al., 1981) divide os linfonodos em sete níveis principais, baseando-se em um esquema anatômico clinicamente orientado (Fig. 11.5).

LEITURAS SUGERIDAS

1. Cassisi NJ, Dickerson DR, Million RR: Squamous cell carcinoma of the skin metastatic to the parotid nodes. *Arch Otolaryngol Head Neck Surg* 1978;104:336-339.
2. Goepfert H, Jesse RH, Ballantyne AJ: Posterolateral neck dissection. *Arch Otolaryngol* 1980;106:618-620.
3. Graham JW: Cancer in the parotid lymph nodes. *Med J Aust* 1965;2:8-12.
4. Hollinshead WH: *Textbook of anatomy,* 3rd ed. Philadelphia: Harper and Row, 1974:824-825.
5. Lingeman RE, Schellhamer RH: Surgical management of tumors of the neck, In: Thawley SE, Panje WR, eds. *Comprehensive management of head and neck tumors.* Philadelphia: WB Saunders, 1987:1325-1350.
6. Shah JP. Strong E, Spiro RH, et al.: Surgical grand rounds, neck dissection: current status and future possibilities. *Glitz Bull* 1981;11:25-33.
7. Som P: Lymph nodes of the neck. *Radiology* 1987;165:593-600.

PARTE III

Regiões Anatômicas

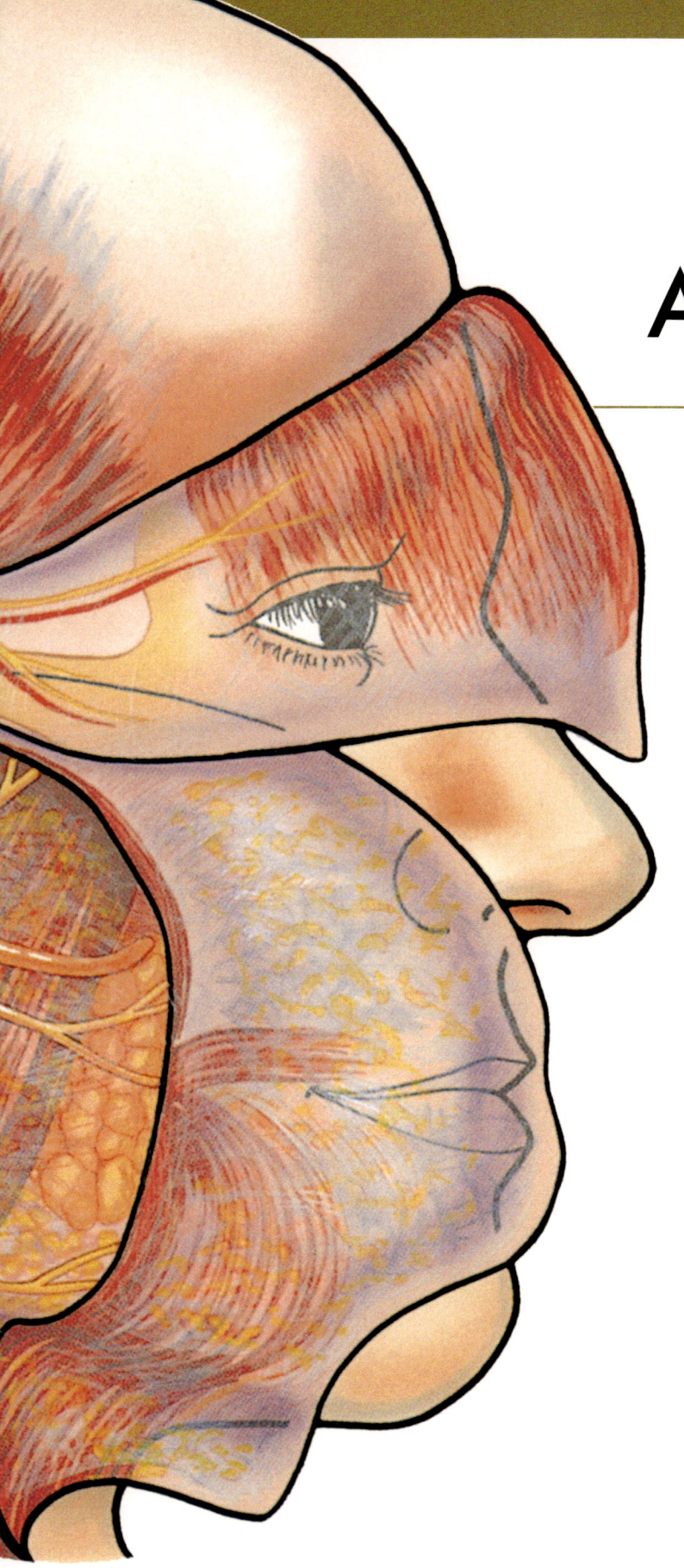

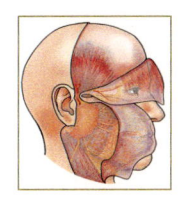

CAPÍTULO 12

Cabelo e Couro Cabeludo

Há dois tipos básicos de pêlo humano: pêlo terminal, como o encontrado no couro cabeludo, e pêlo velo, que é do tipo curto, macio, encontrado no corpo. Esta seção diz respeito ao pêlo terminal e ao couro cabeludo.

ANATOMIA DO CABELO E DO COURO CABELUDO

O folículo piloso consiste no próprio pêlo e na cobertura epitelial circundante, que inclui a glândula sebácea e o músculo eretor do pêlo (Fig. 12.1). A base do folículo se estende até a gordura subcutânea e pode ser facilmente lesada ao elevar retalhos de pele.

O couro cabeludo tem uma anatomia única. A pele propriamente dita é bastante espessa. Imediatamente abaixo da epiderme e da derme está situado o tecido subcutâneo firme, denso e vascular (Fig. 12.2). Em virtude dos múltiplos septos fibrosos, os vasos não se contraem bem e o couro cabeludo sangra profusamente quando cortado. Embaixo do tecido subcutâneo está situada a gálea aponeurótica, um tecido fibroso espesso, resistente, que conecta o músculo frontal e o músculo occipital (Fig. 12.3). O complexo desses dois músculos e a gálea é chamado epicrânio; ele se insere lateralmente no temporal (Fig. 12.4). Embaixo da gálea há um plano de tecido areolar frouxo relativamente avascular. Em seguida, situa-se o pericrânio ou o periósteo do crânio. A camada mais profunda é o córtex externo do crânio.

PADRÕES DE CRESCIMENTO DO PÊLO

▪ CICLO DE CRESCIMENTO DO PÊLO

O pêlo cresce de uma maneira cíclica, com períodos de crescimento (anágenos) alternando-se com períodos de repouso (telógenos). A fase anágena normal do couro cabeludo é de vários anos, e a fase telógena tem de três a quatro meses. O ciclo de crescimento pode ser interrompido por trauma, como transplante de cabelo ou tensão excessiva no fechamento de ferida. O bulbo na extremidade mais inferior do folículo contém as células indiferenciadas que se desenvolvem para dar as várias camadas. Dano acima dessa região geralmente não é permanente, e o recrescimento ocorrerá.

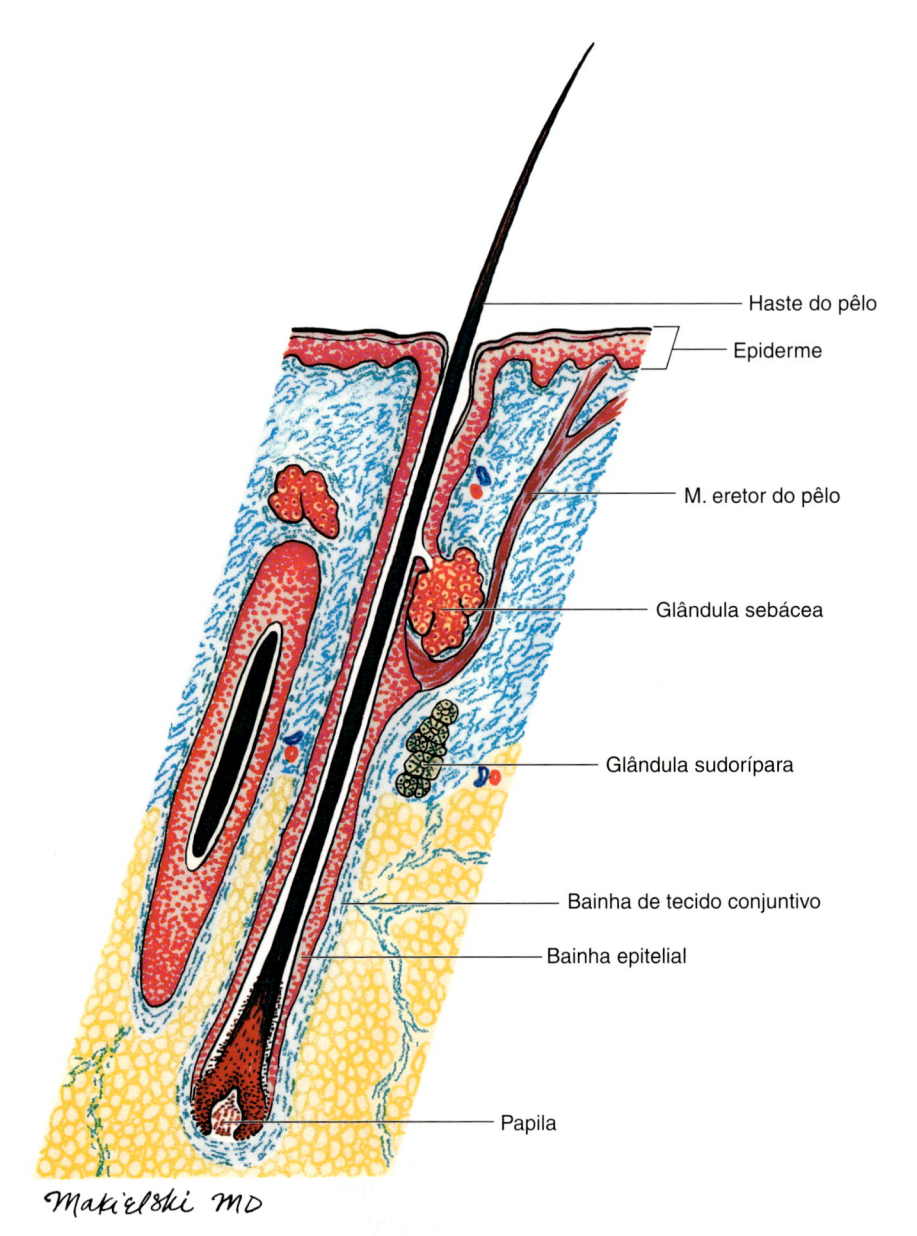

FIG. 12.1. Desenho esquemático do folículo piloso. Os folículos pilosos fazem um ângulo com a pele e podem ser danificados quando forem feitas incisões na pele perpendicularmente a esta em vez de paralelas aos folículos pilosos. Os folículos pilosos estão situados no tecido subcutâneo profundo à derme e também podem ser danificados ao se levantarem retalhos. Em contraposição, é possível preservá-los e avançá-los por baixo de uma incisão em bisel para obter crescimento futuro do cabelo através de uma incisão no couro cabeludo. As células do folículo piloso crescem e diferenciam-se a partir do bulbo para a superfície. O músculo eretor do pêlo pode ser visto inserindo-se abaixo da glândula sebácea.

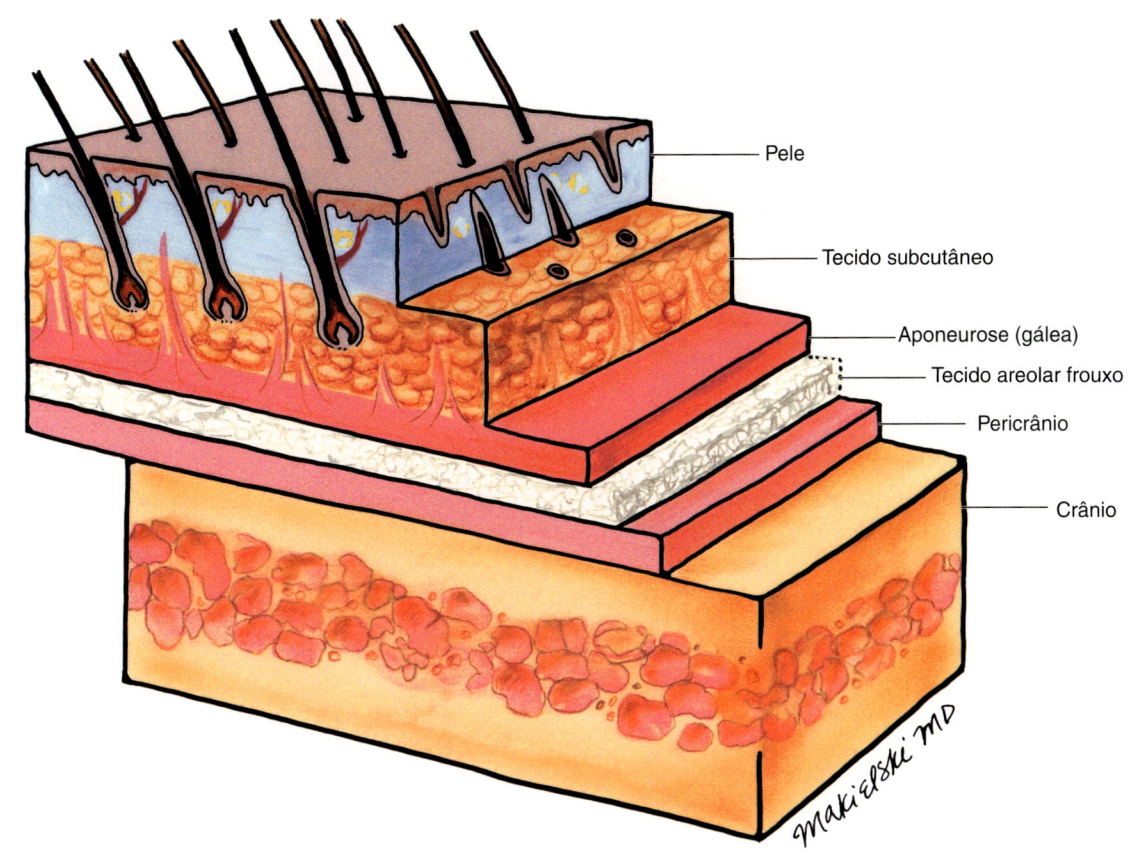

FIG. 12.2. Camadas do couro cabeludo. A compreensão convencional consagrou cinco camadas do couro cabeludo: pele; tecido subcutâneo; aponeurose e músculo (gálea); tecido areolar frouxo; pericrânio.

■ DIREÇÃO DO CRESCIMENTO DO CABELO

A direção de crescimento dos folículos pilosos varia no couro cabeludo e tem importância cirúrgica. Uma vez que os folículos não são perpendiculares à superfície da pele, mas a encontram formando um ângulo, o cirurgião deve fazer uma incisão paralela aos folículos para evitar lesão. O mesmo princípio se aplica às incisões em torno do supercílio ou ao se colherem enxertos com *punch*. Há variação individual na direção dos folículos; um padrão usual está mostrado na Figura 12.5. Os folículos na coroa são orientados em um padrão em redemoinho.

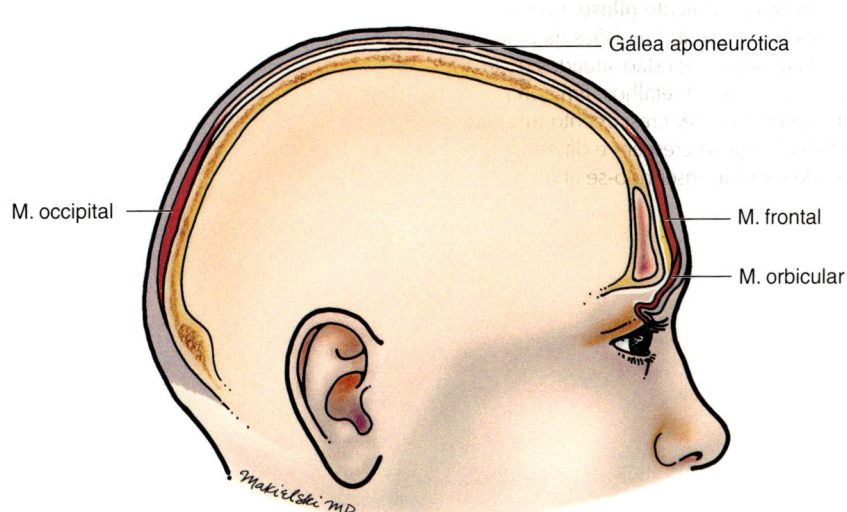

FIG. 12.3. Corte através do epicrânio. Um corte sagital através do epicrânio demonstra a gálea aponeurótica tendinosa entre os músculos frontal e occipital.

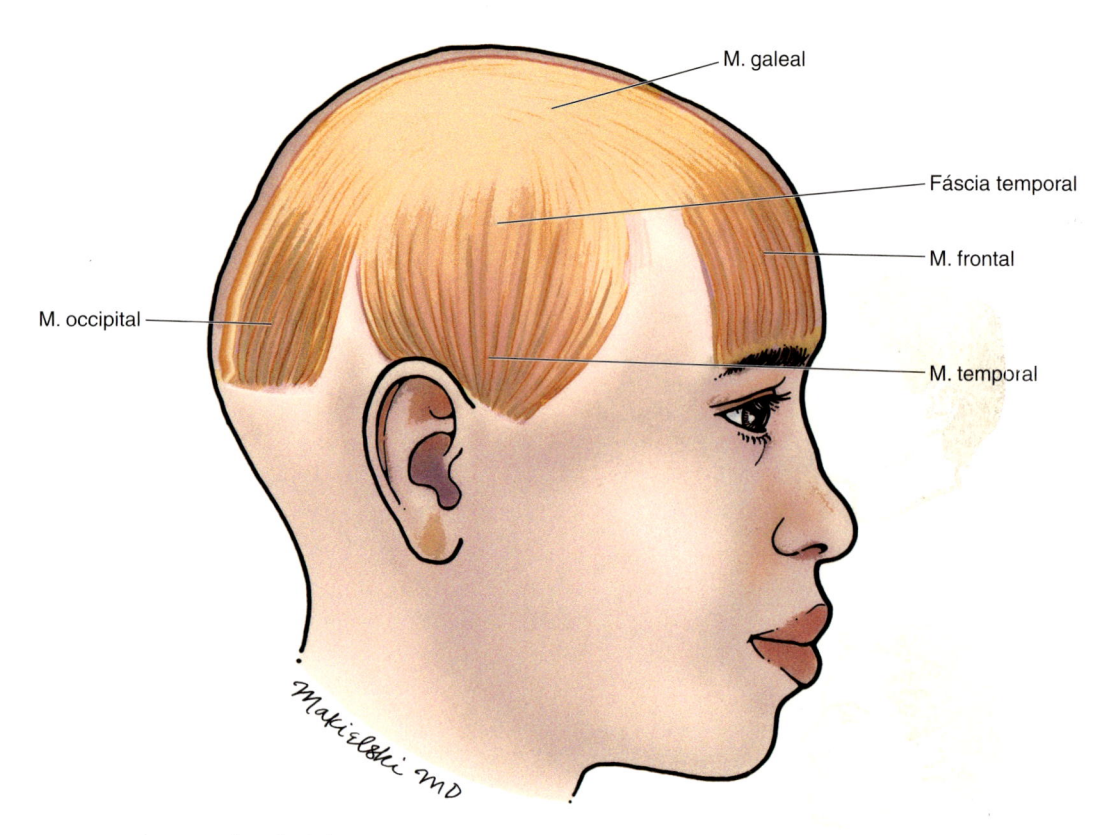

FIG. 12.4. Diagrama do epicrânio. O epicrânio é composto do músculo frontal, do músculo galeal e do músculo occipital; lateralmente, estende-se até a fáscia temporoparietal (também sistema musculoaponeurótico superficial ou fáscia temporal superficial). O músculo frontal une-se ao músculo orbicular na margem orbitária.

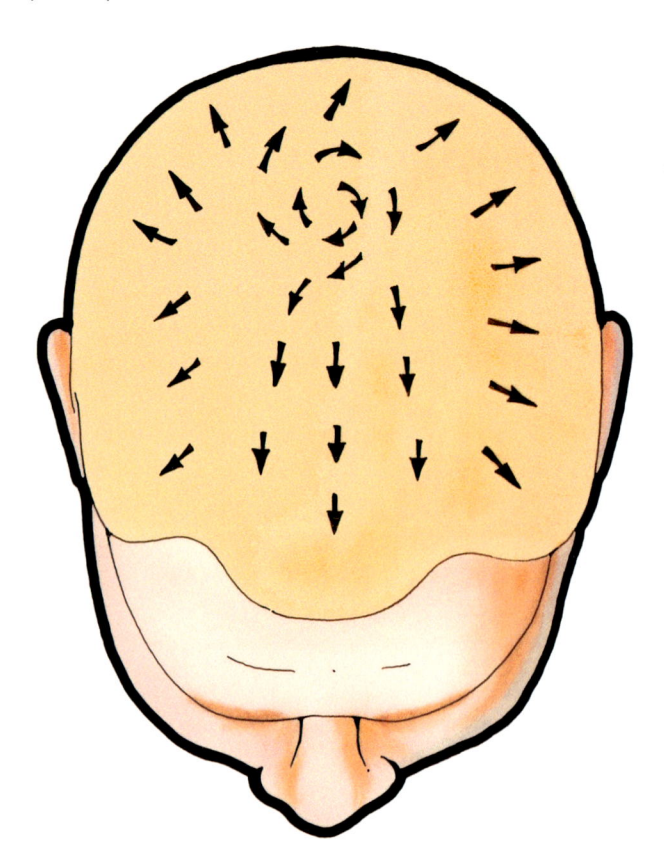

FIG. 12.5. Direção dos folículos pilosos no couro cabeludo. Incisões biseladas com os folículos pilosos os preservarão. Nas áreas onde a direção das hastes pilosas muda, como em uma incisão coronal, é necessário cuidado especial para alinhar a incisão com as hastes dos cabelos em toda a incisão.

CALVÍCIE EM PADRÃO MASCULINO E PADRÕES DE CRESCIMENTO DO CABELO

Uma classificação padrão da progressão da perda de cabelo na calvície em padrão masculino está apresentada na Figura.12.6. A linha do cabelo masculina tem um recuo temporal e uma ponta

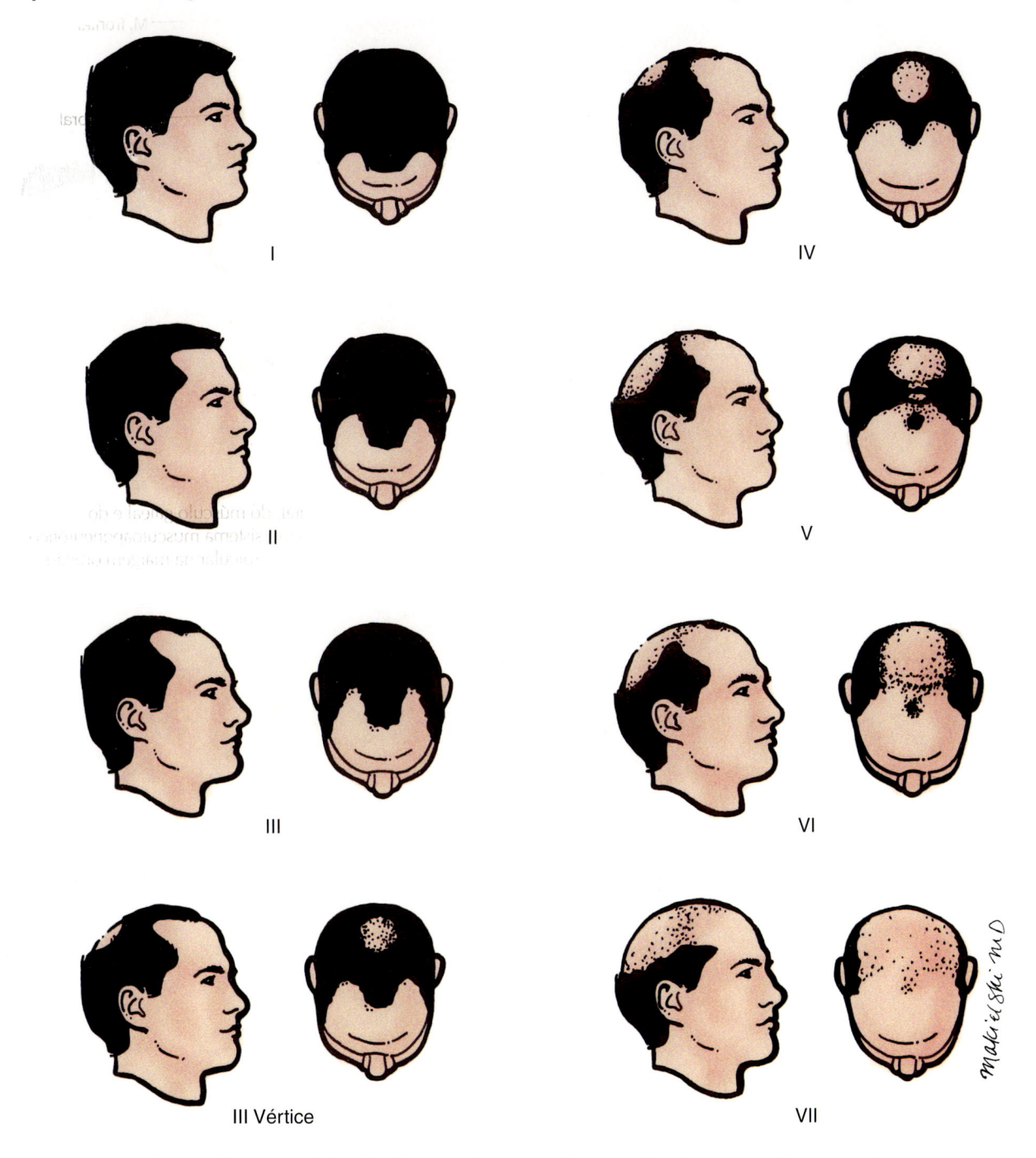

FIG. 12.6. Classificação de Norwood da calvície em padrão masculino. Esta classificação amplamente aceita da calvície em padrão masculino padroniza o planejamento pré-operatório e a análise dos resultados e também facilita a comunicação entre os médicos. Embora a classificação possa ajudar a selecionar candidatos para vários procedimentos como redução do couro cabeludo, enxertos de cabelo, ou retalhos, é apenas uma das muitas variáveis importantes. Idade, história familial, frouxidão do couro cabeludo, textura e densidade dos cabelos, e cor dos cabelos podem todos ser igualmente importantes. (Adaptado de Norwood OT: Male pattern baldness: classification and incidence. *South Med J* 1975;68:1359-1365 e Norwood OT, Shiel RC: *Hair transplant surgery*. Springfield, IL: Charles C Thomas, 1973:6.)

temporal nítidos (Figs. 12.7 e 12.8). À medida que se desenvolve a perda de cabelo, esse recuo se torna mais acentuado, a ponta temporal é perdida, e a perda de cabelo se desenvolve na coroa.

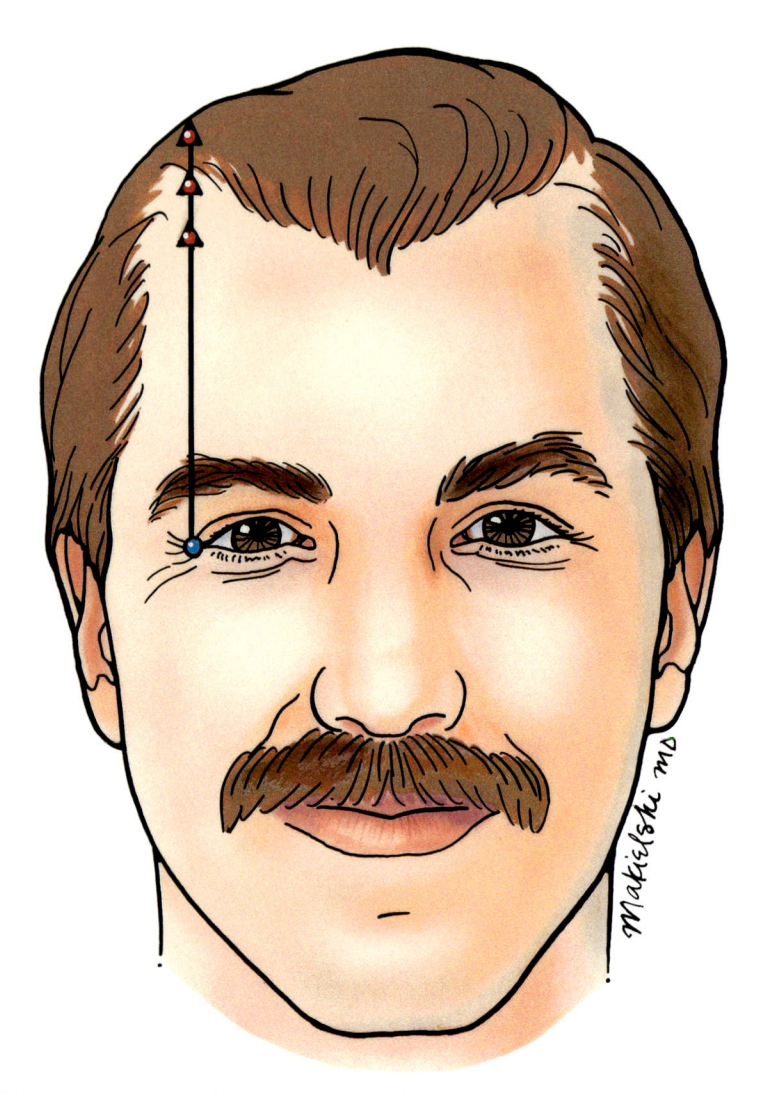

FIG. 12.7. Local da recessão temporal na calvície em padrão masculino. O recuo temporal da linha do cabelo é em uma linha superior direta a partir do canto lateral (*setas*). Esta relação é importante ao planejar a linha do cabelo para procedimentos de reposição de cabelo.

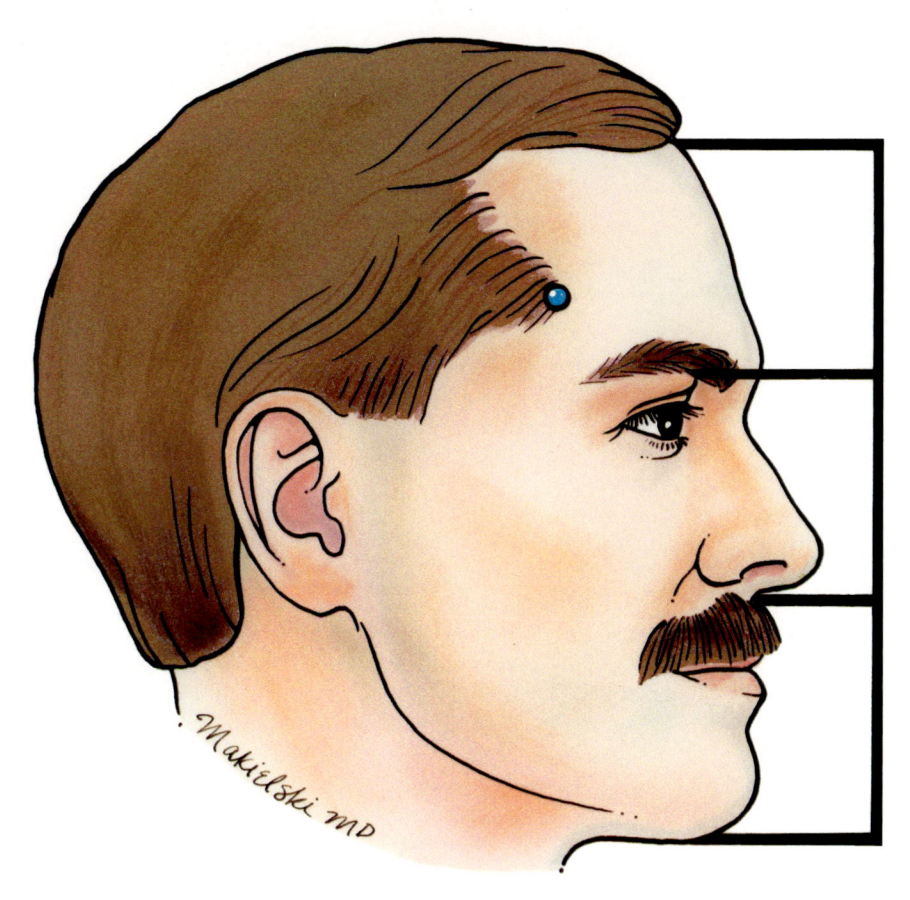

FIG. 12.8. Posição anterior da linha do cabelo. A regra dos terços é usada para determinar o nível apropriado para a linha anterior do cabelo. A distância desde a linha do cabelo até imediatamente abaixo do supercílio deve ser a mesma que a distância do supercílio à base do nariz e da base do nariz ao mento.

LEITURAS SUGERIDAS

1. Baden HP: *Diseases of the hair and nails.* Chicago: Yearbook Medical Publishers, 1987.
2. Norwood OT: Male pattern baldness: classification and incidence. *South Med J* 1975;68:1359-1365.
3. Norwood OT, Shiel RC: *Hair transplant surgery.* Springfield, IL: Charles C Thomas, 1973:6.
4. Tolhurst DE, Carstens MH, Greco RJ, et al.: The surgical anatomy of the scalp. *Plast Reconstr Surg* 1991;87:603-612.

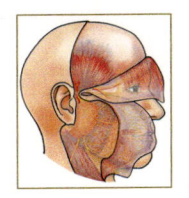

CAPÍTULO 13

Testa e Supercílios

Os supercílios e a testa compreendem uma unidade estética cujos contornos são dependentes principalmente da forma do (1) osso frontal, das margens supra-orbitárias e o zigoma; (2) da ação dos músculos frontal, corrugador e temporal; e (3) das características da pele e dos tecidos moles.

POSIÇÃO DOS SUPERCÍLIOS

O supercílio feminino usualmente é localizado bem acima da margem orbitária superior e é arqueado, com o ponto mais alto sendo em algum lugar entre o limbo lateral e o canto lateral; o supercílio masculino é mais horizontal e mais baixo (Fig. 13.1). Como se pode ver na Figura 13.2, a estrutura óssea subjacente, em vez da pele ou do tecido mole, pode ser responsável por problemas estéticos. A posição do supercílio pode ser alterada pela remoção de pele e tecido mole em vários níveis acima do supercílio: nele próprio, no meio da testa, na linha pré-tríquica ou na região coronal.

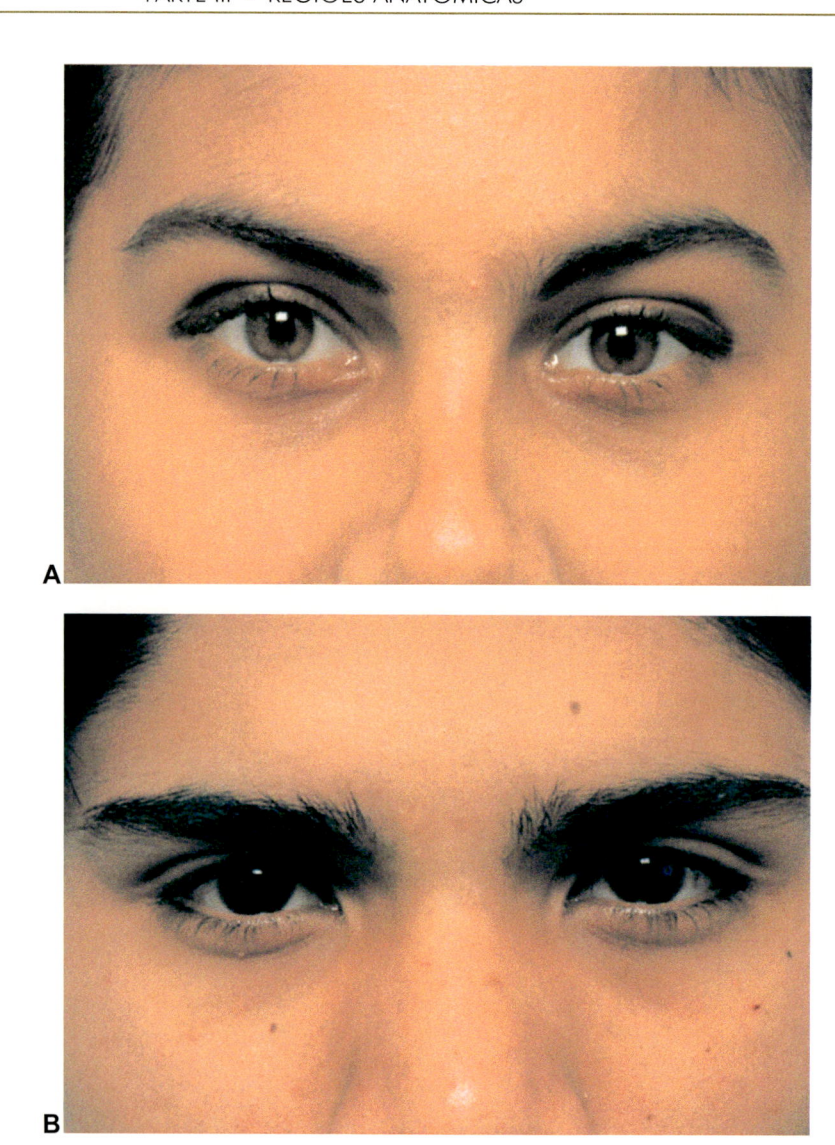

FIG. 13.1. Supercílios típicos masculinos e femininos. A. A sobrancelha feminina é arqueada, situando-se o ponto mais alto em algum lugar entre o limbo lateral e o canto lateral. **B.** A sobrancelha masculina é mais horizontal e geralmente um pouco mais baixa.

Proeminência óssea

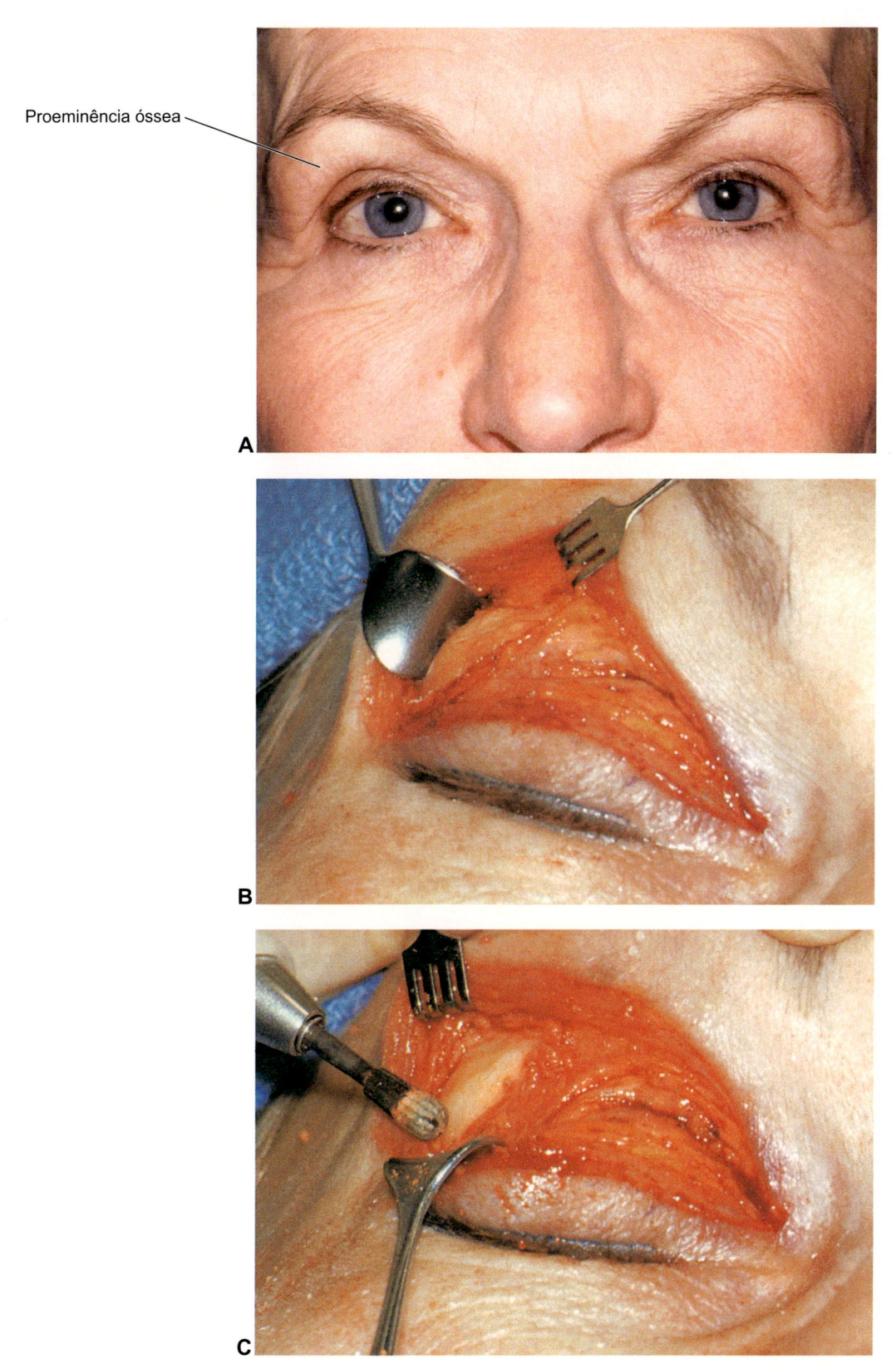

FIG. 13.2. Contorno do osso orbitário. O contorno do osso orbitário pode afetar a estética superciliar tanto quanto o tecido mole. **A**. Mulher com margens supra-orbitárias proeminentes. **B**. Margem óssea exposta na cirurgia através de uma incisão de blefaroplastia. **C**. Modelagem da margem orbitária.

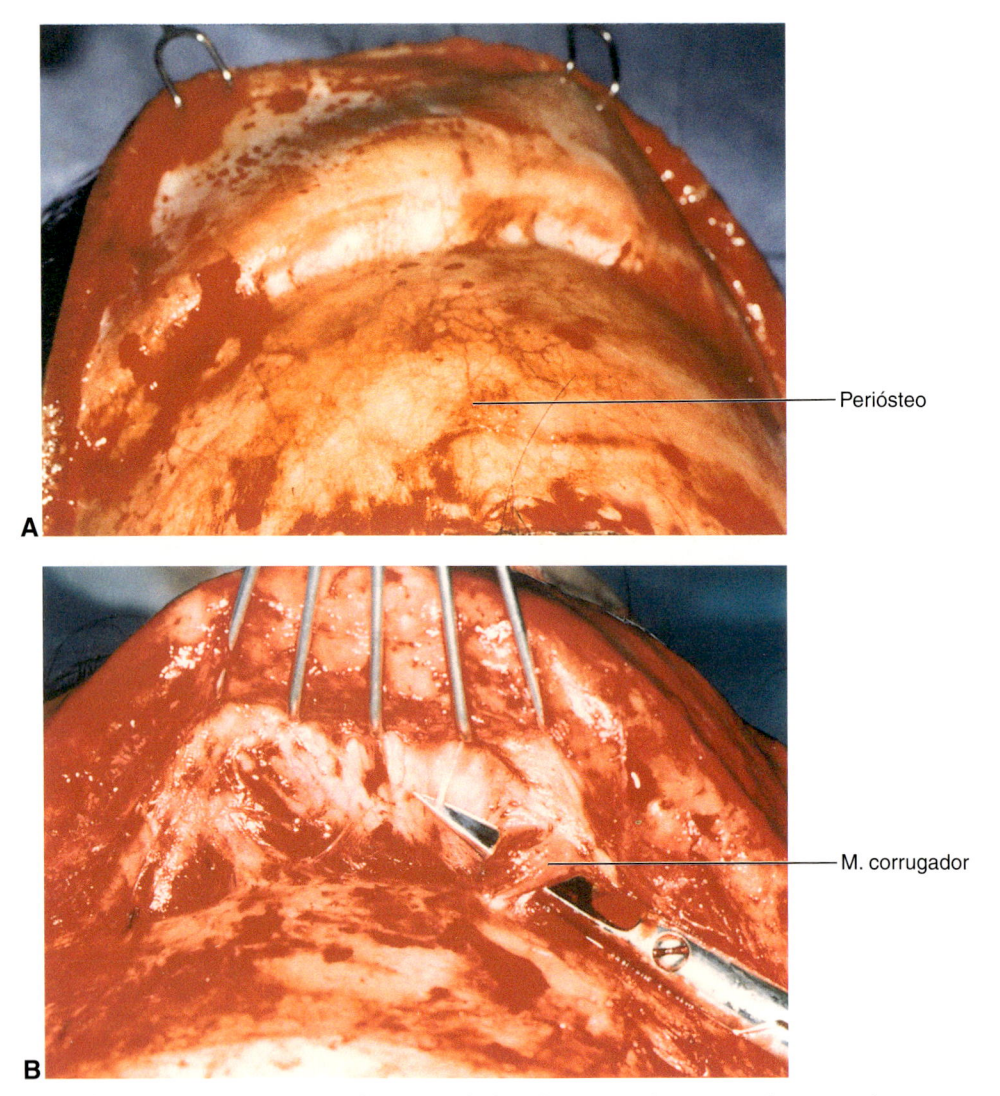

FIG. 13.3. *Lift* coronal da testa. A. O retalho coronal, elevado em um plano avascular acima do periósteo, proporciona excelente exposição para tratar problemas estéticos na testa. **B.** Os músculos corrugadores podem ser interrompidos para reduzir linhas de franzimento glabelares.

ESTRUTURAS CIRURGICAMENTE IMPORTANTES

A via de acesso coronal à testa oferece exposição incomparável para cirurgia reconstrutora, de trauma e orbitária bem como procedimentos cosméticos. O retalho é levantado em um plano subgaleal acima do periósteo, medialmente, e imediatamente acima da fáscia temporal lateralmente. As estruturas de importância incluem os pedículos neurovasculares supra-orbitário e supratroclear e o ramo frontal do nervo facial. Suas posições por essa via de acesso são vistas nas Figuras 13.3, 13.4 e 13.5.

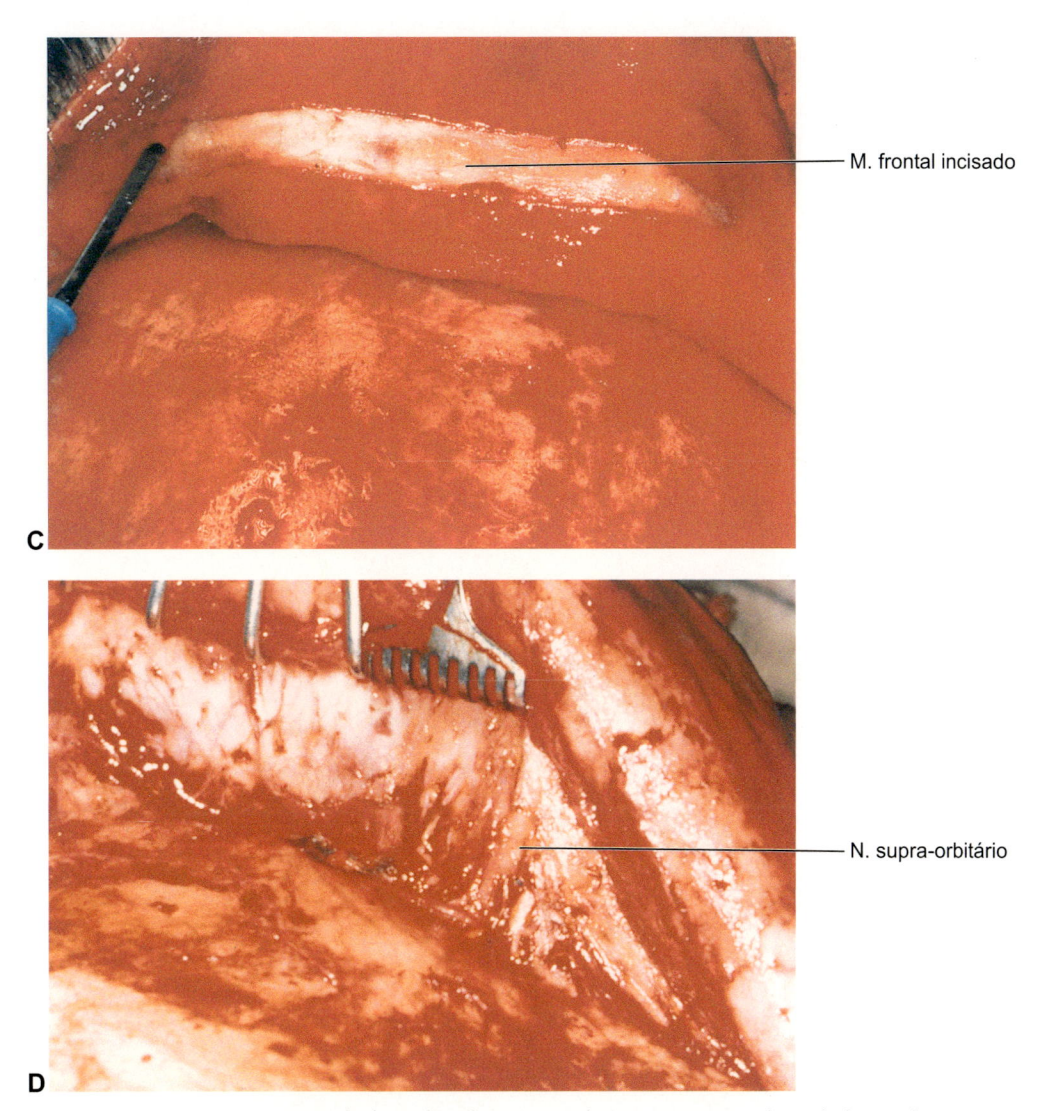

FIG. 13.3. *Continuação.* **C**. O músculo frontal pode ser parcialmente interrompido na linha mediana para reduzir rítides na testa. **D**. Estruturas importantes, como o nervo supra-orbitário, podem ser facilmente identificadas com dissecção romba.

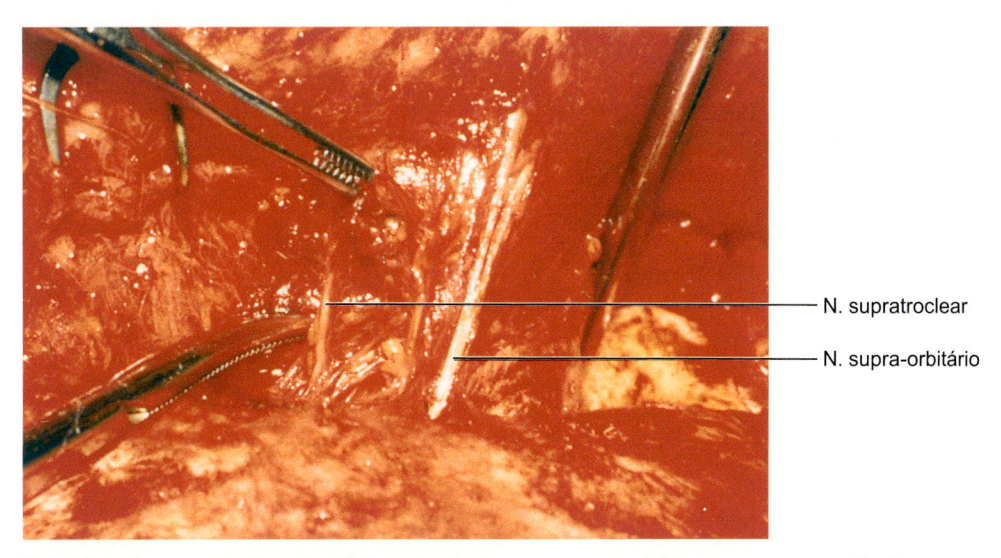

FIG. 13.4. Cirurgia reconstrutora da órbita pela via de acesso coronal. Neste acesso, os pedículos neurovasculares supra-orbitário e supratroclear podem ser isolados e mobilizados por dissecção romba, conforme necessário.

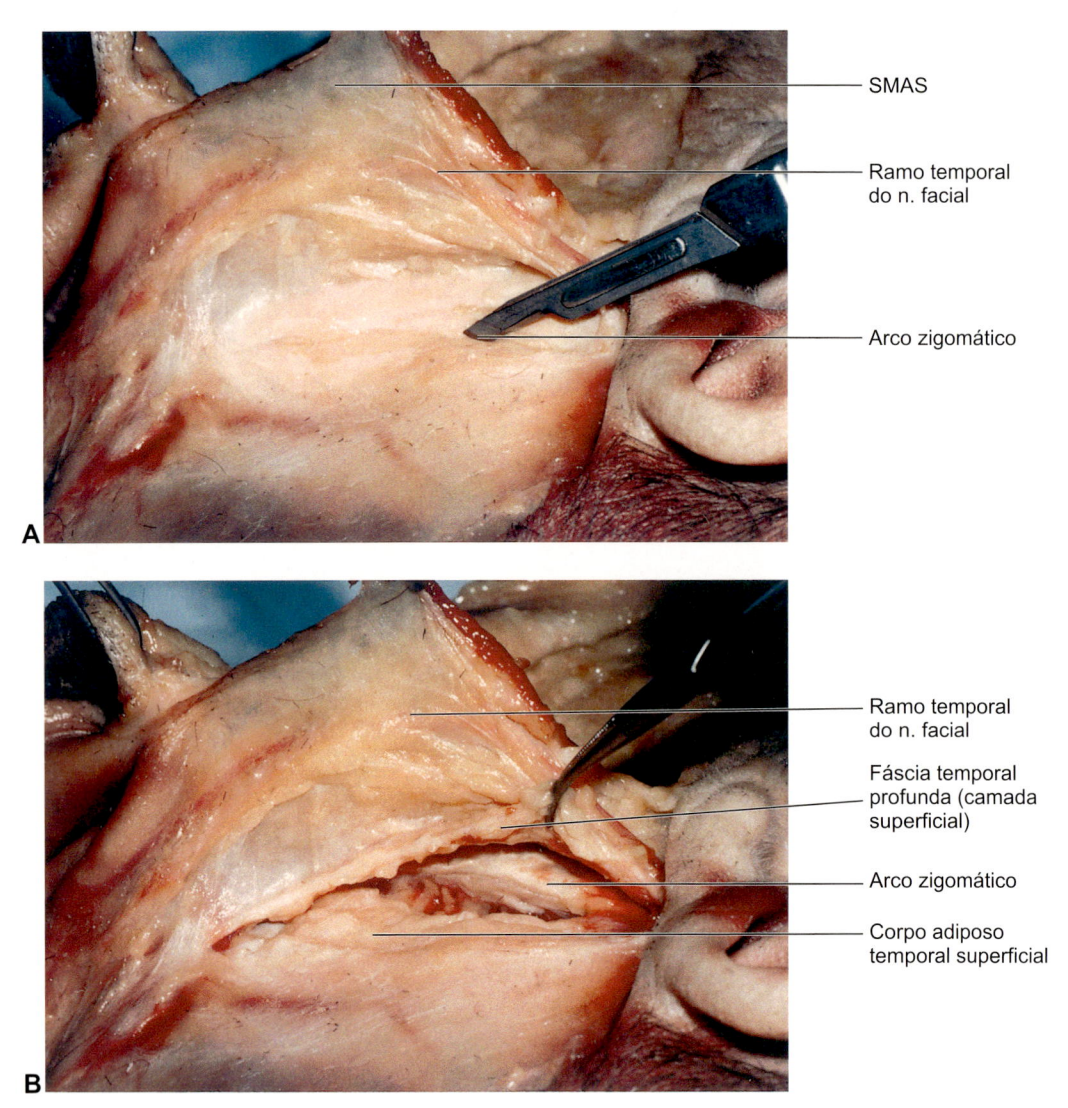

FIG. 13.5. Via de acesso coronal ao zigoma. A. O ramo temporal do nervo facial está em risco quando o retalho coronal é elevado sobre o zigoma. **B.** O nervo pode ser protegido, ao fazer via de acesso ao zigoma, incisando-se a camada superficial da fáscia temporal profunda inferiormente ao plano da fusão.

LEITURAS SUGERIDAS

1. Brennan HG: The forehead lift. *Otolaryngol Clin North Am* 1980;13:209-233.
2. Castañares S: Forehead wrinkles, glabeflar frown, and ptosis of the eyebrow. *Plast Reconstr Surg* 1964;34:406-413.

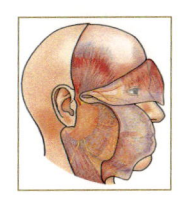

CAPÍTULO 14

Pálpebras, Órbita Anterior e Sistema Lacrimal

Uma compreensão da anatomia da órbita é crucial para cirurgia cosmética e reconstrutora nesta região. Esta seção dá ênfase à anatomia prática das pálpebras e das estruturas associadas relevantes para procedimentos de cirurgia plástica facial, tais como blefaroplastia, correção de anormalidades da posição palpebral, reconstrução palpebral após excisão de câncer, cirurgia do sistema lacrimal e reparações de traumatismos.

TOPOGRAFIA SUPERFICIAL E ANATOMIA DAS PÁLPEBRAS

A topografia de superfície está representada na Figura 14.1. A pele da pálpebra é extremamente fina e, no jovem, muito elástica. A pálpebra demonstra claramente as fixações de tecidos moles subjacentes, como as da aponeurose levantadora. A pele é aderente sobre o tarso, mas relativamente frouxa no resto da pálpebra. Há diferenças observáveis entre pálpebras asiáticas e pálpebras caucasianas ou africanas, principalmente na pálpebra superior. As pálpebras caucasianas e africanas são semelhantes; na discussão a seguir, o termo caucasiano é usado para denotar todas as pálpebras não asiáticas. Dentro de cada grupo racial, há também grandes diferenças entre os indivíduos; de fato, a anatomia descrita como típica da população asiática pode ser identificada ocasionalmente na paciente caucasiana. Variações raciais típicas na prega da pálpebra superior são vistas na Figura 14.2.

O contorno do olho em grande parte é determinado pela forma do osso orbitário subjacente. O recuo ou a proeminência relativa do globo em relação às margens orbitárias é importante, estética e funcionalmente (Fig. 14.3). A proptose, como vista na oftalmopatia de Graves, é medida desde a margem orbitária lateral até a córnea.

As pálpebras superior e inferior possuem estruturas análogas, com funções semelhantes, mas as estruturas são menos bem definidas na pálpebra inferior (Fig. 14.4). A discussão que se segue focaliza a pálpebra superior.

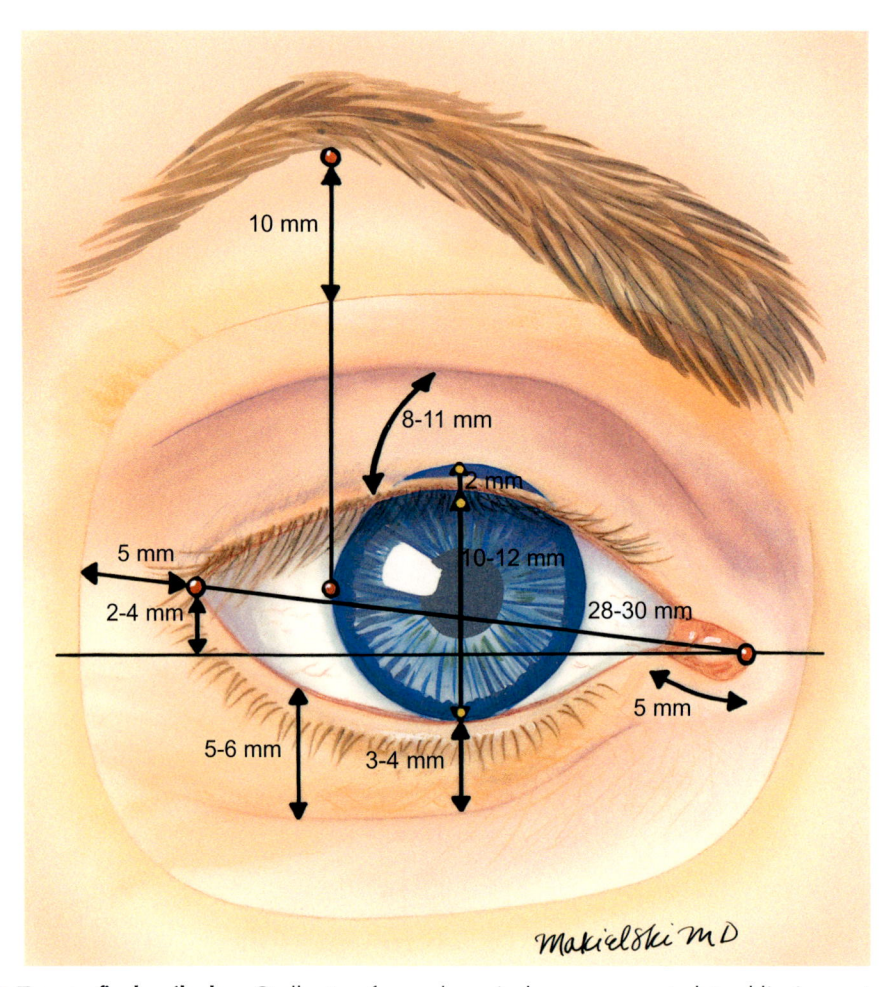

FIG. 14.1. Topografia da pálpebra. O olho tem forma de amêndoa, com o canto lateral ligeiramente mais superior que o canto medial; elevações superiores típicas do canto lateral são 2 mm em homens e 4 mm em mulheres. Uma abertura palpebral média tem de 10 a 12 mm de altura e 28 a 30 mm de largura. A distância do canto lateral à margem orbitária é de aproximadamente 5 mm. A prega da pálpebra superior em caucasianos tem aproximadamente de 8 a 11 mm. O sulco da pálpebra inferior tem, aproximadamente, 5 a 6 mm. O ponto alto do supercílio está localizado em algum lugar superiormente entre o limbo e o canto lateral. A distância desde a margem supra-orbitária até a área inferior do supercílio, ao nível do limbo lateral, é de aproximadamente 10 mm em mulheres caucasianas.

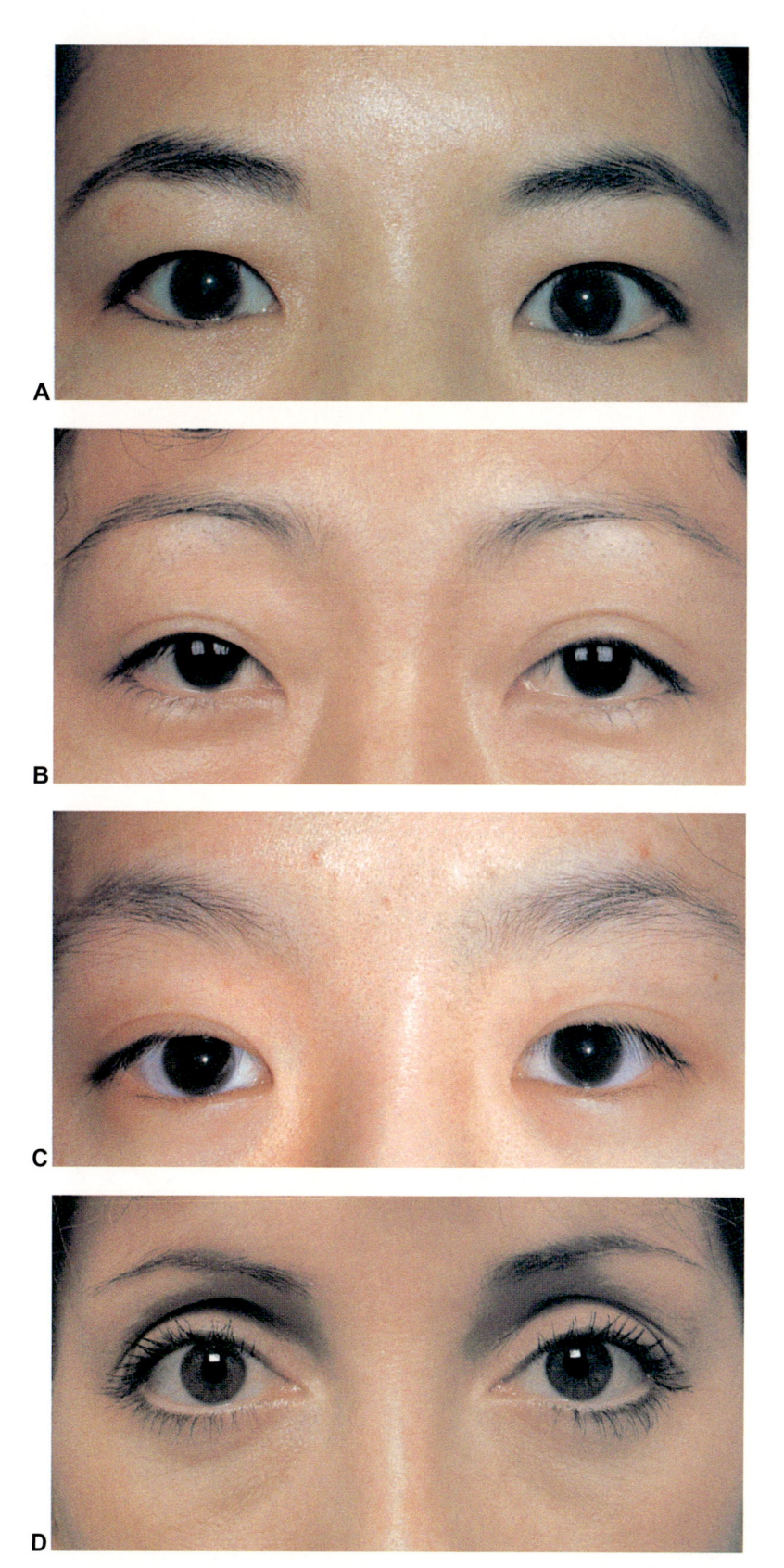

FIG. 14.2. Variações raciais na topografia da pálpebra superior. A. Uma pálpebra superior sem sulco é chamada pálpebra simples. Uma dobra epicântica está presente. **B.** Uma pálpebra externa dupla com sulco de 7 a 10 mm acima dos cílios. A prega epicântica não é digna de nota. **C.** Uma pálpebra interna dupla com sulco de 3 a 5 mm acima dos cílios e uma prega epicântica mais proeminente. **D.** Uma pálpebra não asiática com sulco de 8 a 10 mm acima dos cílios e ausência de prega epicântica.

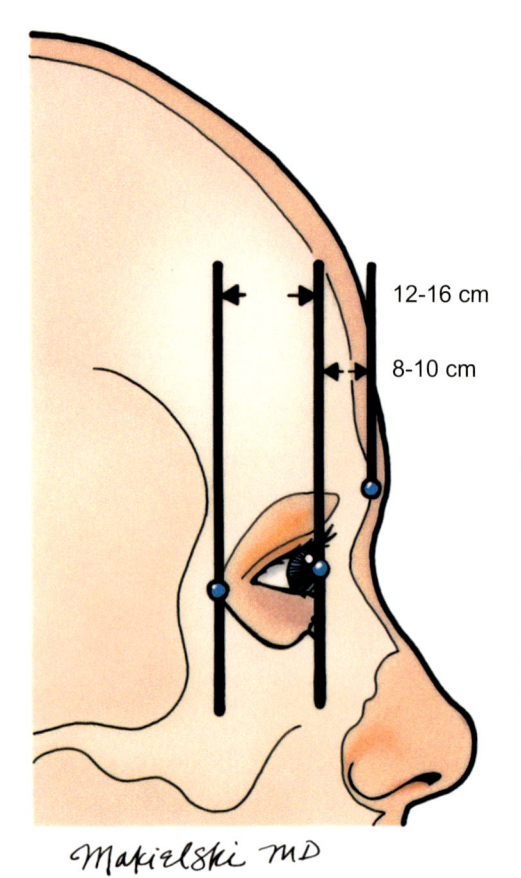

FIG. 14.3. Relação entre o ápice da córnea e a margem orbitária lateral e a crista supra-orbitária. A distância ântero-posterior da margem orbitária lateral ao ápice da córnea é tipicamente de 12 a 16 mm, e a distância desde a crista supra-orbitária à córnea é de 8 a 10 mm. A mais comumente usada dessas duas medidas é a distância desde a margem orbitária lateral até o ápice da córnea, conforme medida com o exoftalmômetro de Hertel. A posição relativa dos ossos orbitários e o tamanho do globo podem afetar o resultado; portanto, nenhuma interpretação absoluta pode ser atribuída a um dado número. As medidas são mais úteis ao se comparar os dois olhos (p. ex., em uma exoftalmia pós-traumática) ou ao acompanhar um paciente com exoftalmia progressiva de doença de Graves.

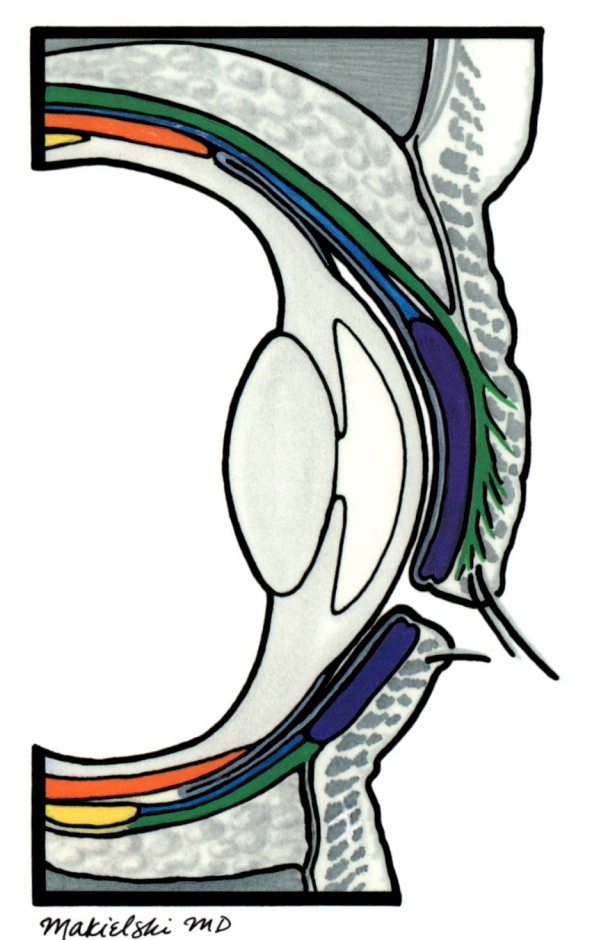

FIG. 14.4. Corte transversal das pálpebras: estruturas pares. As pálpebras superior e inferior possuem estruturas análogas com funções semelhantes. As placas tarsais formando um par são vistas em *púrpura*. O músculo levantador é o principal levantador da pálpebra superior. O músculo continua sob a forma da aponeurose levantadora, a qual se insere no tarso e na pele da pálpebra superior. A aponeurose levantadora na pálpebra superior é análoga à fáscia capsulopalpebral na pálpebra inferior; ambas são vistas em *verde*. Diversamente da levantadora, a fáscia capsulopalpebral não tem fibras musculares, mas transmite as ações do reto inferior. Profundamente a essas estruturas estão o músculo de Müller inervado simpaticamente e a sua contraparte na pálpebra inferior, o músculo tarsal inferior, visto em *azul*. Os músculos retos inferior e superior são vistos em *laranja*. O tendão oblíquo superior e o músculo oblíquo inferior estão assinalados em *amarelo*.

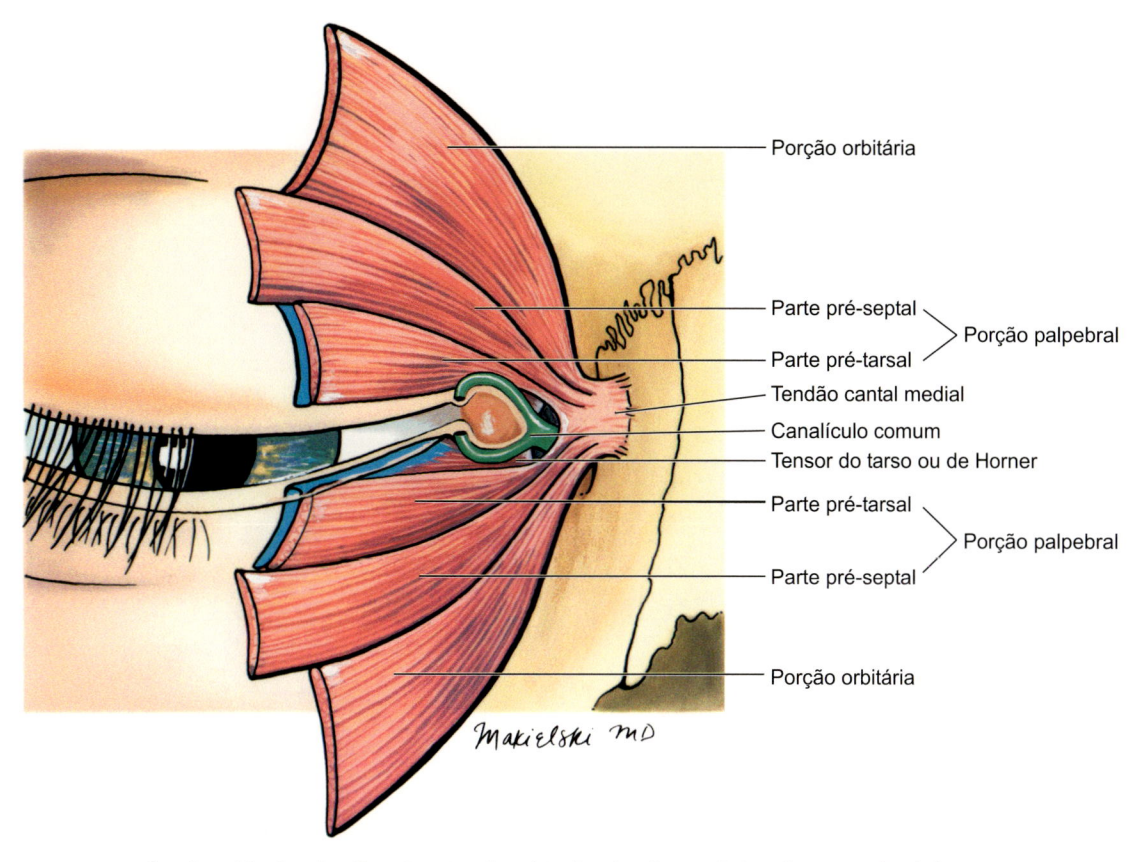

FIG. 14.5. Músculo orbicular do olho. O músculo orbicular do olho tradicionalmente é dividido em porções orbitária e palpebral. A porção palpebral é subdividida em partes pré-septal e pré-tarsal. Ambos os músculos pré-septal e pré-tarsal possuem uma cabeça profunda que se origina da crista e da fossa lacrimal posterior e uma cabeça superficial que se origina do tendão cantal medial. Esses dois ramos rodeiam o saco lacrimal e criam um mecanismo de bombeamento. A cabeça profunda da parte pré-tarsal é chamada tensor do tarso ou músculo de Horner.

■ MÚSCULO ORBICULAR DO OLHO

O músculo orbicular do olho é dividido arbitrariamente em uma porção orbitária, que é sobrejacente à margem orbitária, uma porção palpebral relacionada com as pálpebras, e uma porção lacrimal relacionada com o mecanismo de bomba lacrimal (Fig. 14.5). A porção orbitária se origina da face anterior do tendão cantal medial e o periósteo acima e abaixo dele. A porção palpebral do músculo orbicular do olho comumente é dividida em partes pré-septal e pré-tarsal: a parte pré-septal é sobrejacente ao septo orbitário e a parte pré-tarsal é sobrejacente à placa tarsal. A porção pré-septal origina-se de duas cabeças: uma cabeça profunda fixada na fossa lacrimal e na crista posterior e uma cabeça superficial originada do tendão cantal medial. Lateralmente, os músculos pré-septais se juntam na rafe palpebral lateral. A parte pré-tarsal também se origina de duas cabeças: uma cabeça profunda, chamada tensor do tarso (músculo de Horner), e uma cabeça superficial a partir do tendão cantal medial. As cabeças superficiais dos músculos pré-septal e pré-tarsal essencialmente se tornam o tendão cantal medial (Fig. 14.6).

■ TENDÃO CANTAL MEDIAL

O tendão cantal medial é uma estrutura complexa, que tem relação íntima com o saco lacrimal. O saco está situado entre os ramos anterior e posterior do tendão cantal medial. A contração do tendão cria uma ação de bombeamento no saco (Fig. 14.6B). A fáscia se espessa acima do tendão, cobrindo a face superior do saco e criando um componente vertical do tendão. Os componentes

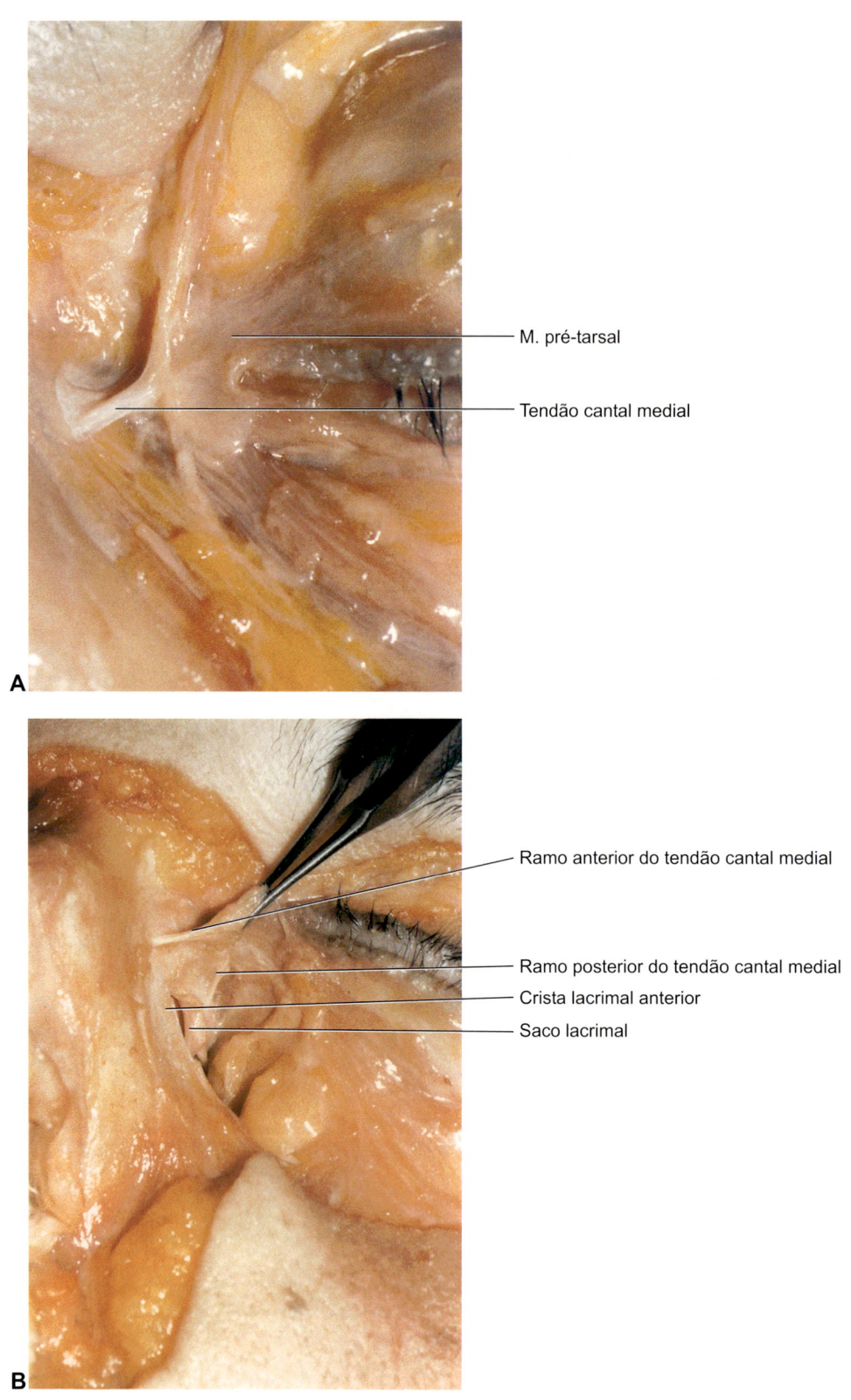

FIG. 14.6. Tendão cantal medial. A. As cabeças superficiais dos músculos pré-tarsais se tornam o tendão cantal medial. **B.** O ramo anterior do tendão cantal medial está refletido superiormente para demonstrar o ramo posterior do tendão cantal medial. O saco lacrimal superior situa-se entre esses dois ramos, e a área inferior do tendão cantal medial tem que ser incisada para expô-lo completamente. A crista lacrimal anterior marca o limite anterior da fossa lacrimal.

anterior, posterior e vertical do complexo do tendão cantal medial fornecem todos algum suporte ao canto medial. O ramo posterior é o determinante principal do ângulo cantal medial; interrupção somente do ramo anterior, que tem uma base larga, não altera significativamente a posição do canto medial e pode ser reparada com sutura simples do tendão anterior. A lesão do componente posterior, no entanto, causa um desvio anterior do canto e tem que ser reparada por amarração com fio metálico à crista lacrimal posterior.

▪ TENDÃO CANTAL LATERAL

Lateralmente, os músculos pré-tarsais se juntam para formar o tendão cantal lateral, o qual se insere no periósteo do tubérculo orbitário de Whitnall aproximadamente 5 mm atrás da margem (Fig. 14.7). Há desacordo sobre a anatomia nessa região. Alguns autores descrevem uma cabeça superficial do tendão inserindo-se anteriormente no periósteo da margem. Também não há consenso sobre se o septo orbitário fica superficial ou profundo ao tendão cantal lateral. Embora a anatomia do tendão cantal lateral propriamente dito seja razoavelmente simples, há discordância sobre se ele se origina do músculo pré-tarsal, da placa tarsal, da fáscia ou de alguma combinação destes. Outras estruturas que se fixam no retináculo lateral juntamente com o tendão lateral incluem o corno lateral da aponeurose levantadora, o ligamento suspensor do globo (ligamento de Lockwood) e o ligamento lateral do reto lateral.

▪ SEPTO E GORDURA ORBITÁRIOS

O septo orbitário é uma estrutura-chave em blefaroplastia cosmética e um marco importante em cirurgia palpebral funcional, tal como cirurgia de ptose (Fig. 14.8). A origem do septo segue estreitamente a margem orbitária, exceto nas áreas cantais medial e lateral. Essa estrutura fibrosa origina-se do periósteo das margens orbitárias incluindo o resistente *arcus marginalis* do periósteo frontal. Ela se situa profundamente ao músculo orbicular do olho; na pálpebra superior, funde-se com a aponeurose levantadora a aproximadamente 2 ou 3 mm acima do tarso (na pálpebra não asiática). Na pálpebra inferior, o septo se funde com a fáscia capsulopalpebral, que é análoga à aponeurose levantadora da pálpebra superior, aproximadamente 5 mm abaixo do tarso. Medialmente, ele se fixa na crista lacrimal posterior; na pálpebra inferior, também tem alguma inserção na crista lacrimal anterior. Na área cantal lateral, o septo acompanha e se funde com o tendão cantal lateral.

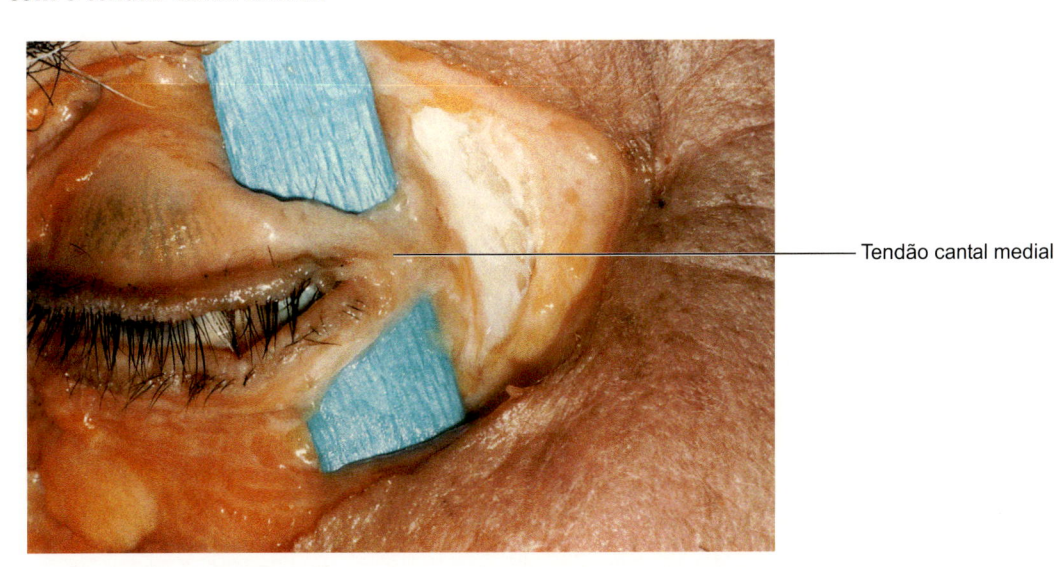

FIG. 14.7. Tendão cantal lateral. O tendão cantal lateral se insere no tubérculo orbitário de Whitnall a aproximadamente 5 mm atrás da margem.

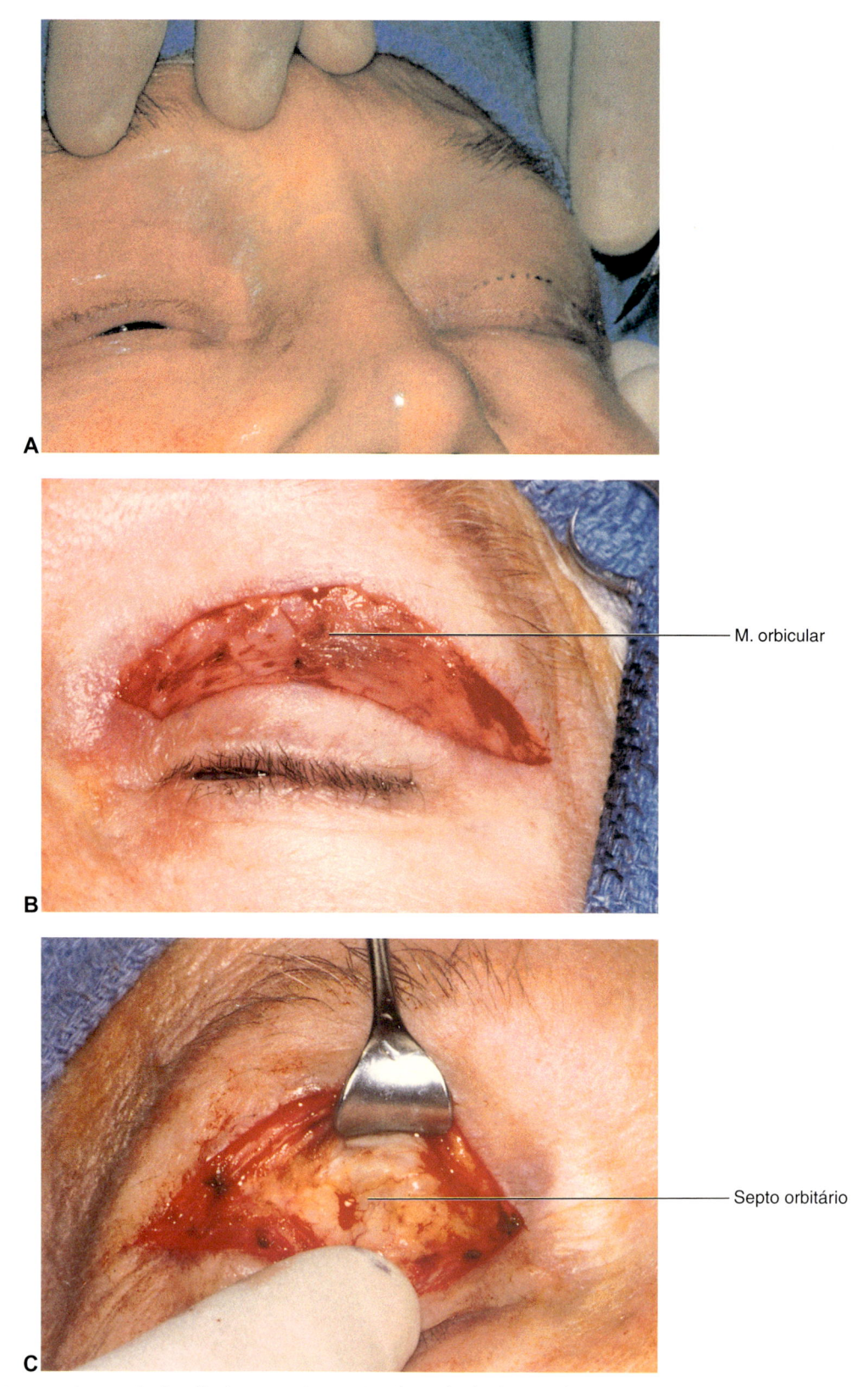

FIG. 14.8. Anatomia da pálpebra superior. A. O sulco palpebral normal em uma não asiática situa-se a aproximadamente 8 a 10 mm acima da linha dos cílios. **B.** O músculo orbicular do olho está situado imediatamente embaixo da pele. **C.** O septo orbitário salienta-se com leve pressão digital.

CAPÍTULO 14 ▪ PÁLPEBRAS, ÓRBITA ANTERIOR E SISTEMA LACRIMAL

A — Septo orbitário / Septo orbitário

B — Gordura orbitária herniada

C — Bolsa média de gordura / Ligamento de Whitnall / Aponeurose levantadora

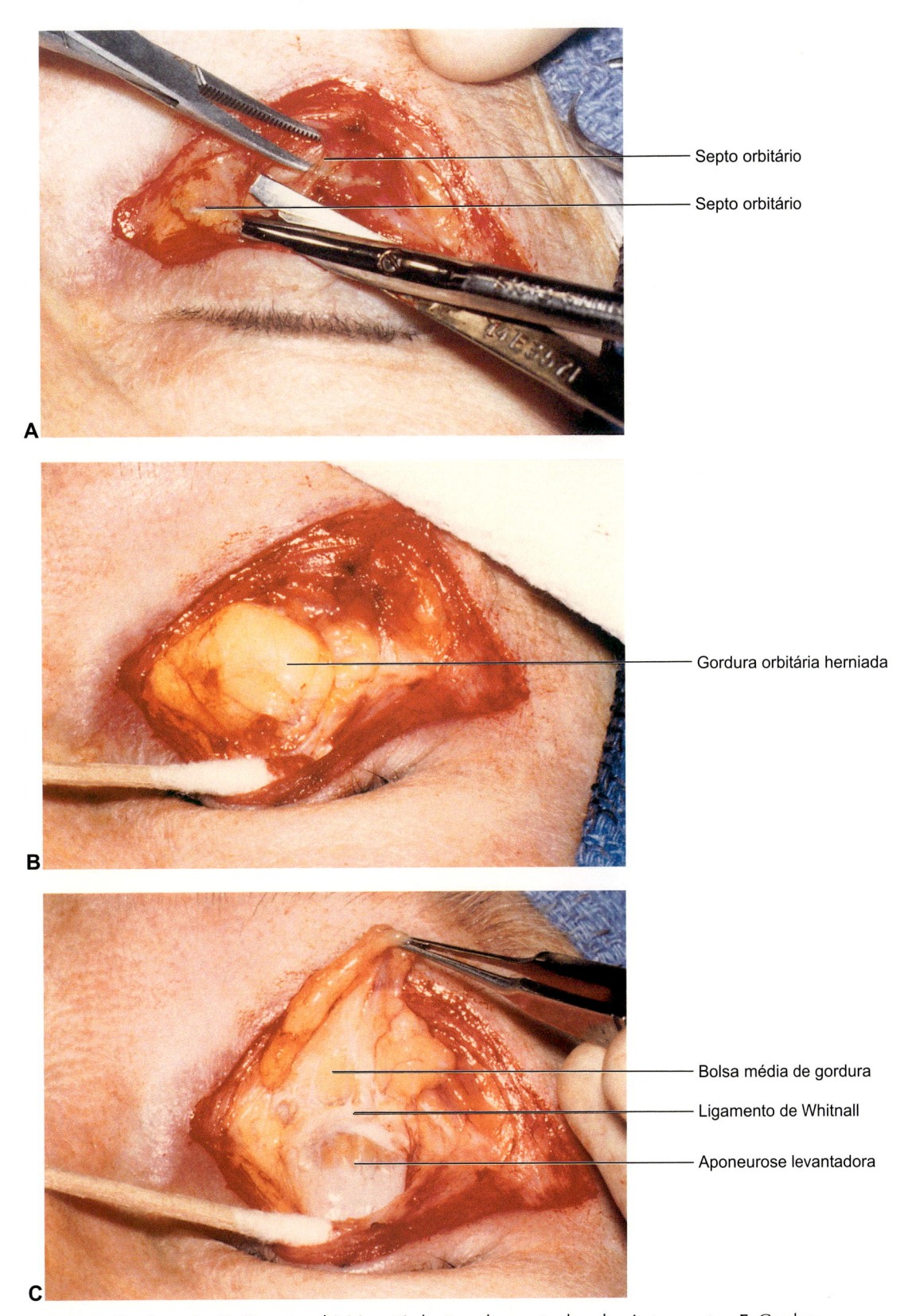

FIG. 14.8. *Continuação.* **D.** O septo orbitário está aberto e demonstrado sobre instrumentos. **E.** Gordura orbitária herniada. **F.** A gordura está afastada para demonstrar o músculo levantador mais profundo em transição para a aponeurose levantadora com o ligamento de Whitnall.

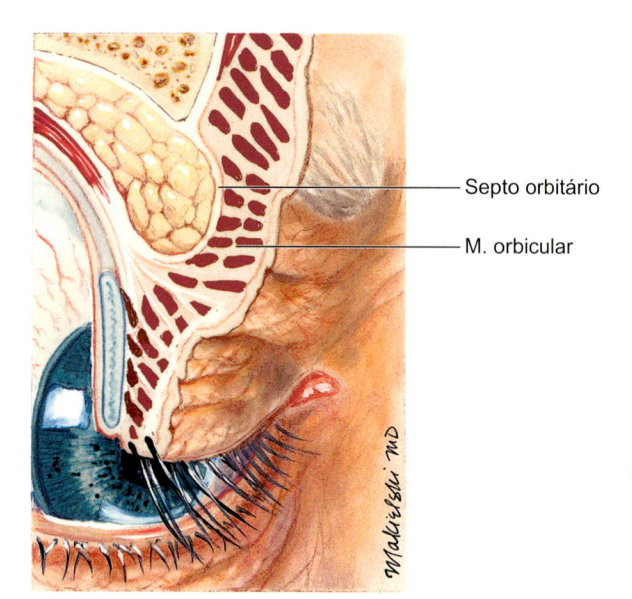

FIG. 14.9. Pálpebra superior em envelhecimento. O septo orbitário e o músculo orbicular do olho estão enfraquecidos pela idade, resultando em pseudo-herniação de gordura orbitária.

O septo é mais delgado medialmente, e o septo inteiro enfraquece com a idade, permitindo pseudo-herniação da gordura subjacente (Fig. 14.9). Essa gordura é um marco valioso do músculo levantador subjacente em cirurgia de ptose; ela pode ser particularmente útil em casos de revisão para diferenciar a aponeurose levantadora do septo ou de cicatrização cirúrgica. Há duas bolsas de gordura na pálpebra superior: central e nasal. Essas duas áreas anatômicas são separadas por alguns filamentos fasciais finos do ligamento de Whitnall.

A glândula lacrimal está situada lateralmente na pálpebra superior e é facilmente distinguida da gordura orbitária pela localização e por sua consistência glandular. A bolsa adiposa nasal das pálpebras superior e inferior é mais branca e mais fibrosa do que a gordura amarela, menos densa, das outras bolsas (Fig. 14.10). Em situações com corpos adiposos pseudo-herniados das pálpebras inferiores, esses corpos adiposos podem ser tratados através de uma via de acesso transcutânea ou transconjuntival (Fig. 14.11). Há três bolsas de gordura das pálpebras inferiores: nasal, central e temporal.

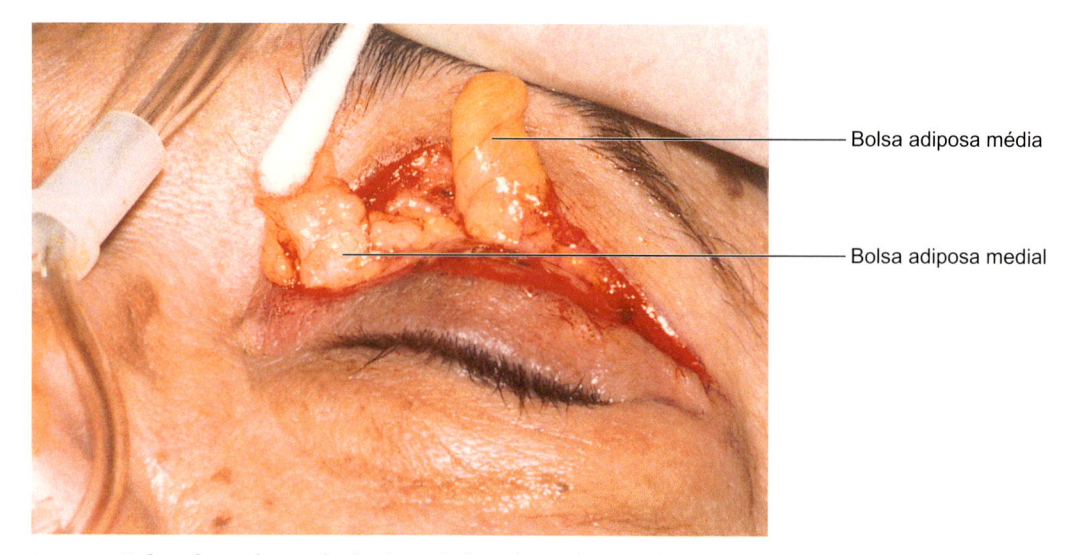

FIG. 14.10. Bolsas de gordura palpebrais. As bolsas de gordura mediais nas pálpebras superior e inferior são mais brancas e mais fibrosas do que as bolsas de gordura centrais.

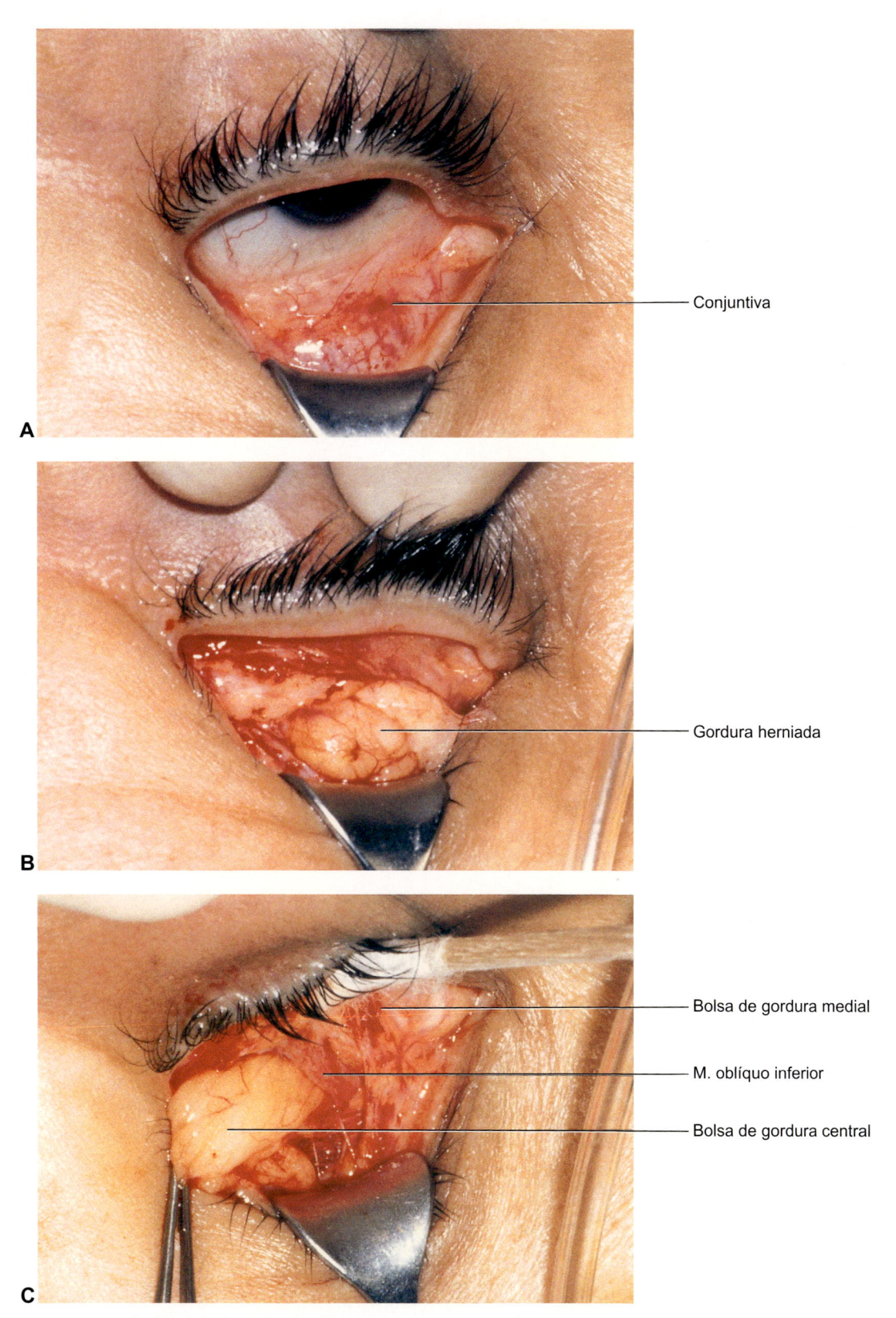

FIG. 14.11. Pálpebra inferior pela via de acesso transconjuntival. A. A conjuntiva é exposta. **B.** A conjuntiva e os afastadores da pálpebra inferior estão incisados; gordura herniada é visível. **C.** O músculo oblíquo inferior corre entre as bolsas de gordura medial e central e, juntamente com a margem orbitária, é um marco da profundidade da excisão de gordura.

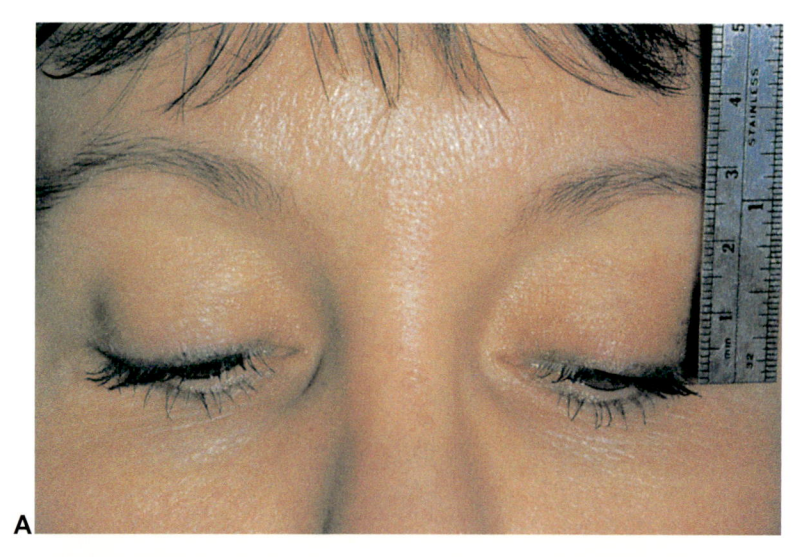

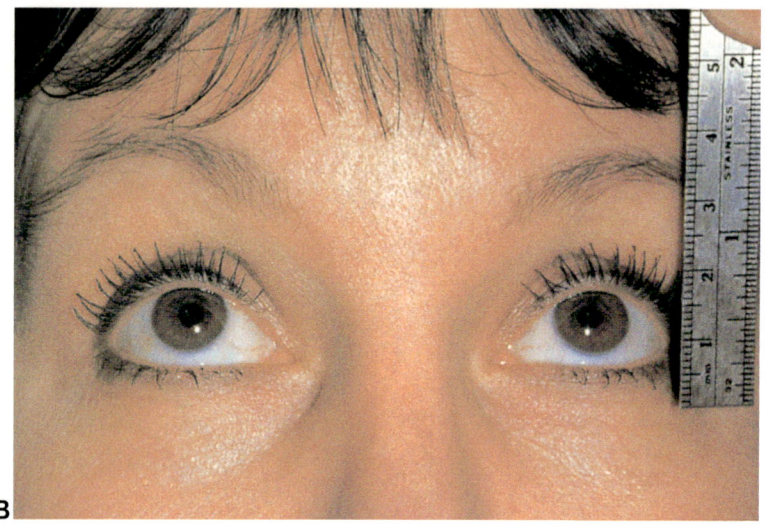

FIG. 14.12. Função do músculo levantador. A, B. A excursão palpebral completa é medida comparando-se a posição da pálpebra superior ao olhar para baixo e para cima. O supercílio deve ser estabilizado manualmente para impedir movimento do músculo frontal; 15 a 18 mm de excursão é o normal. A função levantadora é tipicamente regular a boa, no caso de ptose adquirida, e freqüentemente é má em caso de ptose congênita.

■ APONEUROSE LEVANTADORA

A aponeurose levantadora está localizada imediatamente profunda à gordura pré-aponeurótica na pálpebra superior. O músculo levantador se origina da asa menor do esfenóide no ápice da órbita e é o principal responsável pelo levantamento da pálpebra superior (Figs. 14.12 e 14.13). O músculo levantador é inervado pelo ramo superior do terceiro nervo craniano. O músculo se adelgaça para formar uma aponeurose e perde suas fibras musculares na área do ligamento de Whitnall. O ligamento de Whitnall é uma condensação da bainha superior do músculo levantador. Ele se insere nasalmente na fáscia que rodeia a tróclea e lateralmente na cápsula da glândula lacrimal (Fig. 14.14); atua como um ligamento suspensor da pálpebra superior. A porção muscular do levantador tem aproximadamente 40 mm de comprimento e a porção aponeurótica, aproximadamente, 14 a 20 mm de comprimento.

Abaixo do ligamento de Whitnall, a aponeurose levantadora se abre em leque, dando os cornos medial e lateral. O corno medial da aponeurose levantadora se funde com o ramo poste-

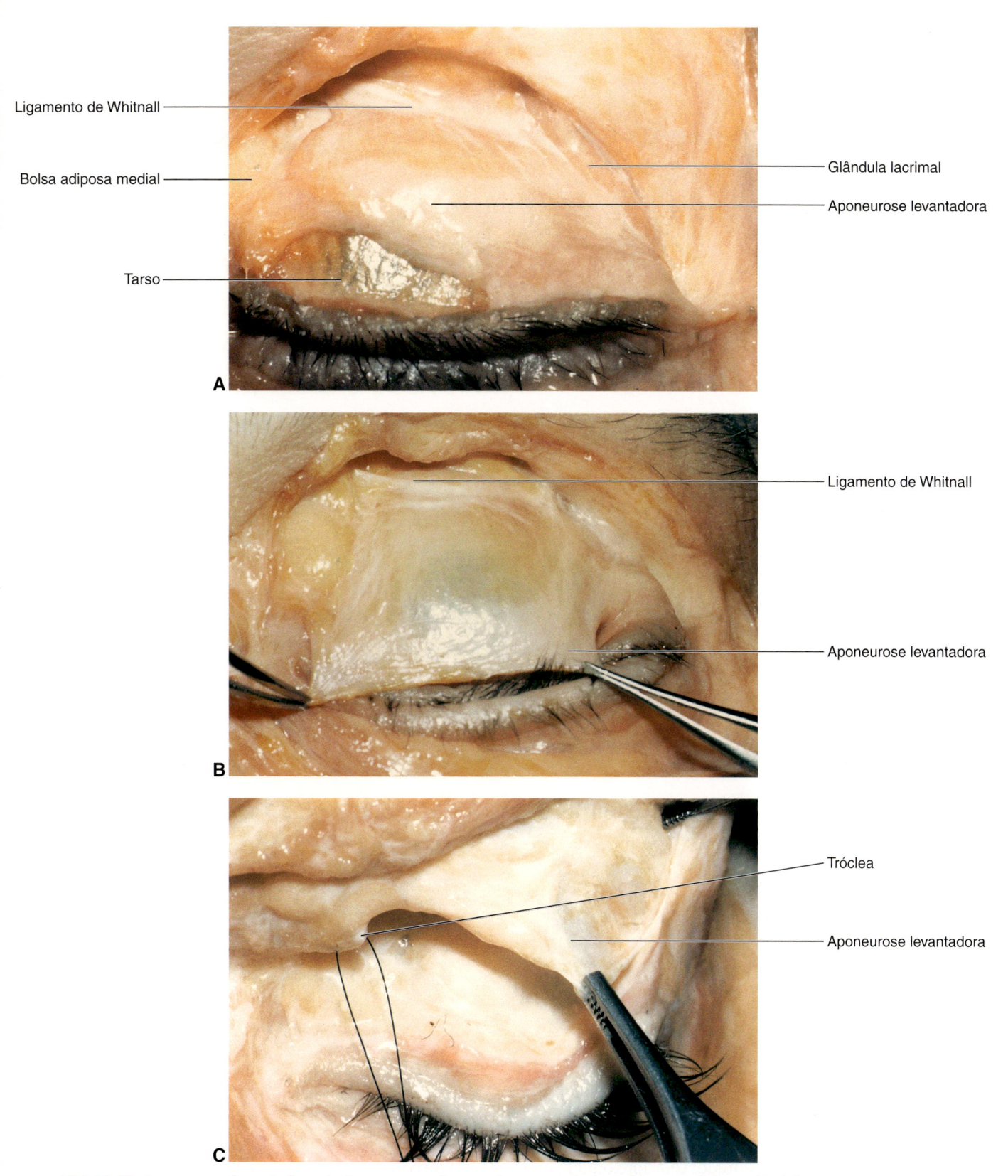

FIG. 14.13. Aponeurose levantadora. A. A aponeurose levantadora com a bolsa adiposa medial e a glândula lacrimal. **B.** O levantador está estendido para demonstrar melhor o ligamento de Whitnall. **C.** O ligamento de Whitnall é fixado à fáscia em torno da tróclea medialmente. (*Continua.*)

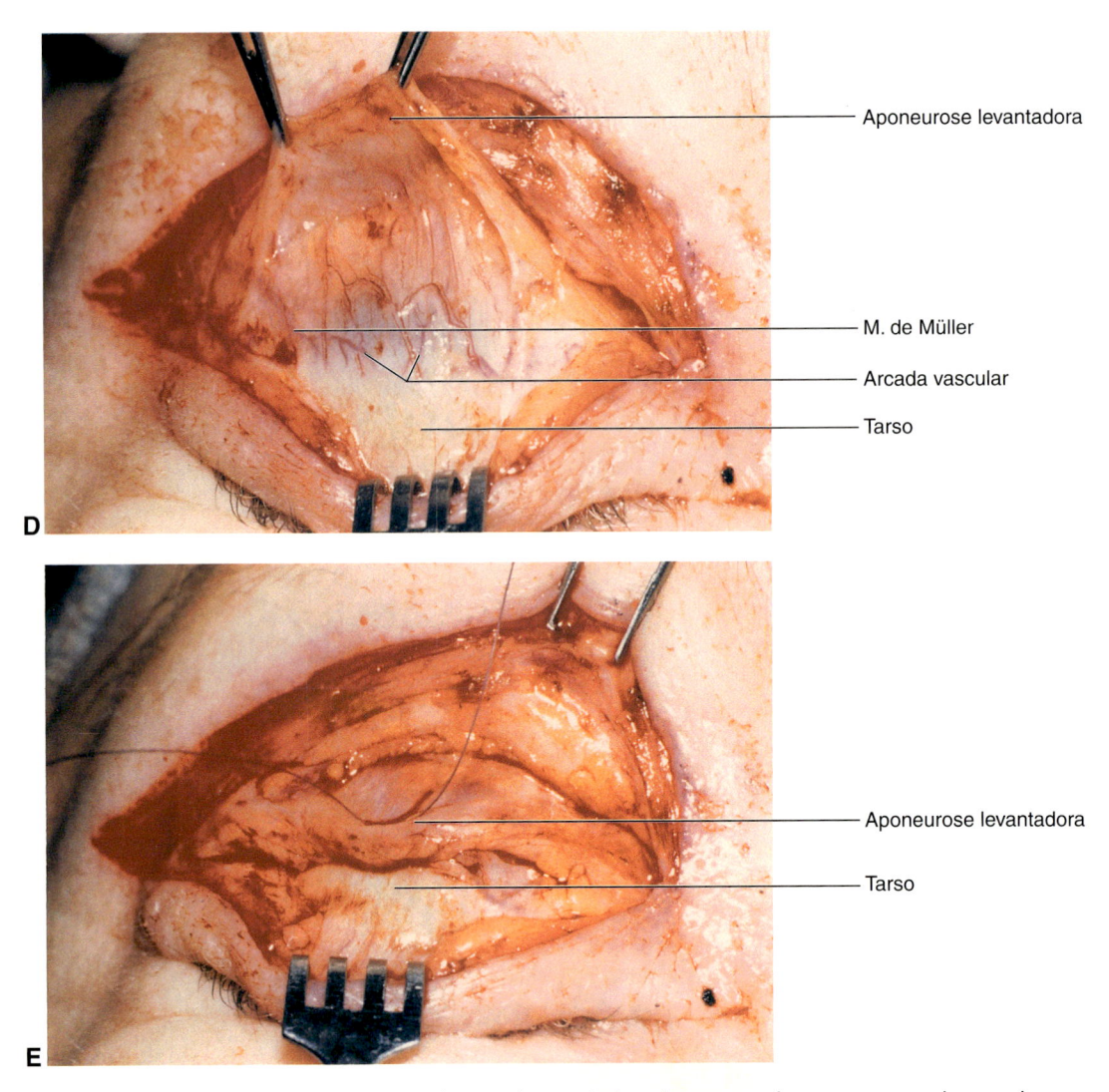

FIG. 14.13. *Continuação.* **D.** A aponeurose levantadora está elevada, mostrando o tarso, a arcada vascular e o músculo de Müller. **E.** A aponeurose levantadora é avançada e suturada ao tarso em uma reparação de ptose.

rior do tendão cantal medial e se fixa na crista lacrimal posterior. O corno lateral da aponeurose separa parcialmente a glândula lacrimal em porções lacrimal e palpebral. Ele se insere no tendão cantal lateral no retináculo lateral. O corno lateral da aponeurose é consideravelmente mais forte do que o corno medial. Na porção média da pálpebra superior, a aponeurose se funde com o septo orbitário a aproximadamente 3 mm acima do tarso em caucasianas e alguns milímetros abaixo do tarso em asiáticas (Fig. 14.2). Desse ponto de fusão, a aponeurose levantadora envia fibras para se inserirem no orbicular do olho e criar a prega palpebral. A maior parte da aponeurose levantadora continua inferiormente e se fixa na placa tarsal, começando aproximadamente 3 mm abaixo da sua superfície superior.

■ MÚSCULO DE MÜLLER

Imediatamente profundo à aponeurose levantadora na pálpebra superior, originando-se das fibras estriadas terminais do músculo levantador, situa-se o músculo de Müller. Este músculo liso está sob controle simpático e corre aproximadamente 10 mm até se fixar no tarso. Ele é estreitamente associado ao tarso e à arcada vascular subjacentes. A contração do músculo de Müller contribui com, aproximadamente, 2 mm para a altura palpebral.

—Septo orbitário e gordura subjacente
—M. orbicular

—Expansão anterior do ligamento de Lockwood

—Afastadores da pálpebra inferior

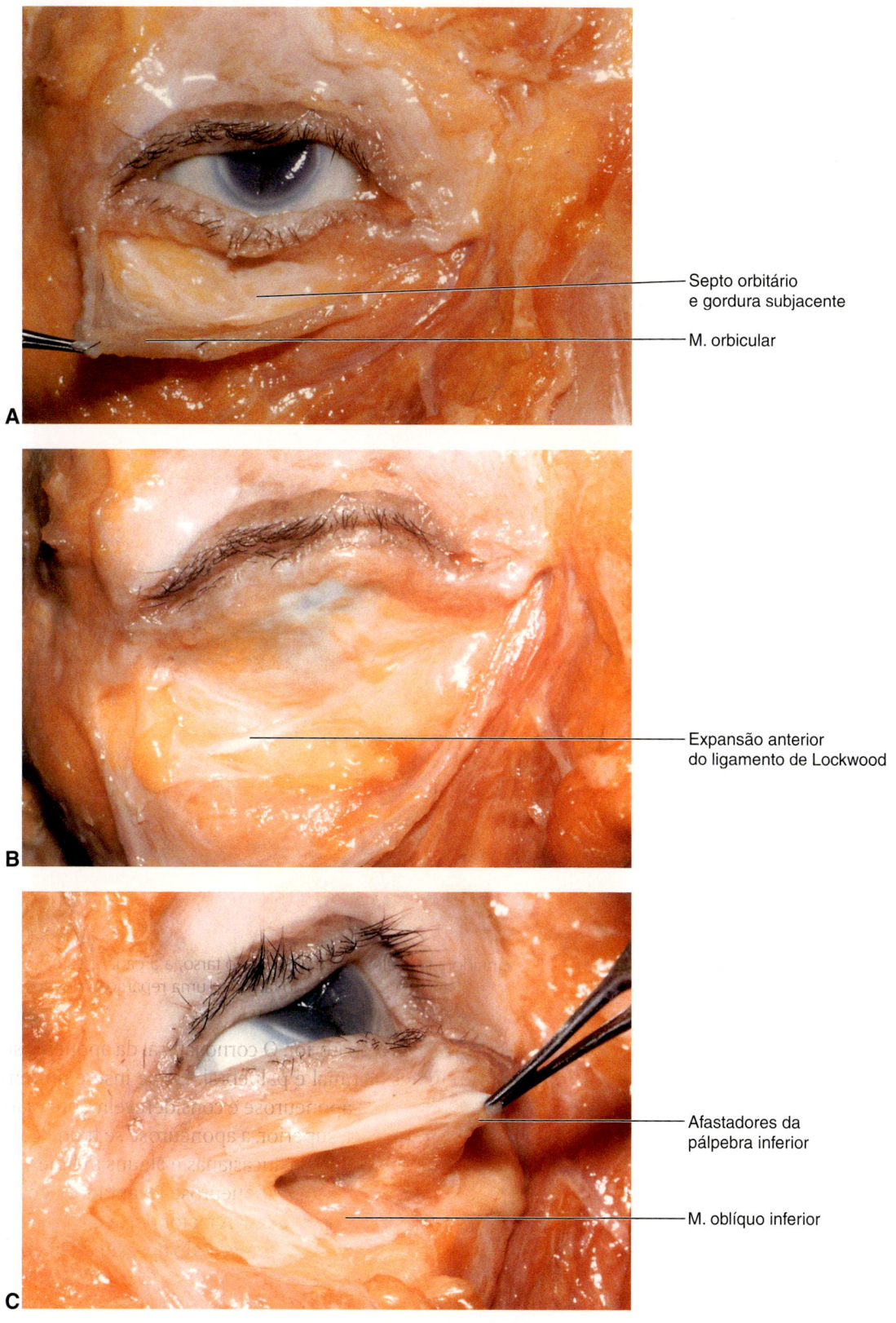

—M. oblíquo inferior

FIG. 14.14. Anatomia da pálpebra inferior. A. O músculo orbicular do olho está afastado para revelar o septo orbitário e a gordura subjacente. **B.** Com o septo aberto, a expansão anterior do ligamento de Lockwood (também chamada expansão arqueada do oblíquo inferior) é vista separando a bolsa adiposa central da bolsa adiposa lateral. **C.** Os afastadores da pálpebra inferior estão elevados para demonstrar o músculo oblíquo inferior. O músculo oblíquo inferior separa o compartimento adiposo medial do compartimento adiposo central. (*Continua.*)

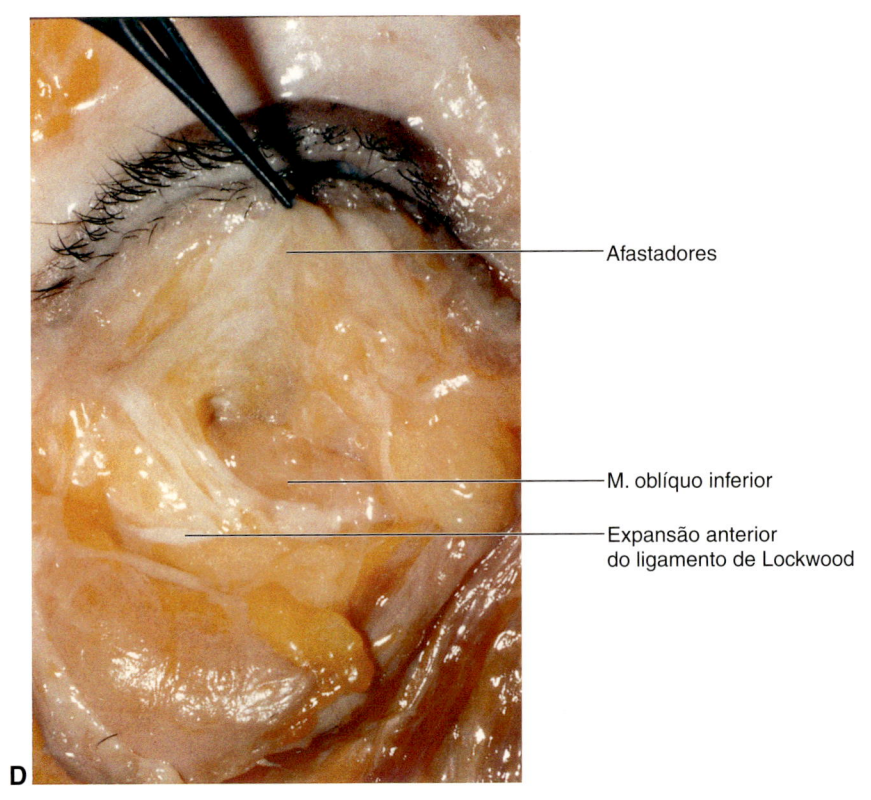

FIG. 14.14. *Continuação*. **D**. O músculo oblíquo inferior, os retratores e a expansão do ligamento de Lockwood são vistos.

■ PLACAS TARSAIS

As placas tarsais das pálpebras superior e inferior são compostas de tecido conjuntivo denso (não cartilagem). As glândulas de Meibomio estão contidas dentro delas. As placas tarsais se estendem desde o *punctum* medialmente até 4 a 5 mm desde o canto lateral. Elas se tornam menos bem definidas e menos adequadas para reparações tanto medial quanto lateralmente. O tarso superior tem aproximadamente 10 mm de largura na linha mediana; o tarso inferior é consideravelmente menor. A conjuntiva é fixada firmemente ao tarso posterior em ambas as pálpebras superior e inferior.

■ ESTRUTURAS DA PÁLPEBRA INFERIOR

As pálpebras superior e inferior possuem estruturas análogas, mas elas são menos bem definidas na pálpebra inferior. Isso pode ser mais bem apreciado em um corte transversal das pálpebras e da órbita anterior (Fig. 14.4). A fáscia capsulopalpebral da pálpebra inferior é análoga à aponeurose levantadora da pálpebra superior. Ela se origina do músculo reto inferior e, a seguir, se divide para rodear o músculo oblíquo inferior. Quando se recombina, contribui para o ligamento de Lockwood e a seguir se funde com o septo a aproximadamente 5 mm abaixo do tarso. Ela afinal se fixa na borda inferior do tarso. A fáscia capsulopalpebral, diferentemente do músculo levantador, não possui fibras musculares por si própria, mas transmite a contração do reto inferior. Quando um indivíduo olha para baixo, o movimento transmitido faz a pálpebra abaixar-se. Uma deiscência da fáscia capsulopalpebral é uma causa de entrópio. Profundamente à fáscia capsulopalpebral está situado o músculo tarsal inferior (simpático), que é análogo ao músculo de Müller na pálpebra superior. Sua extensão posterior, similarmente àquela da fáscia capsulopalpebral,

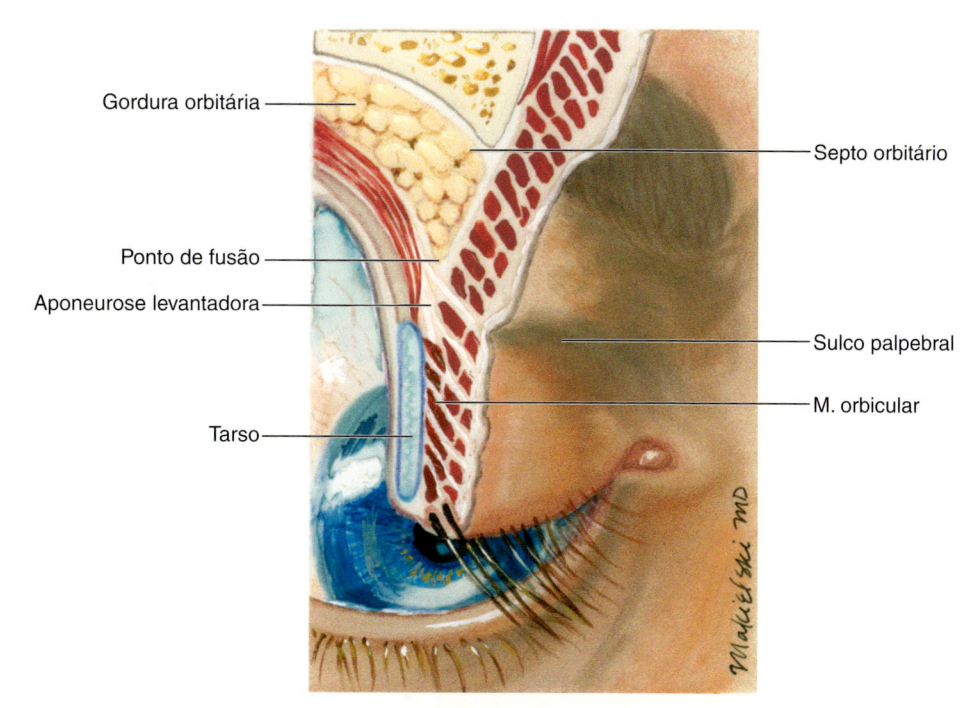

FIG. 14.15. Pálpebra superior caucasiana/africana (não asiática). O septo orbitário e a aponeurose levantadora se fundem acima do tarso. Fibras da aponeurose levantadora se estendem à derme para criar a prega palpebral.

circunda o músculo oblíquo inferior e a seguir se fixa na bainha do reto inferior para ajudar a formar o ligamento de Lockwood (um espessamento da fáscia, semelhante a uma rede de dormir, que se insere nos retináculos lateral e medial). Filamentos fibrosos entre o septo orbitário e a fáscia capsulopalpebral separam as bolsas adiposas temporal e central.

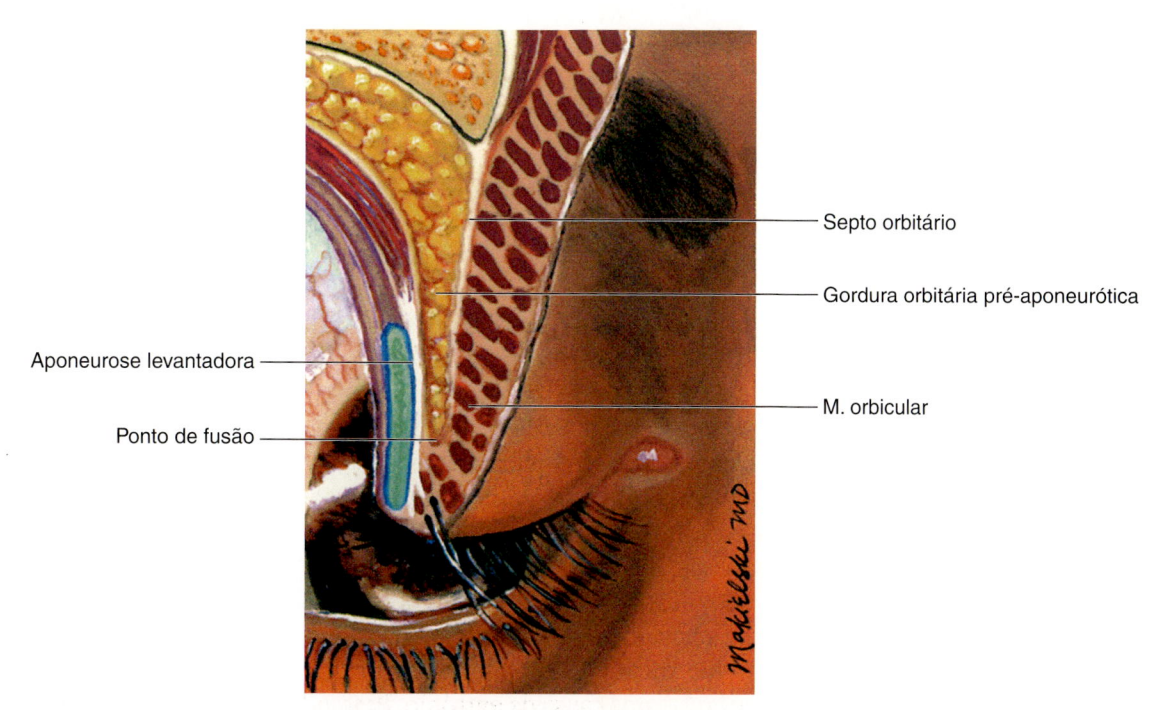

FIG. 14.16. Pálpebra superior asiática. O septo orbitário e a aponeurose levantadora se fundem abaixo da borda superior do tarso. Gordura orbitária pré-aponeurótica se estende inferiormente entre a aponeurose levantadora e o músculo orbicular do olho.

DIFERENÇAS RACIAIS NA ANATOMIA PALPEBRAL

As principais diferenças entre a pálpebra típica asiática e a caucasiana são: (1) a pele asiática é um pouco mais espessa, (2) os asiáticos comumente têm uma bolsa adiposa submuscular entre o músculo orbicular do olho e o septo, (3) a aponeurose levantadora asiática se funde com o septo abaixo da superfície superior do tarso (Figs. 14.15 e 14.16). Essas características resultam em uma pálpebra mais cheia em virtude da localização mais inferior da gordura pré-aponeurótica. A prega palpebral é mais inferior, porque as fibras levantadoras não se inserem subcutaneamente acima do tarso.

O sulco palpebral em asiáticos tem em média 5,8 a 7,2 mm, em comparação com 7 a 10 mm em caucasianos. Similarmente, a fissura palpebral é de 7,6 a 9,4 mm em asiáticos e de 12 a 14 mm em caucasianos (Liu e Hsu, 1986). A prega epicântica é uma prega semilunar de pele que se estende do sulco da pálpebra superior à área cantal medial. Ela está presente em muitos asiáticos (variadamente descrita em 40% a 90%) e alguns caucasianos. Pálpebra simples comumente significa uma pálpebra essencialmente sem sulco. Uma pálpebra com sulco é muitas vezes chamada pálpebra dupla. A pálpebra dupla externa tem uma prega de 7 a 10 mm e se assemelha à pálpebra caucasiana. A pálpebra dupla interna tem uma prega muito mais baixa de 3 a 5 mm, a qual usualmente se funde na prega epicântica (Fig. 14.2).

SISTEMA LACRIMAL

O sistema lacrimal é conceitualmente simples, mas fisiologicamente complexo (Fig. 14.17). A película da lágrima é produzida, principalmente, pela glândula lacrimal, com contribuições das

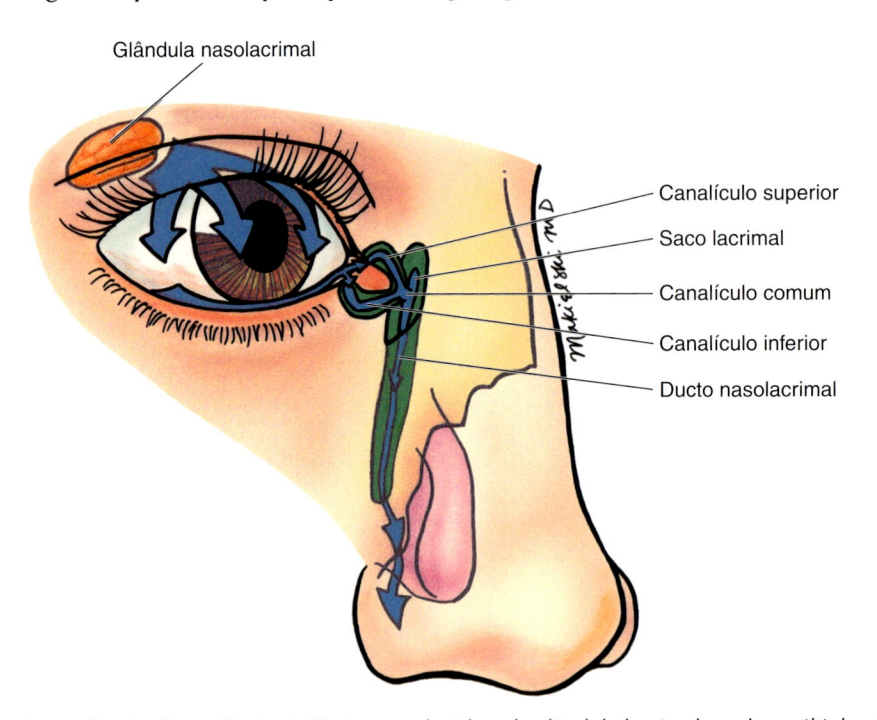

FIG. 14.17. Sistema lacrimal. A película de lágrima produzida pela glândula lacrimal e pelas múltiplas glândulas acessórias atinge os *puncta* superior e inferior localizados a 5 a 7 mm do canto medial. O *punctum* inferior é, em geral, ligeiramente mais lateral que o canto medial e é o mais importante dos dois. A abertura do *punctum* tem aproximadamente 0,3 mm de diâmetro, mas pode facilmente ser dilatada para se explorar os ductos. Imediatamente abaixo dos *puncta* situa-se a ampola, uma dilatação dos canalículos antes de eles se voltarem horizontalmente. Os dois canalículos se unem para formar um ducto comum antes de drenar para dentro do saco lacrimal. O saco lacrimal tem aproximadamente 15 mm de altura e se esvazia no ducto nasolacrimal, que tem aproximadamente 10 a 12 mm de comprimento. Ele drena para dentro do meato inferior aproximadamente a 15 mm do soalho nasal. Intranasalmente, o saco lacrimal está localizado ao nível do meato médio.

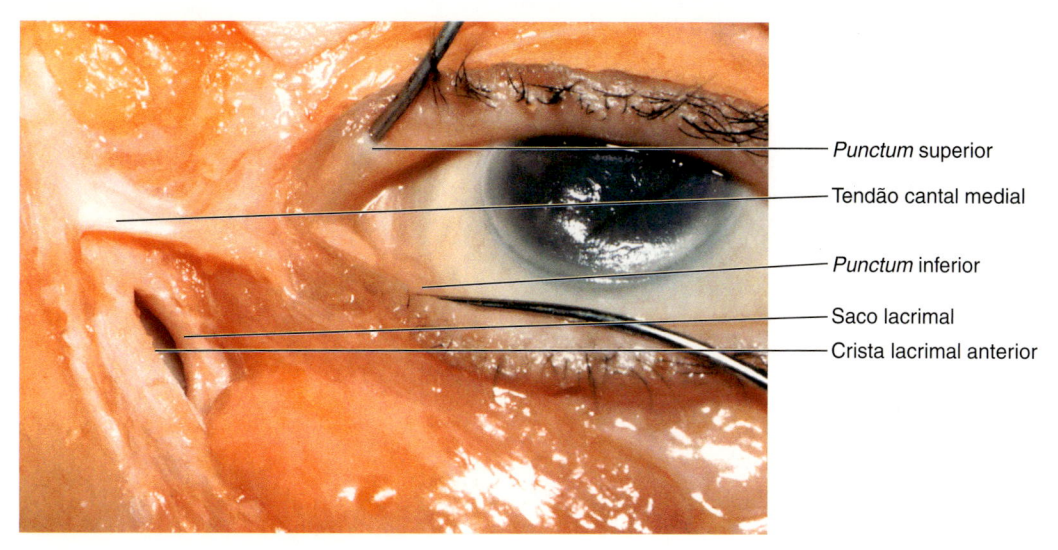

FIG. 14.18. Saco e fossa lacrimais. Exploradores estão penetrando nos *puncta* superior e inferior para delinear os canalículos.

células caliciformes secretoras de mucina, das glândulas exócrinas lacrimais acessórias de Krause e Wolfring, das glândulas de Meibomio produtoras de óleo e das glândulas palpebrais de Zeis e Moll. Os dúctulos lacrimais da porção palpebral da glândula lacrimal drenam para a conjuntiva lateral superior. O lobo orbitário não possui dúctulos próprios e tem que drenar através do lobo palpebral.

O sistema de drenagem lacrimal começa com os *puncta* superior e inferior (Fig. 14.18). Eles são localizados 5 a 7 mm laterais ao canto, sendo o inferior ligeiramente mais lateral. A ampola do canalículo é uma ligeira dilatação da sua porção vertical imediatamente depois dos *puncta* antes de ele correr horizontalmente para o saco. Os dois canalículos usualmente se unem para formar um canalículo comum que, em seguida, entra no saco lacrimal superiormente e um pouco posteriormente; eles podem, no entanto, entrar separadamente. O saco lacrimal tem aproximadamente 15 mm de altura e repousa na fossa lacrimal óssea. Os poucos milímetros superiores do saco são cobertos pelas fibras inferiores do ramo anterior do tendão cantal medial. Essas fibras geralmente têm que ser seccionadas completamente para expor o saco lacrimal durante uma dacriocistorrinostomia. O saco lacrimal esvazia-se para dentro do ducto nasolacrimal, o qual atravessa um pouco mais de 1 cm do canal ósseo para entrar no meato inferior na cavidade nasal.

LEITURAS SUGERIDAS

1. Beard C, Quicken MN: *Anatomy of the orbit*, 2nd ed. Birmingham, AL: Aesculapius Publishing, 1977.
2. Callahan M, Beard C: *Beard's ptosis*, 4th ed. Birmingham, AL: Aesculapius Publishing, 1990.
3. Hornblass A, ed.: *Oculoplastic, orbital, and reconstructive surgery*, vol. I: eyelids. Baltimore: Williams & Wilkins, 1988.
4. Liu D, Hsu WM: Oriental eyelids. *Ophthalmic Plast Reconstr Surg* 1986;2:59-64.
5. Reeh MJ, Wobig JL, Wirtschaffer S: *Ophthalmic anatomy*. San Francisco, California: American Academy of Ophthalmology, 1981.
6. Zide BM, Jelks GW: *Surgical anatomy of the orbit*. New York: Raven Press, 1985.

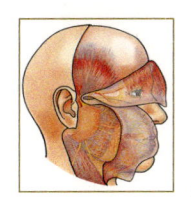

CAPÍTULO 15

Nariz

Os complexos contornos do nariz, mais do que qualquer outro aspecto anatômico, definem e caracterizam a face. A anatomia de superfície reflete uma combinação da estrutura do arcabouço ósseo/cartilaginoso subjacente e da vestimenta da pele e dos tecidos moles. Embora o contorno não possa ser analisado muito simplesmente, para finalidades reconstrutivas ele pode ser visualizado como uma combinação de planos individualizados que definem subunidades estéticas: o dorso, a parede lateral, o triângulo de tecidos moles, a asa e a ponta (Fig. 15.1). Sempre que possível, deve-se colocar as incisões nas junções desses planos e poupar a integridade da subunidade estética individual.

PROPORÇÕES NASAIS ESTÉTICAS

Em uma vista frontal, o nariz deve oferecer uma confluência simétrica das várias subunidades estéticas. Os marcos importantes incluem a glabela, o násio, o rínio, a supraponta, os pontos definidores da ponta, a asa, a junção asa-bochecha, o lóbulo, a junção asa-lóbulo, o sulco supra-alar, a columela e o triângulo de tecidos moles externo (Figs. 15.2, 15.3 e 15.4). Deve haver uma curva suave dos supercílios ao dorso nasal. A ponta do nariz demonstra um reflexo de luz dos dois pontos definidores da ponta.

Diversas proporções simples relacionam o nariz ao resto da face. A largura da base nasal é aproximadamente a distância intercantal. O nariz representa aproximadamente um terço da distância da linha do cabelo ao mento. O násio ou ângulo nasofrontal fica, aproximadamente, ao nível das pregas palpebrais superiores. Esses mesmos pontos topográficos são importantes nas vistas lateral, oblíqua e basal. A projeção nasal é mais bem apreciada em vista lateral. Ela é medida mais simplesmente usando-se um triângulo 3-4-5, como descrito por Crumley e Lancer (1988) (Fig. 15.5). Pela vista lateral, também se observa uma delicada quebra na supraponta e idealmente aparecem 2 ou 3 mm de columela. A columela deve ter uma delicada dupla quebra (uma columela reta devida ao encurtamento inapropriado do septo é um estigma cirúrgico não atraente) (Fig. 15.6).

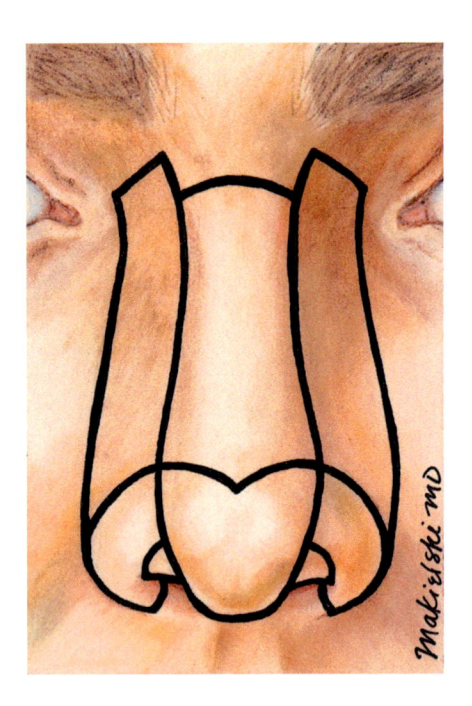

FIG. 15.1. Subunidades estéticas nasais. As paredes laterais nasais, o dorso, a asa, a ponta e os triângulos de tecido mole constituem subunidades individualizadas com características semelhantes de contorno. A reconstrução de uma subunidade inteira é desejável.

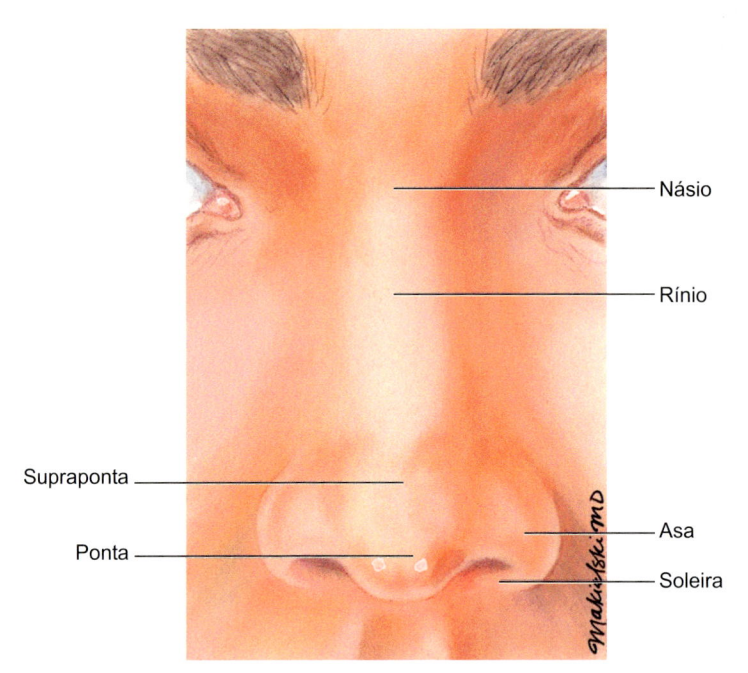

FIG. 15.2. Marcos nasais: vista frontal. O complexo contorno nasal e seus marcos representam uma combinação do arcabouço ósseo e cartilaginoso e o envoltório de pele-tecidos moles sobrejacente. Por exemplo, o násio corresponde à posição da sutura nasofrontal, mas sua profundidade também é afetada pelo músculo prócero. A largura percebida do nariz nesta vista é grandemente afetada pela altura do dorso nasal; um dorso mais alto cria um nariz de aparência mais estreita. Cartilagem lateral inferior normal mostra um duplo reflexo luminoso simétrico no ponto definidor da ponta na vista frontal.

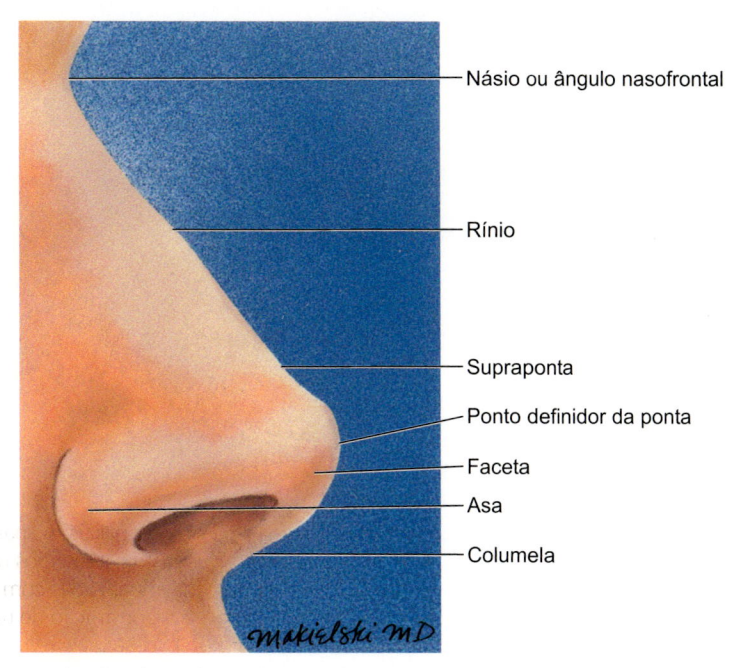

FIG. 15.3. Marcos nasais: vista lateral. Um leve enchimento no rínio e uma depressão sutil na supraponta freqüentemente são desejáveis. Em indivíduos de pele clara, vê-se um delicado triângulo externo de tecido mole. A asa tem um arco delicado superiormente e não é nem pendente nem retraída. A columela é um pouco visível, tem uma leve dupla quebra e cria um ângulo apropriado com o lábio.

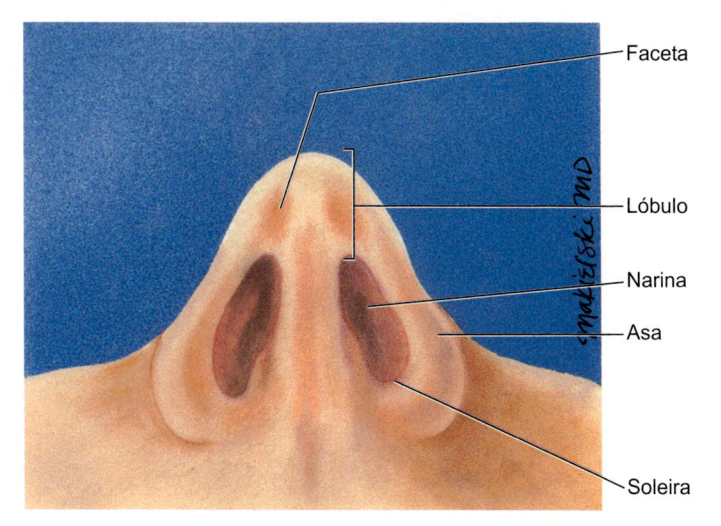

FIG. 15.4. Marcos nasais: vista basal. O contorno em forma de pêra da margem alar é visto. Os tamanhos relativos do lóbulo e da asa podem ser apreciados. As facetas de tecido mole são delicadas com uma margem lisa. A soleira da narina cria uma curva delicada onde a asa desaparece gradualmente dentro da base nasal.

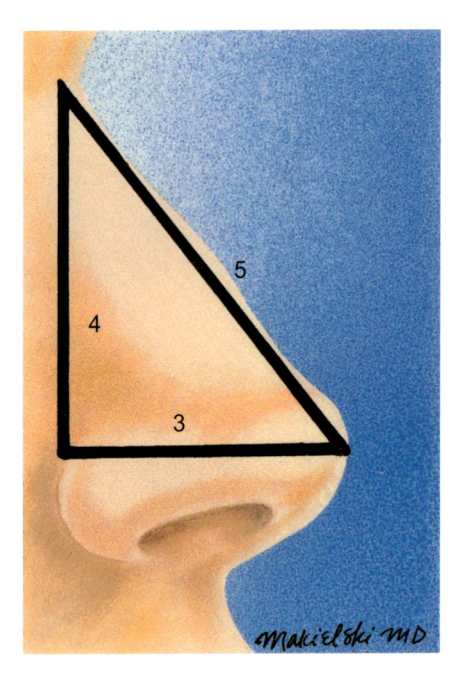

FIG. 15.5. Projeção da ponta nasal: triângulo 3-4-5. Um triângulo 3-4-5 descreve boa projeção da ponta. Uma linha do násio à ponta é a hipotenusa; uma segunda linha é traçada do násio ao sulco alar e conectada com uma linha perpendicular a partir da ponta. Esta análise simples não considera as relações da projeção nasal com a altura do lábio e da mandíbula. (Modificado de Crumley RJ, Lancer M: Quantitative analysis of nasal tip projection. *Laryngoscope* 1988;98:202–208.)

A asa e a columela devem ser analisadas separadamente e como um complexo. A columela e as margens alares devem manter um ângulo com a horizontal de Frankfort de aproximadamente 20° ou com o plano facial de aproximadamente 70°. Irregularidades sutis, como a columela pendente e asa em capuz, ou variações nas suas inclinações em relação ao plano facial, necessitam de ser atacadas especificamente em procedimentos de rinoplastia (Fig. 15.7).

Em geral, controla-se a columela alterando o comprimento do septo e os pilares mediais (encurtamento com excisão ou extensão com enxertos), e altera-se a asa por excisão ou enxerto dos pilares laterais e excisão direta de tecido mole. O ângulo entre o lábio e a columela não deve ser demasiado agudo nem demasiado obtuso; 90 a 115° é uma faixa estética, com os homens tendo um ângulo mais agudo.

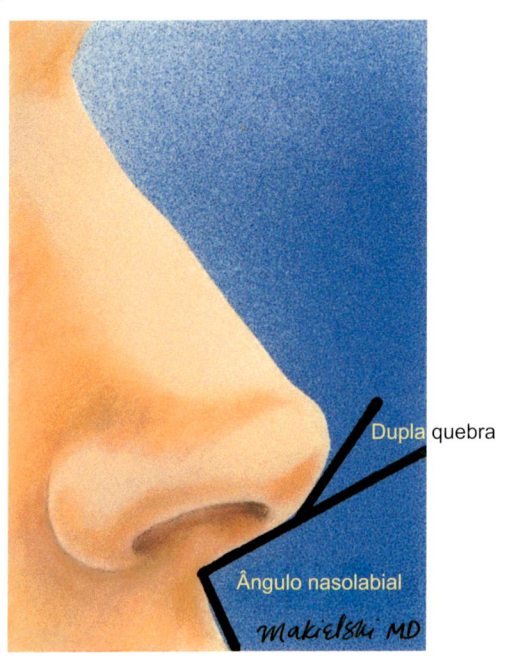

FIG. 15.6. Ângulo nasolabial e dupla quebra. Em uma vista lateral, a columela contém uma dupla quebra, que corresponde ao ângulo septal médio.

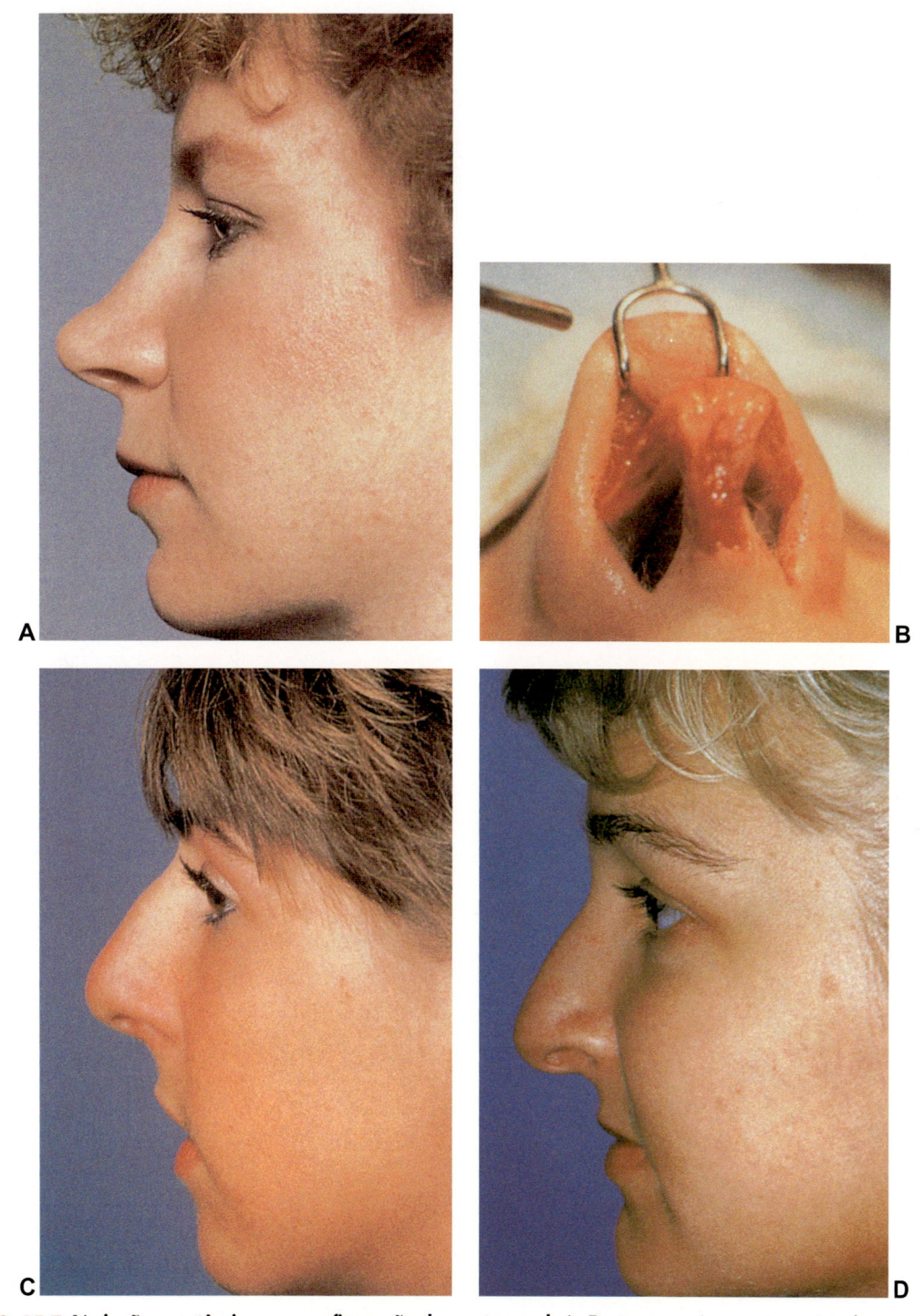

FIG. 15.7. Variações anatômicas na configuração da ponta nasal. A. Ponta excessivamente projetada secundária à cartilagem lateral inferior proeminente. **B.** Vista operatória das cartilagens da ponta em A. **C.** Ângulo nasolabial mais obtuso secundário a uma espinha nasal proeminente. **D.** A relação esteticamente importante entre a columela e a asa é determinada pela posição relativa da asa (retraída ou em capuz) e a columela (retraída ou pendente). Nesta paciente, uma proeminência relativa da columela é causada pelas elevações alar e proeminência columelar. A posição alar geralmente é difícil de alterar. A columela pode ser encurtada excisando-se parte do sistema caudal e/ou pilares mediais ou alongada com enxertos cartilaginosos. *(Continua.)*

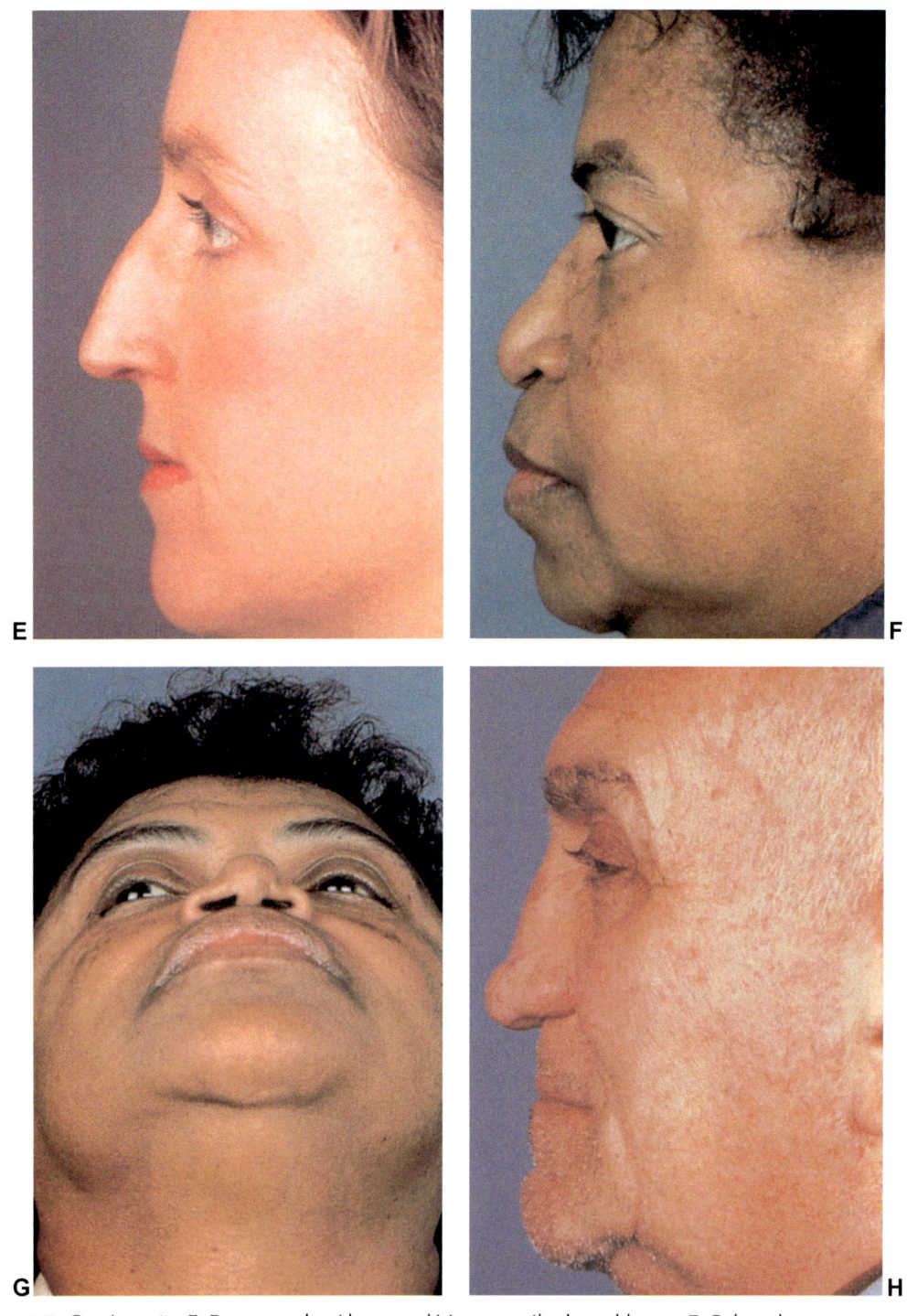

FIG. 15.7. *Continuação.* **E.** Ponta nasal caída secundária a um pilar lateral longo. **F.** Columela curta com disparidade alar-lobular. **G.** Vista basal de **F** demonstra uma disparidade columelolobular. O lóbulo neste indivíduo na realidade é maior que a columela, enquanto a columela normalmente tem o dobro do comprimento. **H.** A perda de mecanismos de suporte da ponta com a idade resulta em nariz mais longo e ângulo nasolabial mais agudo.

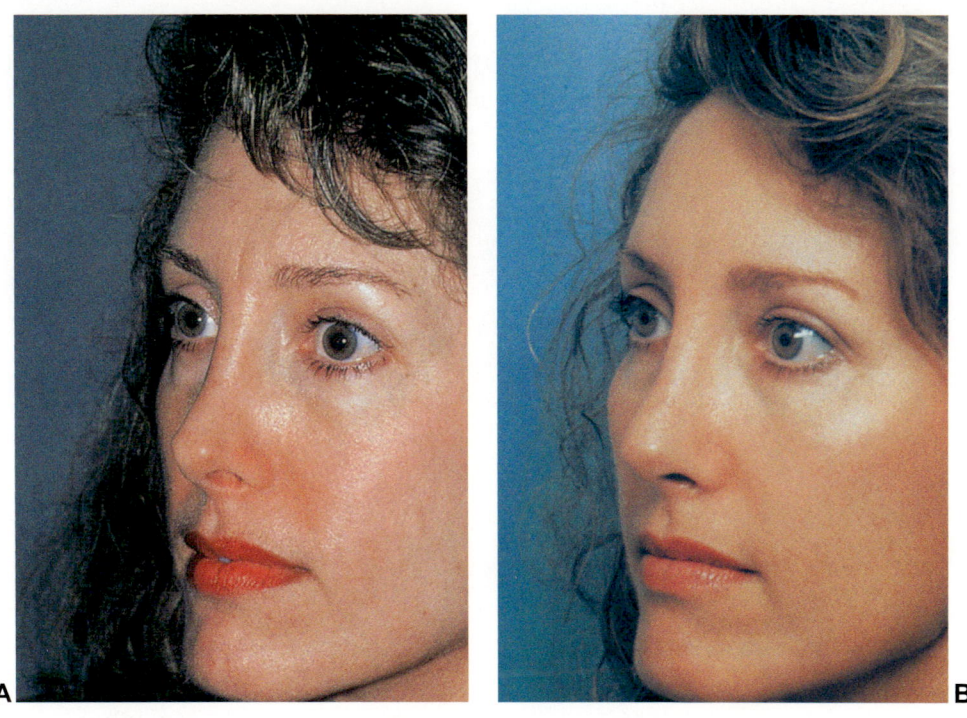

FIG. 15.8. Vista oblíqua do nariz. A vista oblíqua é essencial para análise facial e descreve a linha suave desde o supercílio até a área da ponta nasal. A paciente é vista antes (**A**) e depois (**B**) de rinoplastia e implantes malares.

A vista oblíqua é obrigatória para estudo do perfil (Fig. 15.8). A curva delicada vista desde a margem supra-orbitária pelo dorso abaixo é acentuada, e se observa a relação do lóbulo, da columela e da asa. A vista basal permite avaliação da forma da narina e a relação entre a columela e o lóbulo. A narina deve ser um pouco em forma de pêra, e a proporção do comprimento da columela para a altura do lóbulo deve ser aproximadamente 2:1 (Fig. 15.9). Um lóbulo um pouco maior (aproximando-se de 1:1) pode ser agradável. Um lóbulo extremamente pequeno (usu-

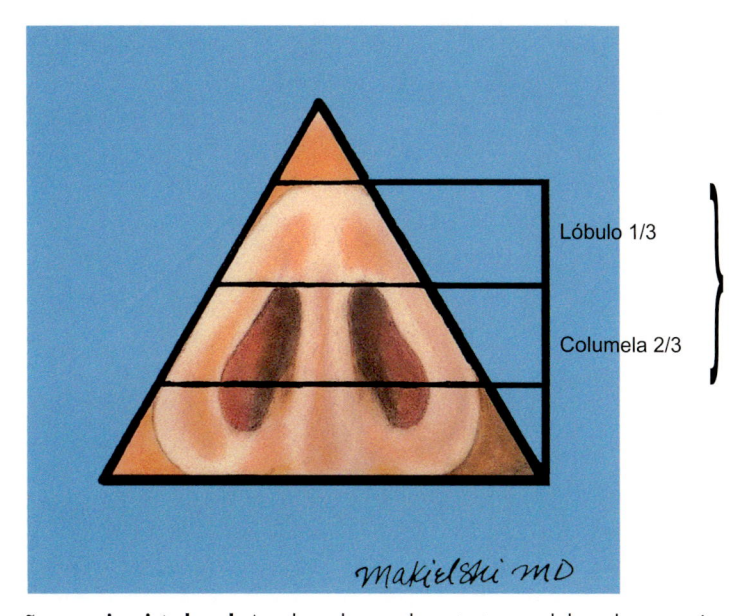

FIG. 15.9. Proporções nasais: vista basal. A columela usualmente tem o dobro do comprimento do lóbulo.

almente com narinas alongadas) geralmente não é atraente. Deve-se ser tomado cuidado para não acentuar essa disparidade ao reduzir a ponta excessivamente projetada com este tipo de nariz. A vista basal também mostra quaisquer deflexões septais caudais e variações nos pilares mediais (p. ex., espalhamento dos pés). Assimetrias de longa duração da forma da narina são bastante comuns e devem ser trazidas à atenção da paciente pré-operatoriamente; elas usualmente são difíceis de corrigir. Uma paciente na qual é planejada diminuição importante na projeção nasal terá uma alteração correspondente nas relações basais, incluindo arredondamento das narinas e possível dilatação alar. Essas pacientes podem necessitar de estreitamento da base alar no momento da sua cirurgia principal ou como um procedimento secundário.

CONSIDERAÇÕES SOBRE OS TECIDOS MOLES

Embora a maior parte do esforço na rinoplastia seja dirigida para o arcabouço ósseo e cartilaginoso, a pele e o tecido mole associados são igualmente importantes. A espessura da pele é uma variável importante na rinoplastia e sobre a qual o cirurgião tem pouco controle. Os indivíduos

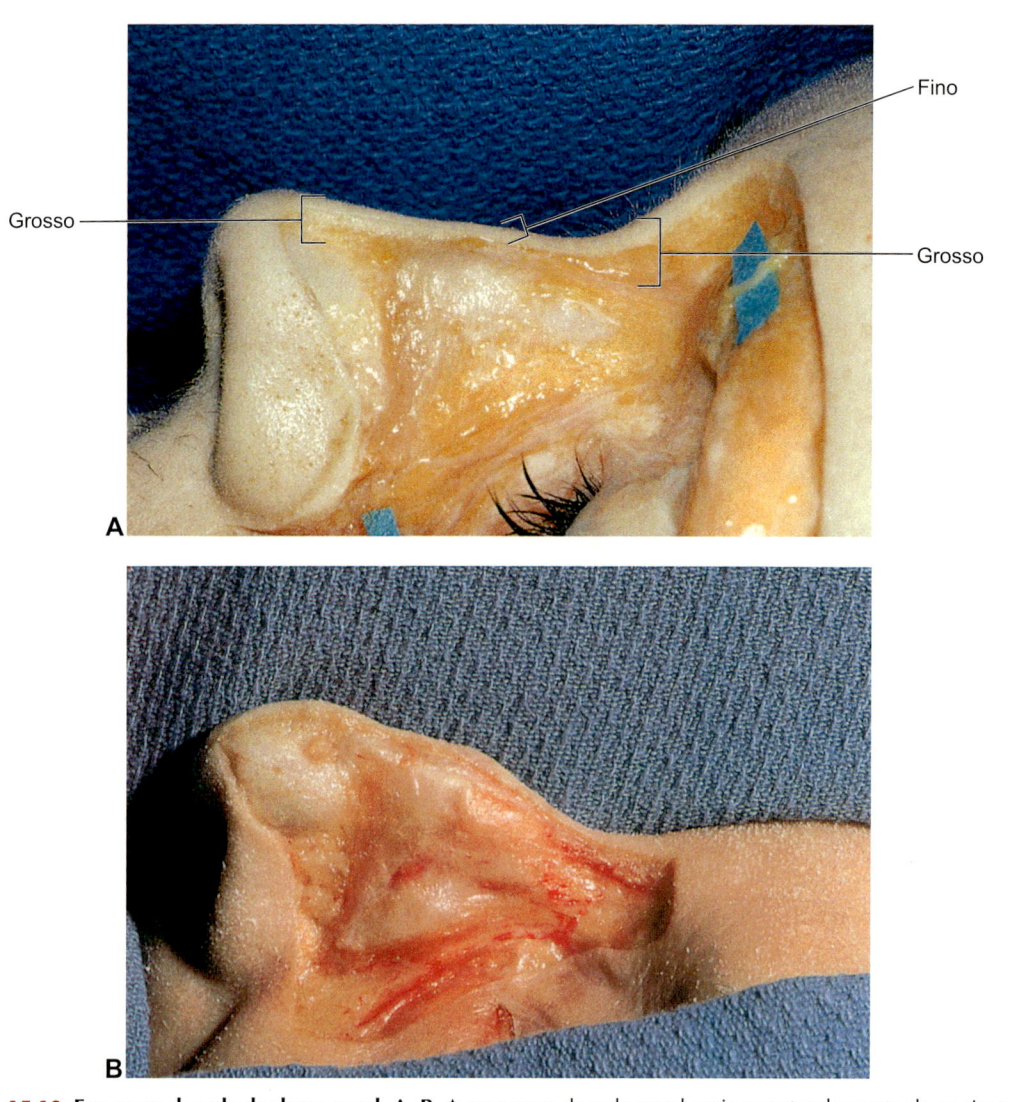

FIG. 15.10. Espessura da pele do dorso nasal. A, B. A espessura da pele nasal varia acentuadamente de paciente para paciente, mas em geral é mais grossa nas áreas da supraponta e do násio. A redução do arcabouço ósseo/cartilaginoso na rinoplastia deve levar em conta variações na espessura do invólucro de pele–tecido mole. Para manter um perfil reto de tecido mole, o arcabouço deve manter uma ligeira giba no rínio.

de pele grossa não obterão uma aparência esculpida na rinoplastia, apesar dos melhores esforços do cirurgião. Os indivíduos de pele extremamente fina revelarão até mesmo pequenas irregularidades e assimetrias. Essas limitações devem ser discutidas com o paciente. O cirurgião deve estar cônscio desses fatores ao selecionar a melhor técnica; por exemplo, divisão vertical da cúpula pode ser mais apropriada em uma pessoa de pele espessa que em uma pessoa de pele delgada.

A espessura da pele varia significativamente sobre o nariz (Fig. 15.10). A pele é mais grossa sobre o násio, mais fina sobre o rínio e mais grossa novamente sobre a supraponta. Quando estiver abaixando o dorso ósseo e cartilaginoso, o cirurgião deve preservar uma proeminência natural na área do rínio para conformar-se à espessura da pele e ao tecido mole sobrejacentes.

No nariz, o sistema musculoaponeurótico superficial (SMAS) é uma trama distinta, mas delicada, sobrejacente ao arcabouço nasal e análoga ao SMAS do restante da face inferior (Fig. 15.11). O invólucro de pele e tecido mole (gordura, musculatura mímica facial, fáscia) deve normalmente ser elevado em uma camada e preservado. Toda dissecção deve ser realizada no plano imediatamente acima do pericôndrio e profundo ao periósteo. Esta técnica preserva uma camada de tecido mole para criar contornos sutis de superfície e para camuflar pequenas irregularidades ósseas e/ou cartilaginosas. Constitui também um plano razoavelmente avascular. Os linfáticos nasais acompanham as veias; dissecção na linha mediana e profunda ao SMAS preserva esses linfáticos e minimiza o edema (Fig. 15.12).

Os principais músculos nasais de importância clínica são os abaixadores. Em nariz com mau suporte da ponta, os abaixadores contribuem para a "ponta que afunda" com o movimento facial. A transecção desses músculos pode ser um adjunto importante para preservar suporte e projeção da ponta nesses pacientes. O prócero pode ser um elemento importante no ângulo nasofrontal e pode ser cortado transversalmente para aprofundá-lo.

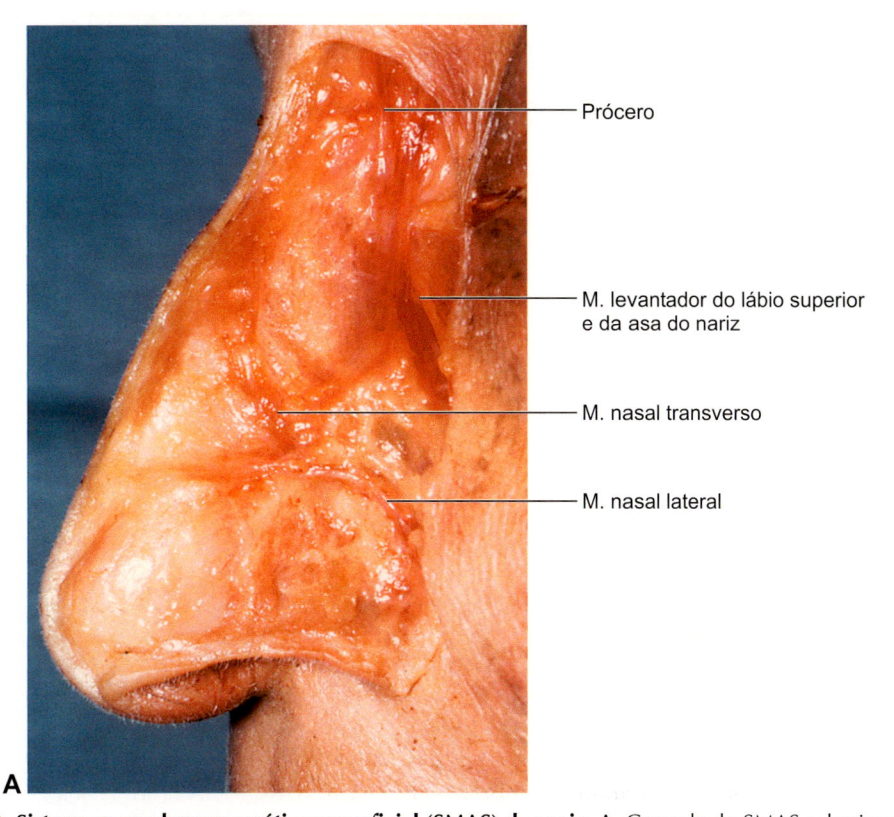

FIG. 15.11. Sistema musculoaponeurótico superficial (SMAS) do nariz. A. Camada do SMAS sobrejacente ao arcabouço ósseo e cartilaginoso e enredando os músculos nasais. (*Continua.*)

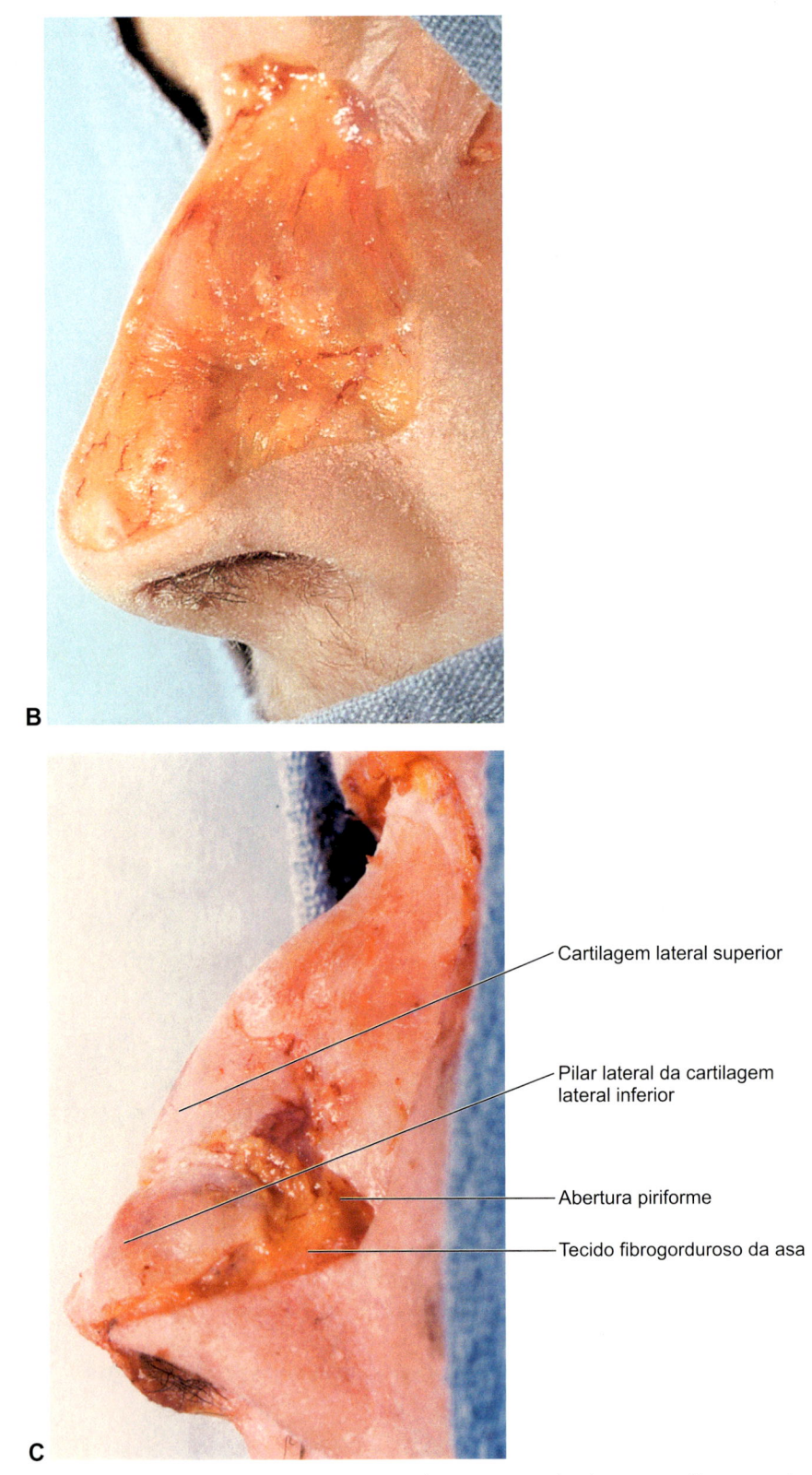

FIG. 15.11. *Continuação.* **B.** Vista lateral do SMAS mais fino em um indivíduo mais velho; a asa é principalmente tecido mole. **C.** O SMAS foi removido para demonstrar o arcabouço subjacente. A cartilagem superior e a cartilagem lateral inferior separaram-se ligeiramente. Não há fixação entre a extremidade cefálica do pilar lateral e a abertura piriforme.

Labels on C:
- Cartilagem lateral superior
- Pilar lateral da cartilagem lateral inferior
- Abertura piriforme
- Tecido fibrogorduroso da asa

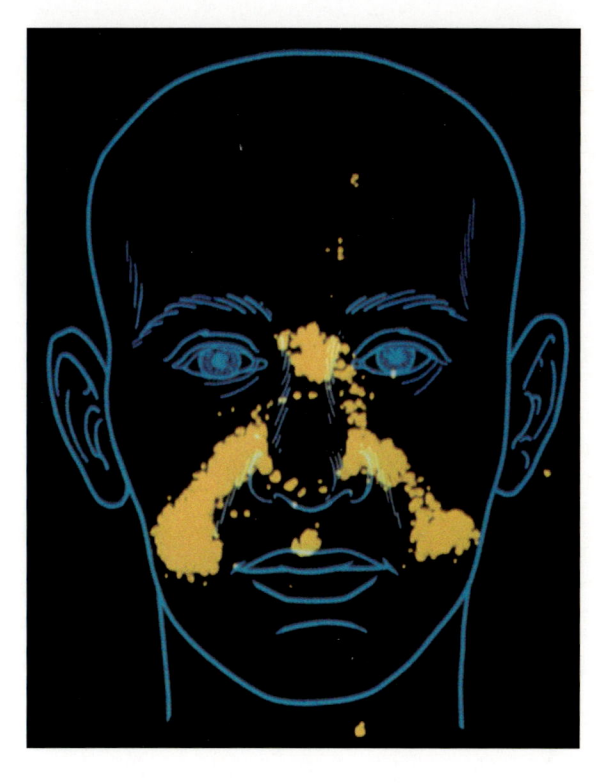

FIG. 15.12. Drenagem linfática do nariz.
A drenagem linfática nasal segue a drenagem venosa para os linfonodos submandibulares. Dissecção embaixo do sistema musculoaponeurótico superficial e na linha mediana preserva esses padrões de drenagem. Esta figura demonstra o padrão de linfocintigrafia (*amarelo*) após injeção de radionuclídeo no tecido subcutâneo da ponta nasal. Há mínimo fluxo através da columela, e, por essa razão, a incisão transcolumelar de rinoplastia aberta não causa edema pós-operatório importante. (Cortesia de Dean Toriumi, M.D.)

A maior parte da asa é tecido mole, com cartilagem dos pilares laterais correndo superiormente (Fig. 15.13). Redução alar deve, portanto, ser criada, principalmente, com excisão de tecido mole. A relação entre a margem alar e o pilar lateral é importante ao se fazer uma incisão dividindo a cartilagem; uma incisão paralela à margem alar cortará transversalmente o pilar lateral e criará rotação indesejada.

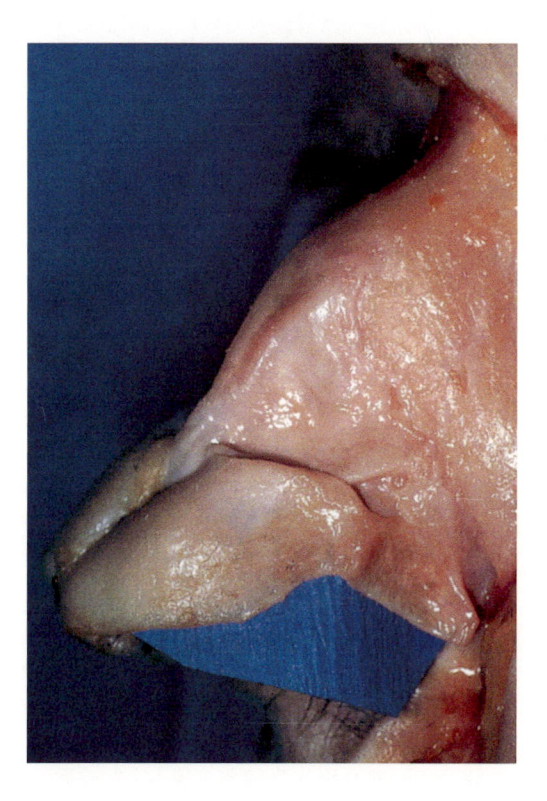

FIG. 15.13. Arcabouço nasal. Observe a cartilagem sesamóide e a inclinação do pilar lateral para a margem alar (*azul*).

SUPORTE DE TECIDO DURO

O septo tem um papel importante na fisiologia e no contorno nasal. O septo caudal, particularmente importante em cirurgia septal, tem três ângulos que devem ser preservados em cirurgia (Fig. 15.14). O septo fornece suporte e forma ao dorso entre a ponta nasal e os ossos nasais. Na maioria dos casos, vigas fortes dorsal e caudal preservarão o perfil após cirurgia nasal. A espinha nasal provê suporte essencial ao septo caudal; a forma da espinha pode contribuir para desvios caudais e abertura do ângulo entre o lábio e a columela. A válvula nasal controla o fluxo de ar para dentro das cavidades nasais. Ela é uma área em forma de gota, com a ponta no ângulo entre o septo e a cartilagem lateral superior, e a base é limitada pela pré-maxila, a abertura piriforme e a extremidade anterior da concha inferior.

Os contornos complexos da cartilagem lateral inferior definem em grande parte a forma e o suporte da ponta nasal. O ponto definidor da ponta geralmente fica na borda mais medial do pilar lateral. A cartilagem lateral inferior inteira é bastante variável entre os indivíduos e de lado para lado no mesmo indivíduo. Os pés dos pilares se fixam no septo caudal. O pilar intermediário representa uma área, às vezes, pouco definida entre os pilares lateral e medial. Freqüentemente há um estreitamento dramático da cartilagem lateral inferior imediatamente medial às áreas definidoras da ponta. O próprio pilar lateral é, em geral, ligeiramente convexo, mas ocasionalmente tem uma concavidade no ponto da dobradiça.

Mecanismos importantes de suporte da ponta incluem o interdômus, fixação do pilar medial ao septo, fixação da cartilagem lateral inferior à cartilagem lateral superior e a resistência intrínseca da cartilagem lateral inferior com fixações na abertura piriforme (Figs. 15.15, 15.16 e 15.17).

O conceito do tripé explica a dinâmica da ponta e os efeitos de vários procedimentos cirúrgicos sobre a rotação e projeção da ponta. Os pilares mediais conjugados e os dois pilares laterais formam as pernas de um tripé (Fig. 15.18). Alterando o ponto-eixo das pernas, a ponta pode

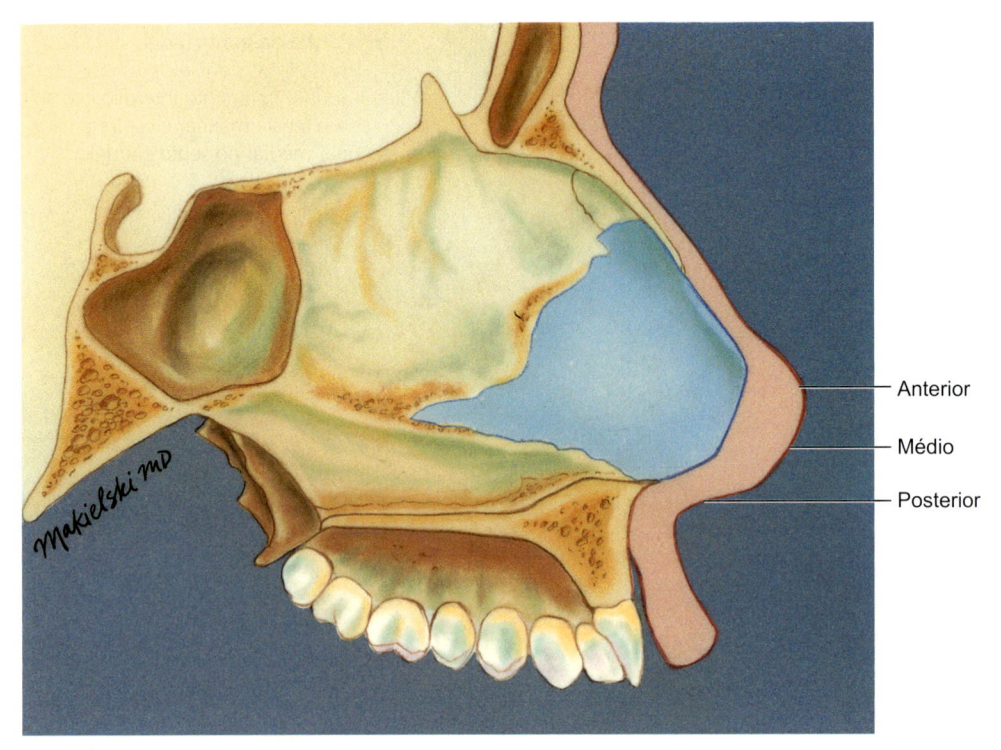

FIG. 15.14. Ângulos do septo nasal. O septo nasal possui três ângulos que devem ser preservados na cirurgia, para manter o contorno da superfície. Estes são os ângulos septais anterior, médio e posterior.

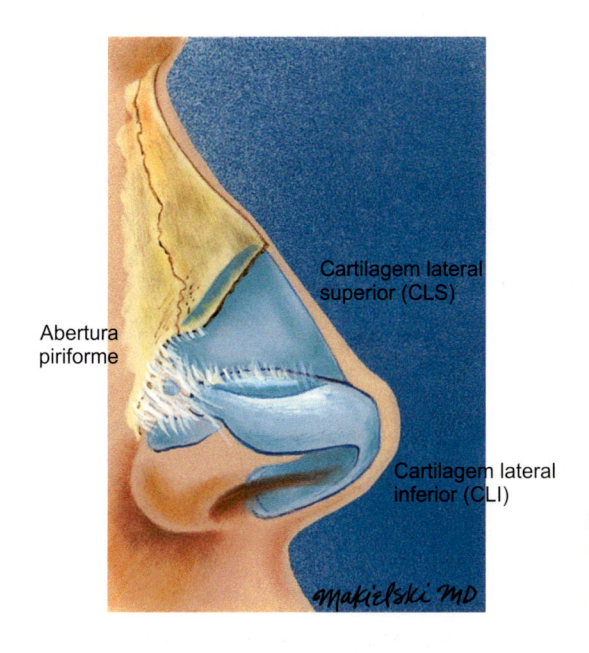

FIG. 15.15. Suporte da ponta nasal: vista lateral. As resistências intrínsecas da cartilagem lateral inferior e suas fixações à abertura piriforme, a cartilagem lateral superior e o septo fornecem suporte à ponta.

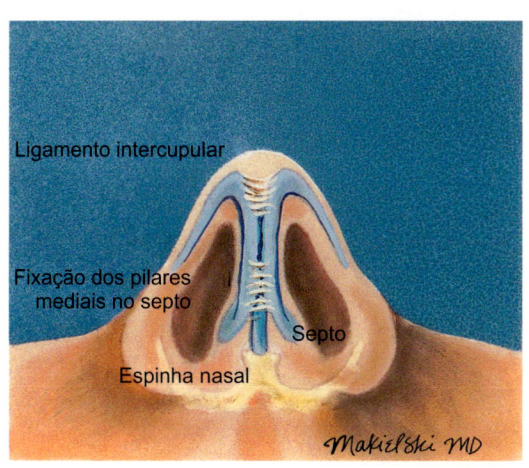

FIG. 15.16. Suporte da ponta nasal: vista basal. Pela vista basal, são vistos mecanismos adicionais de suporte, incluindo o ligamento interdômus, o arcabouço ósseo (crista maxilar e espinha nasal) e a inserção do pilar medial no septo caudal.

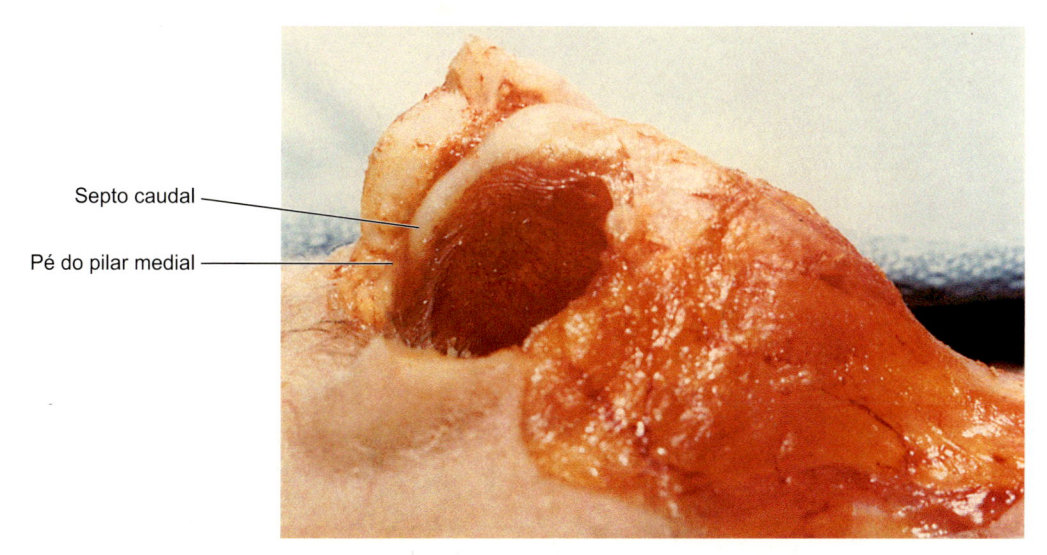

FIG. 15.17. Suporte da ponta nasal: pilares ao septo. A relação dos pilares mediais ao septo caudal é um dos principais mecanismos de suporte da ponta.

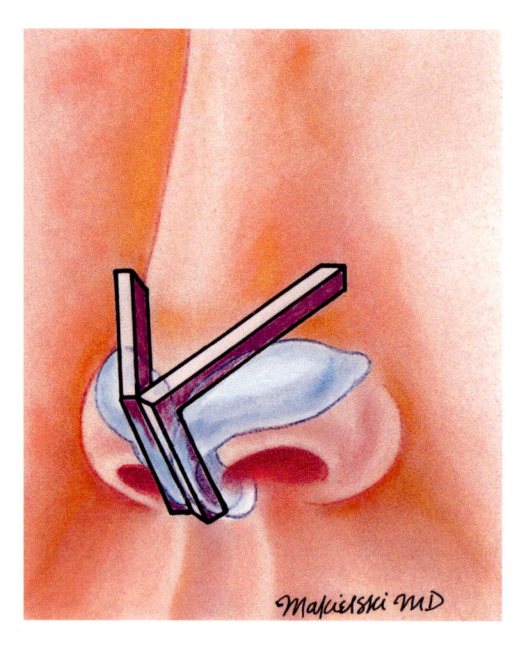

FIG. 15.18. Conceito do tripé de Anderson de suporte da ponta nasal. Conforme descrito por Anderson, a ponta nasal pode ser comparada a um tripé com os pilares laterais representando duas pernas e o pilar medial conjunto uma terceira. Encurtando as duas pernas superiores do tripé, pode-se aumentar a rotação e diminuir a projeção. Encurtando o pilar medial conjunto, diminui-se a projeção e a rotação. Cortando através dos dois pilares laterais, pode-se alterar o ponto axial do tripé e assim aumentar a rotação sem diminuir a projeção. Aumento ou diminuição seletivos no comprimento das pernas do tripé podem ser usados para atingir a projeção e/ou rotação desejada da ponta.

ser rodada. Encurtamento das pernas do tripé pode diminuir a projeção e causar rotação. O cirurgião, excisando transversalmente os pilares laterais, pode alterar o ponto-eixo e obter rotação, ou remover uma seção dos pilares laterais e também diminuir a projeção. Similarmente, pode-se diminuir a projeção excisando uma porção do pilar medial.

A cartilagem lateral superior desempenha um papel importante na fisiologia nasal e também cria a parede lateral nasal e o terço médio do nariz. A cartilagem lateral superior está fixada ao septo e à superfície inferior dos ossos nasais e freqüentemente interdigita-se com a cartilagem lateral inferior na área de desligamento (Figs. 15.19 e 15.20).

Os ossos nasais formando um par articulam-se com o processo frontal da maxila e o osso frontal para criar a abóbada óssea. O comprimento dos ossos nasais é muito variável; pacientes podem ter ossos nasais muito curtos que contribuem pouco para o perfil. Os ossos nasais usualmente são ligeiramente convexos, mas podem ser côncavos (em geral, secundariamente

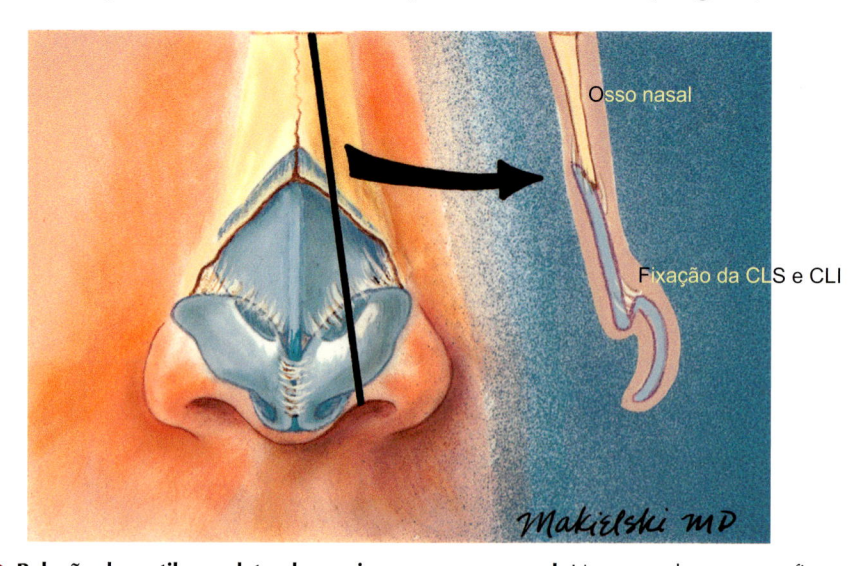

FIG. 15.19. Relação da cartilagem lateral superior com o osso nasal. Um corte demonstra a fixação da cartilagem lateral superior (*CLS*) à superfície inferior dos ossos nasais e a superposição da cartilagem lateral superior e inferior (*CLI*). Deve ser tomado cuidado quando da raspagem ou outra manipulação dos ossos nasais para não destacar a cartilagem lateral superior da superfície inferior dos ossos nasais.

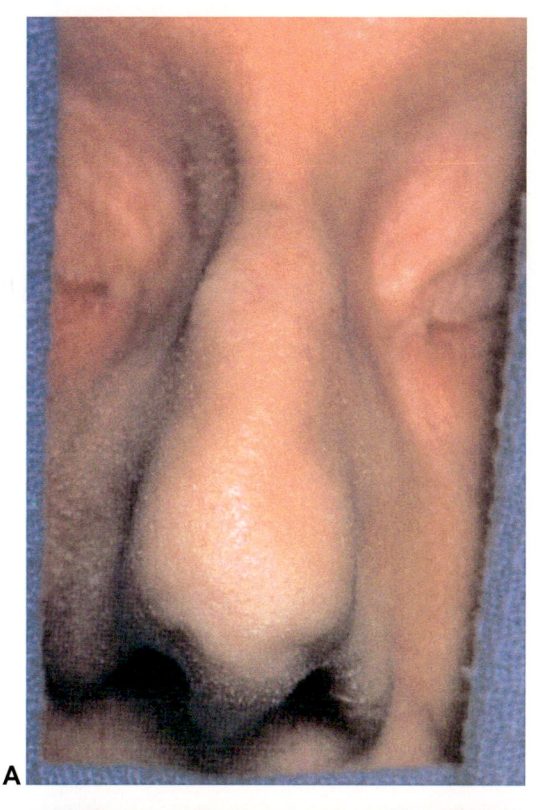

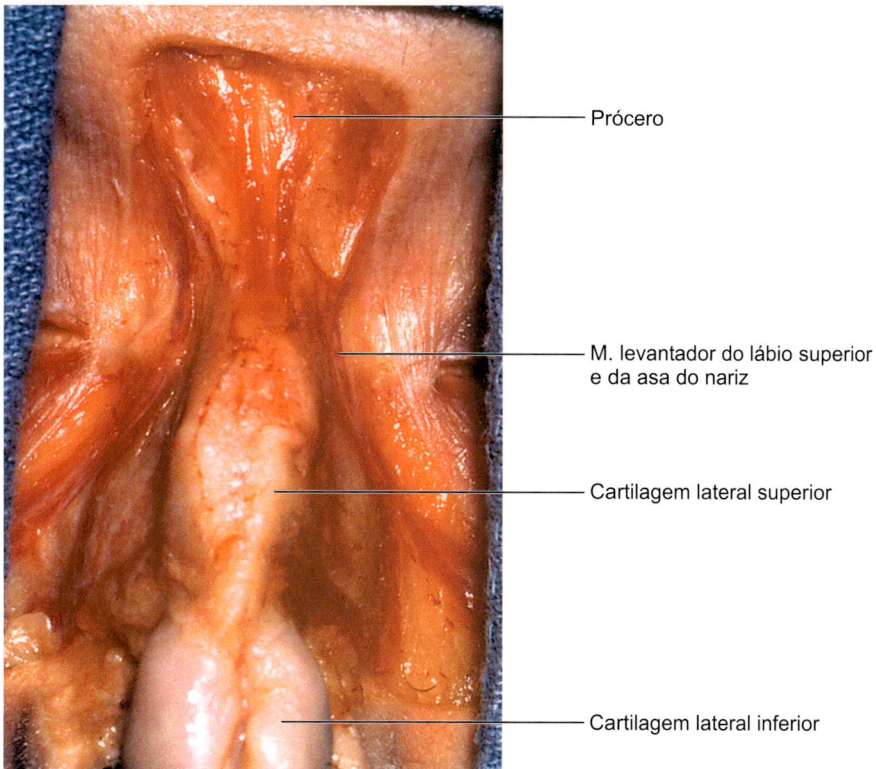

FIG. 15.20. Dissecção nasal. A. O contorno nasal externo é definido pela vestimenta do envoltório de pele–tecido mole sobre o arcabouço ósseo/cartilaginoso. **B.** O esqueleto nasal está exposto, dando uma vista anterior da cartilagem lateral inferior, da cartilagem lateral superior, do músculo prócero e do músculo levantador do lábio superior e da asa do nariz. (*Continua.*)

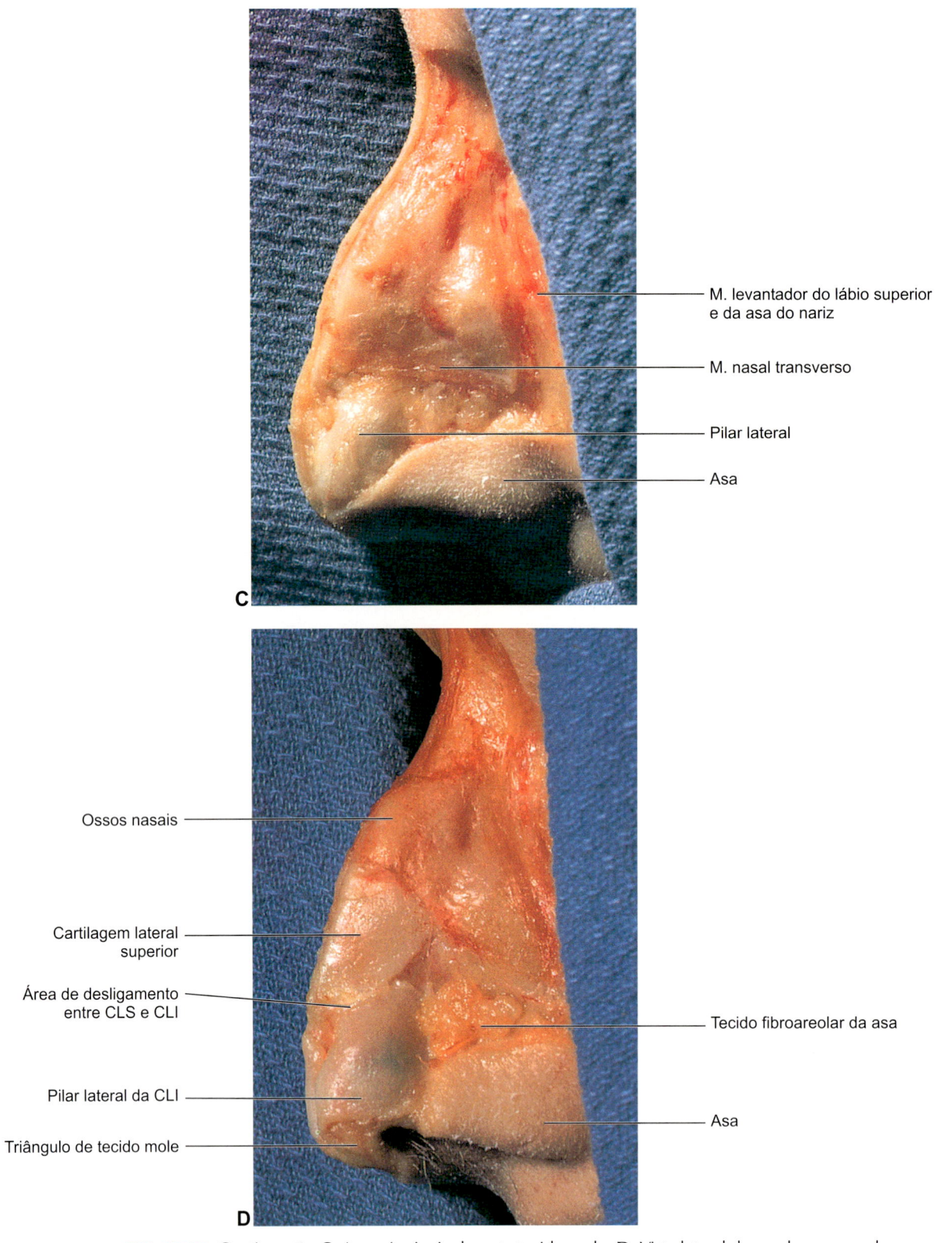

FIG. 15.20. *Continuação.* **C.** A asa é principalmente tecido mole. **D.** Vista lateral do arcabouço nasal: os ossos nasais, o tecido fibroareolar, a asa, o triângulo de tecido mole, o pilar lateral, o desligamento e a cartilagem lateral superior.

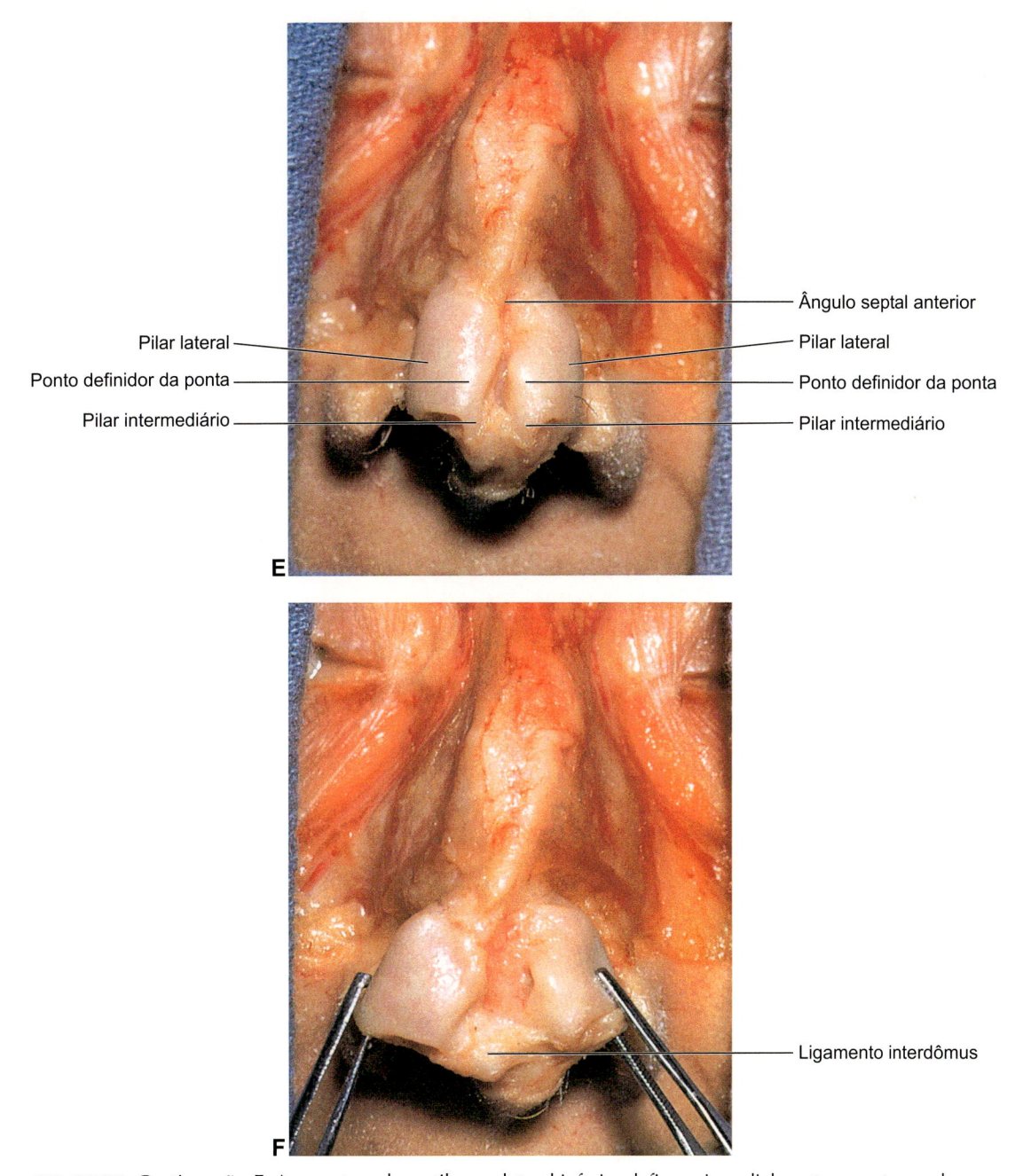

FIG. 15.20. *Continuação.* **E.** A curvatura da cartilagem lateral inferior define primordialmente a ponta nasal: pilar, lateral, cúpula ou ponto definidor da ponta, pilar intermediário e ângulo septal anterior. **F.** O ligamento intercupular ajuda a suportar a ponta. (*Continua.*)

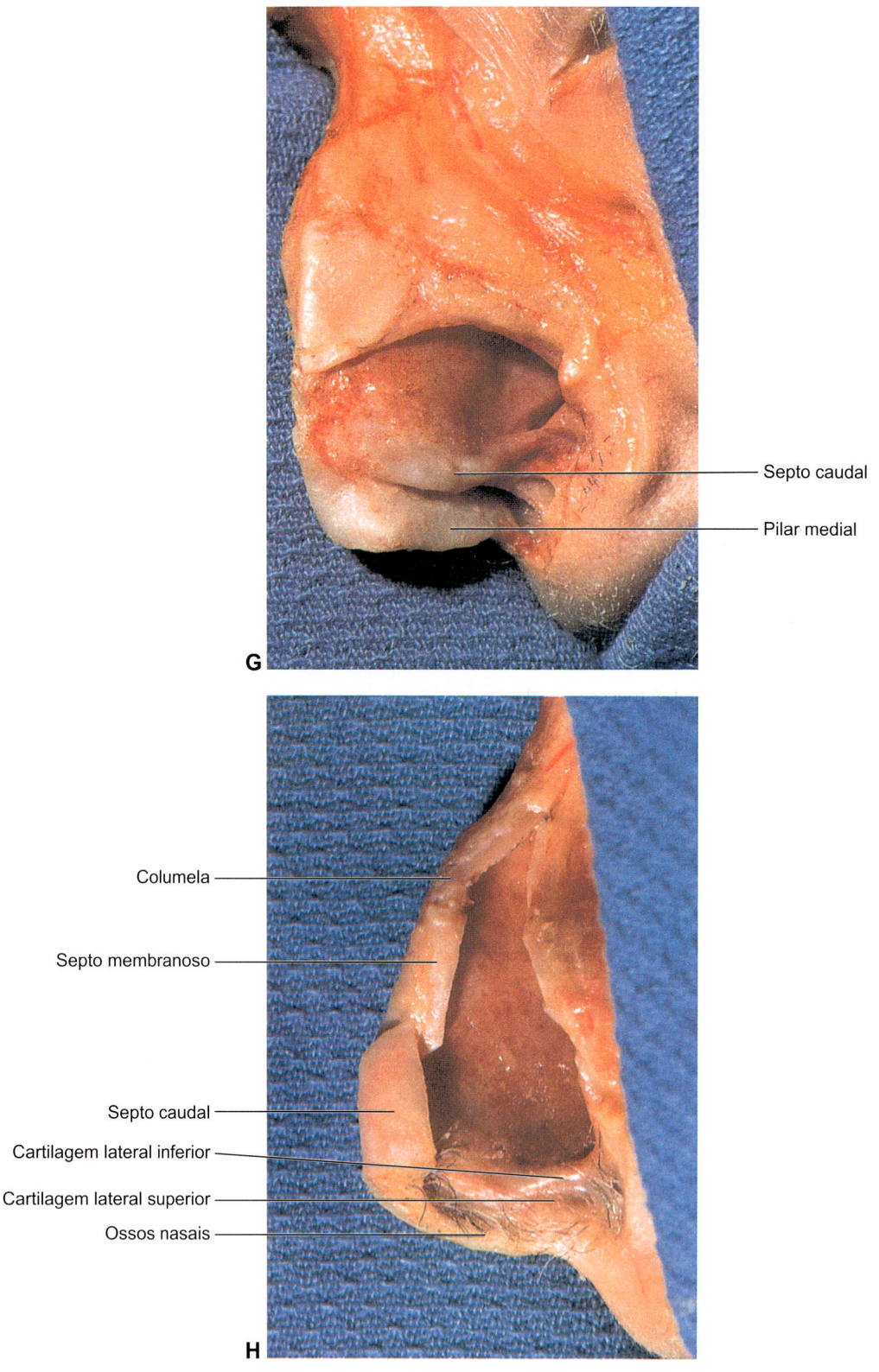

FIG. 15.20. *Continuação.* **G.** A cartilagem lateral inferior esquerda foi removida para permitir visualização da relação entre o pilar medial direito e o septo caudal. **H.** Relação dos ossos nasais, cartilagem lateral superior e cartilagem lateral inferior ao septo. Também visíveis são o septo caudal, o septo membranoso e a columela.

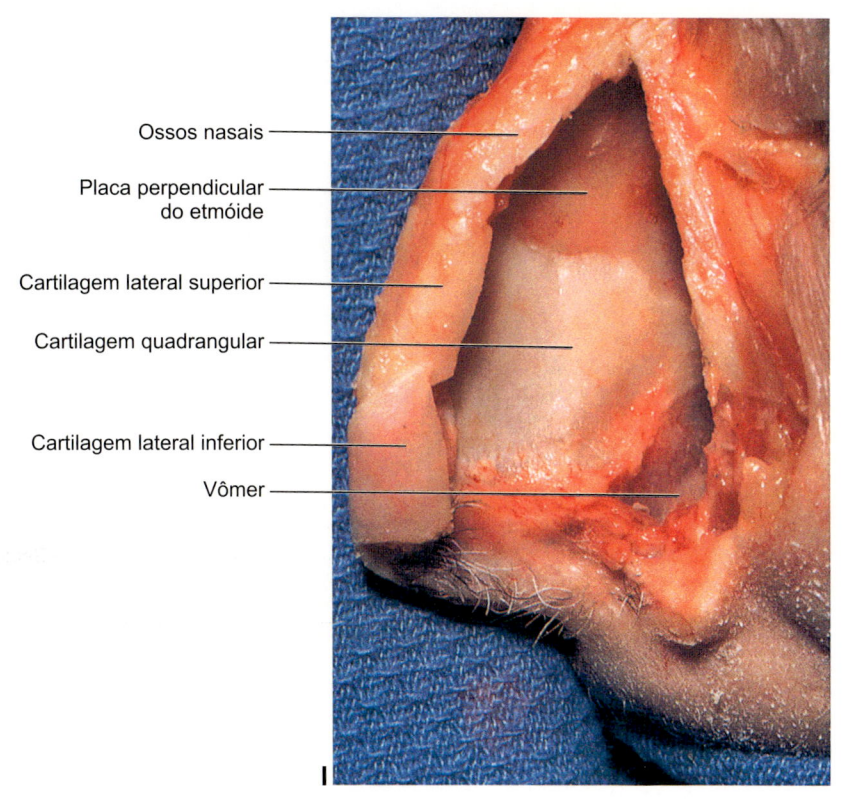

FIG. 15.20. *Continuação.* **I.** A mucosa septal foi removida para demonstrar a junção do septo ósseo e cartilaginoso e os ossos nasais, a placa perpendicular do etmóide, a cartilagem quadrangular e o vômer.

a trauma) ou acentuadamente convexos. O tamanho e a forma dos ossos nasais determinam a localização e o tipo de osteotomia efetuada na cirurgia de rinoplastia. Há uma relação visual entre a altura e a largura do nariz, com o dorso mais alto parecendo mais estreito na vista frontal e vice-versa. Os ossos nasais se tornam mais espessos à medida que progridem mais em direção cefálica.

As osteotomias padrões lateral e medial criam uma fratura que se estende desde a junção nasofacial até o canto medial e na direção do násio, onde ela encontra a pequena fratura para trás da osteotomia medial. Osteotomia não é exeqüível (e é esteticamente indesejável) através do osso nasal cefálico grosso. O local superior da osteotomia deve aproximar-se da junção deste osso grosso e mais fino (Fig. 15.21). Em narizes grossos, detrito e osso devem ser removidos cefalicamente a fim de possibilitar estreitamento adequado. Em ossos nasais largos ou extremamente convexos ou assimétricos, são feitas osteotomias intermediárias entre as osteotomias medial e lateral para estreitar e equalizar o comprimento dos lados.

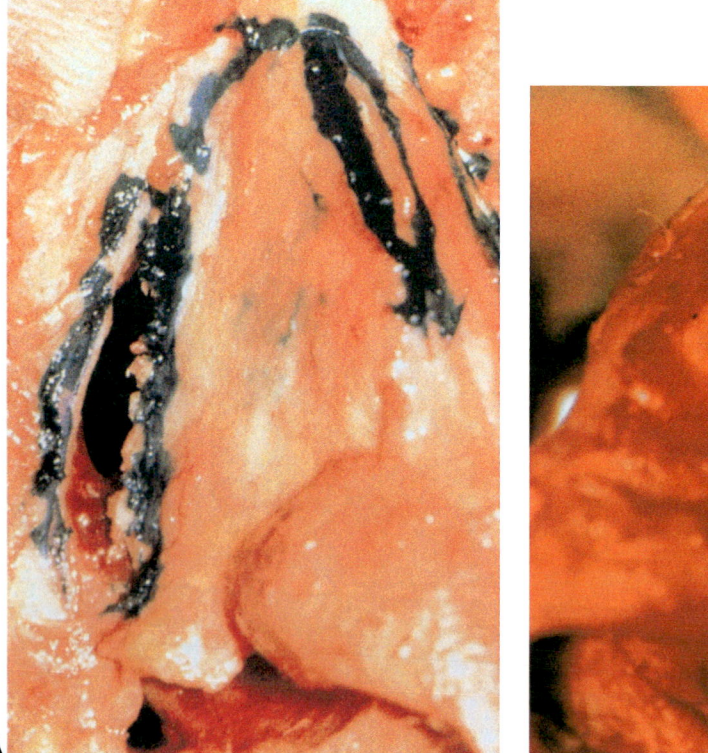

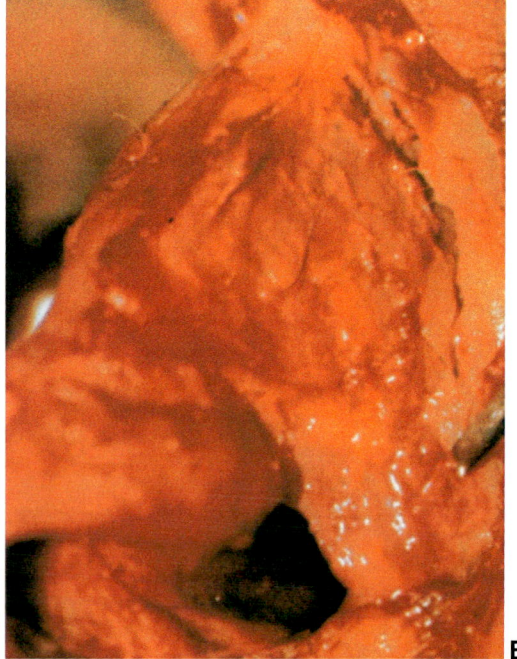

FIG. 15.21. Osteotomias laterais dos ossos nasais. A. Uma osteotomia criada com osteótomo protegido de Neivert mostra um corte liso, mas alguma perda de suporte do tecido mole. **B.** Uma osteotomia criada com microperfurações usando um osteótomo de 2 mm mostra um corte ligeiramente irregular com bom suporte do tecido mole.

LEITURAS SUGERIDAS

1. Anderson JR: A reasoned approach to nasal base surgery. *Arch Otolaryngol* 1984;110:349-358.
2. Bernstein L: Surgical anatomy in rhinoplasty. *Otolaryngol Clin North Am* 1975;8:549-558.
3. Burget GC, Meniek FJ: The subunit principles in nasal reconstruction. *Plast Reconstr Surg* 1985;76: 239-247.
4. Crumley RJ, Lancer M: Quantitative analysis of nasal tip projection. *Laryngoscope* 1988;98:202-208.
5. Griesman B: Muscles and cartilages of the nose from the standpoint of a typical rhinoplasty. *Arch Otolaryngol* 1944;39:334-341.
6. Janeke IB, Wright WK: Studies on support to the nasal tip. *Arch Otolaryngol* 1971;93:458-464.
7. Krmpotic-Nemanic J, Kostovic I, Rudan P, et al.: Morphological and histological changes responsible for the droop of the nasal tip in advanced age. *Acta Otolaryngol (Stockh)* 1971;72(2):278-281.
8. Powell N, Humphreys B: *Proportions of the aesthetic face.* New York: Thieme-Stratton, 1984.
9. Tardy ME, Brown RJ: *Surgical anatomy of the nose.* New York: Raven Press, 1990.

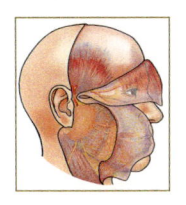

CAPÍTULO 16

Orelhas

A orelha externa serve como um aparelho coletor de som e cria uma sombra acústica extremamente importante na orientação e localização em relação aos sons. A orelha também proporciona proteção externa para as mais delicadas estruturas das orelhas média e interna.

PROPORÇÕES ESTÉTICAS

Os principais marcos da orelha externa estão apresentados na Figura 16.1. As proporções usuais dos caucasianos adultos são aproximadamente 6,5 × 3,5 cm (Fig. 16.2); as orelhas africanas são geralmente mais curtas, enquanto as orelhas asiáticas geralmente são mais longas. Há grande variação individual na aparência, mas as orientações seguintes geralmente são verdadeiras a respeito de orelhas esteticamente agradáveis.

As orelhas externas devem parecer bilateralmente simétricas quando vistas de frente, com ênfase na simetria perfeita ao longo da margem da hélice. Ligeiras assimetrias do lóbulo e da antélice são menos observáveis do que as que envolvem a hélice. Na vista frontal, a margem da hélice deve ser visível em toda a sua extensão. A prega da antélice deve angular-se para frente superiormente. A antélice deve formar uma crista suavemente curva, curvando-se mais fortemente inferiormente, onde ela se funde dentro do antitrago.

Superiormente, o ramo inferior se curva anteriormente e forma a única região onde a antélice se mostra aguçada. O ramo superior se abre em leque delicadamente para dentro da região da fossa triangular, que deve dar face para fora na direção lateral. A antélice deve ser quase perpendicular à cartilagem da concha, e o soalho da concha deve ser paralelo à superfície da mastóide.

O ângulo entre a face superior da hélice e o plano mastóideo é mais estético em 20 a 30°, o que se traduz geralmente por uma medida de 15 a 20 mm da hélice à superfície mastóidea (Fig. 16.3). Protrusão anormal ocorre em aproximadamente 5% da população caucasiana e se correlaciona com angulação maior que 30 a 40°. Protrusão relativa da porção média da orelha é mais aceitável do que protrusão do pólo superior e do lóbulo. Não deve haver excesso do tubérculo de Darwin.

EMBRIOLOGIA E DESENVOLVIMENTO

Embriologicamente, a orelha se desenvolve ao longo do primeiro sulco branquial a partir do primeiro e segundo arcos branquiais. A orelha externa é formada a partir de seis eminências auricula-

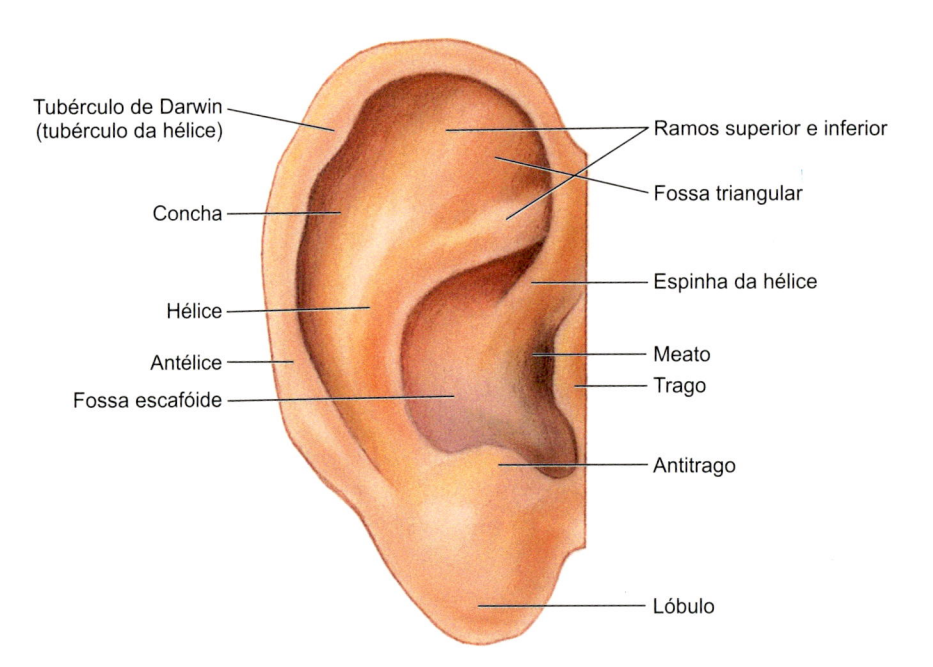

FIG. 16.1. Marcos da orelha. A pele fina conforma-se estreitamente à curvatura da cartilagem subjacente que cria as complexas convoluções da orelha. (A pele é mais aderente lateralmente do que medialmente, e por essa razão enxertos compostos de pele–cartilagem são mais bem colhidos da superfície lateral.) A hélice, a antélice, o trago e o lóbulo são os principais marcos estéticos da orelha. Simetria da hélice é particularmente importante na vista frontal. A margem da hélice deve ser visível em toda a sua extensão. Ela deve criar uma curva suave e desaparecer gradualmente de modo uniforme para dentro do lóbulo. O lóbulo não deve ser nem protruso nem retraído. A antélice deve ser uma crista suavemente curva, que se funde para dentro do antitrago inferiormente. Superiormente, a dobra da antélice se vira para frente, para o ramo inferior aguçado e o mais achatado ramo superior, os quais delimitam a fossa triangular.

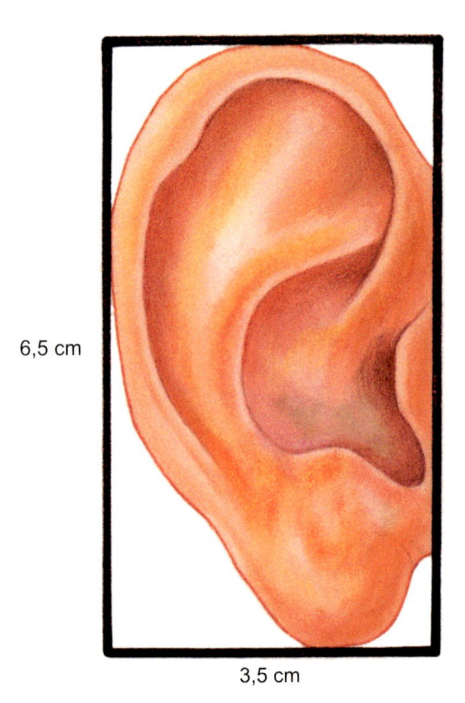

FIG. 16.2. Proporções da orelha. Os marcos descritos na Figura 16.1 são típicos, mas outras medidas são igualmente importantes. O eixo longo da orelha se inclina posteriormente, criando um ângulo com a vertical de aproximadamente 20°. Na sua extensão vertical, a orelha se estende do supercílio à base do nariz e situa-se aproximadamente a um comprimento de orelha posterior à margem orbitária lateral.

CAPÍTULO 16 ▪ ORELHAS

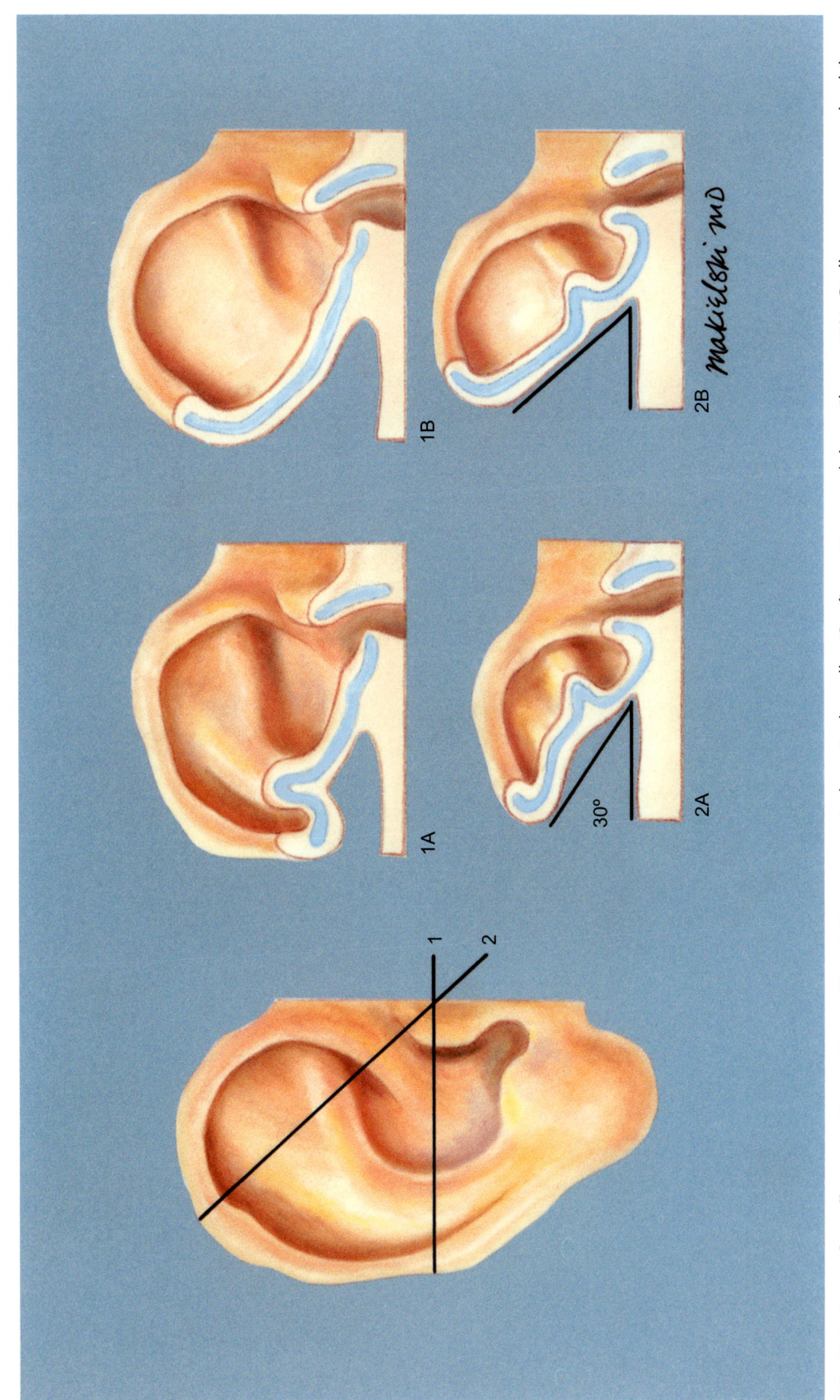

FIG. 16.3. Cortes de orelhas normais e protrusas. O corte 1 passa através do meio da orelha. Configuração normal da cartilagem (**1A**). Orelha protrusa na qual a dobra da antélice está ausente (**1B**). O corte 2 passa através da orelha superior. Ângulo normal de 30° entre a mastóide e a orelha (**2A**). O ângulo mais largo de uma orelha protrusa (**2B**).

res no pescoço e mais tarde migra para o lado da cabeça. Anormalidades congênitas, p. ex., desvio inferior da orelha e cistos pré-auriculares, são relacionadas a esse desenvolvimento embriológico.

A orelha continua a crescer depois do nascimento e atinge aproximadamente 85% do seu tamanho adulto por volta dos três anos de idade. Crescimento lento pode continuar até aproximadamente seis anos de idade, época na qual a orelha alcançou um tamanho adulto médio de aproximadamente 6,5 × 3,5 cm (Fig. 16.2). A distância desde o periósteo mastóideo até a margem da hélice altera-se pouco depois dos 10 anos de idade, embora a orelha possa continuar a alongar-se mais de 1,5 cm ao longo do seu eixo vertical durante a vida toda do indivíduo.

ANATOMIA

■ CARTILAGEM

A forma da orelha se origina de uma única peça de cartilagem elástica (Fig. 16.4). O arcabouço cartilaginoso segue o contorno externo da orelha, com a notável exceção do lóbulo, que não possui qualquer arcabouço cartilaginoso (Fig. 16.5). A cartilagem forma um círculo quase completo em torno do meato acústico; o espaço entre o trago e a espinha da hélice é coberto por uma ponte de ligamento. Fissuras muitas vezes existem nesse espaço, permitindo transmissão bidirecional de tumor ou infecção entre a mastóide ou a região parotídea e o canal externo. A pele fina adere firmemente à face lateral da orelha; a pele na face medial é mais grossa e mais frouxa.

A face medial da cartilagem da concha aproxima-se do osso mastóideo e atua como a principal viga da orelha, mantendo a orelha afastada da cabeça. A antélice é uma elevação semelhante a uma crista lisa da cartilagem circundando a margem lateral da concha. Superiormente, a antélice se divide em um ramo superior e um ramo inferior e cruza uma depressão rasa conhecida como fossa triangular. Entre a antélice e a margem circundante da hélice está situada a região em forma de lua crescente da fossa escafóide. A espinha da hélice anerior divide parcialmente a cavidade da concha em concha superior e cavidade da concha. Inferiormente, a antélice é contínua com a cartilagem acústica externa lateral por meio de uma estreita banda cartilaginosa, o istmo, o qual, por sua vez, também sustenta o trago.

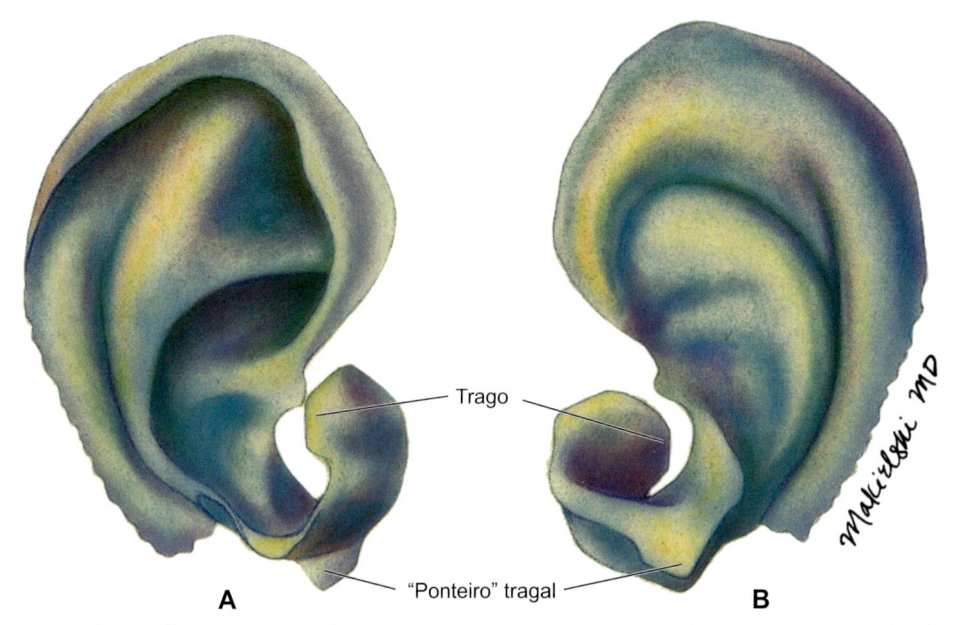

FIG. 16.4. Cartilagem da orelha. O arcabouço cartilaginoso cria o contorno da orelha, exceto onde ele é ausente no lóbulo. O "ponteiro" tragal (ou cartilaginoso) é um marco útil quando se quer identificar o tronco principal do nervo facial no forame estilomastóideo. **A.** Vista lateral. **B.** Vista medial.

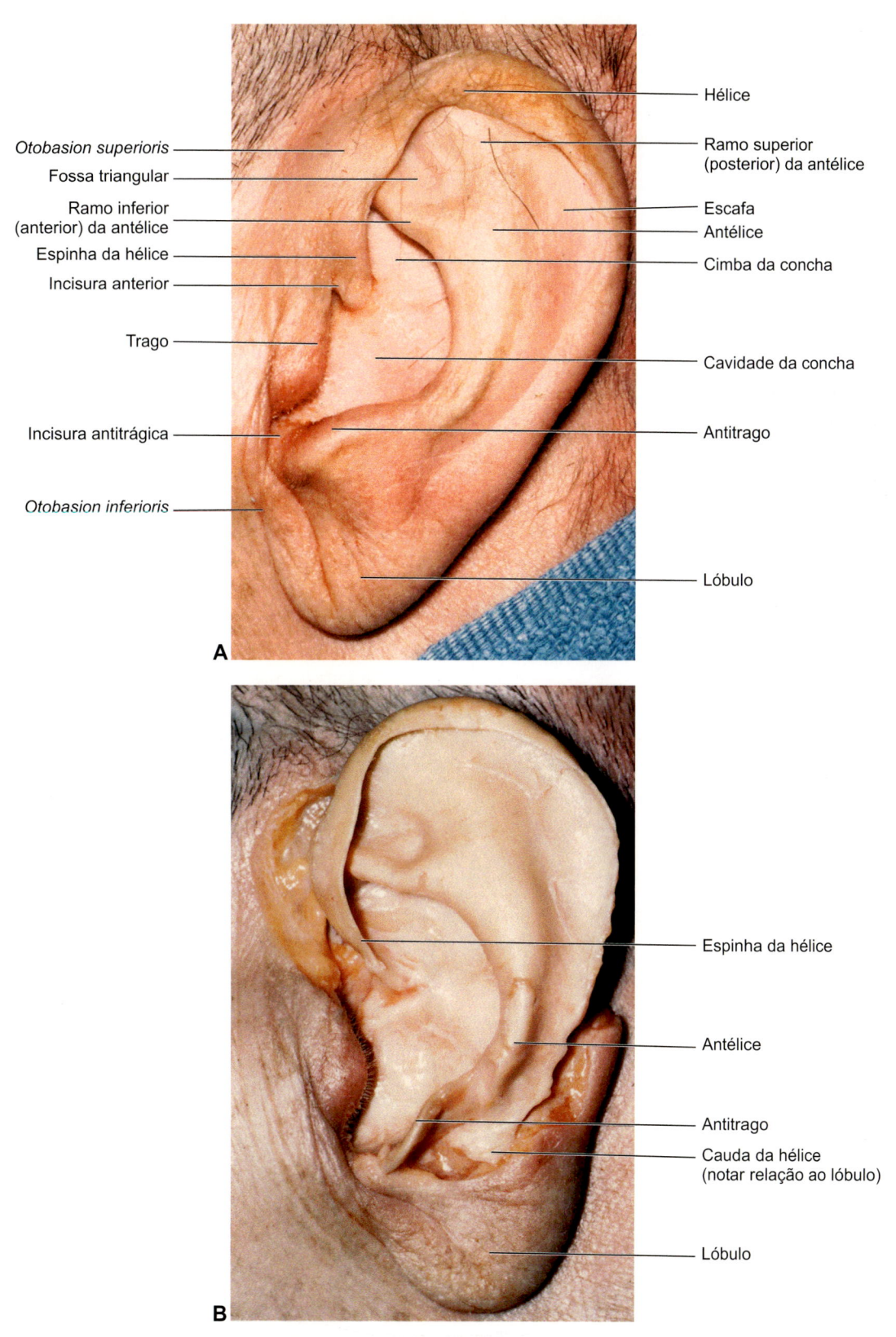

FIG. 16.5. Dissecção da orelha. **A.** Orelha com pele intacta. **B.** Arcabouço cartilaginoso com lóbulo de tecido mole. Observe a relação da cauda da hélice ao lóbulo; reposicionamento da cauda da hélice pode afetar a posição do lóbulo na otoplastia.
(*Continua.*)

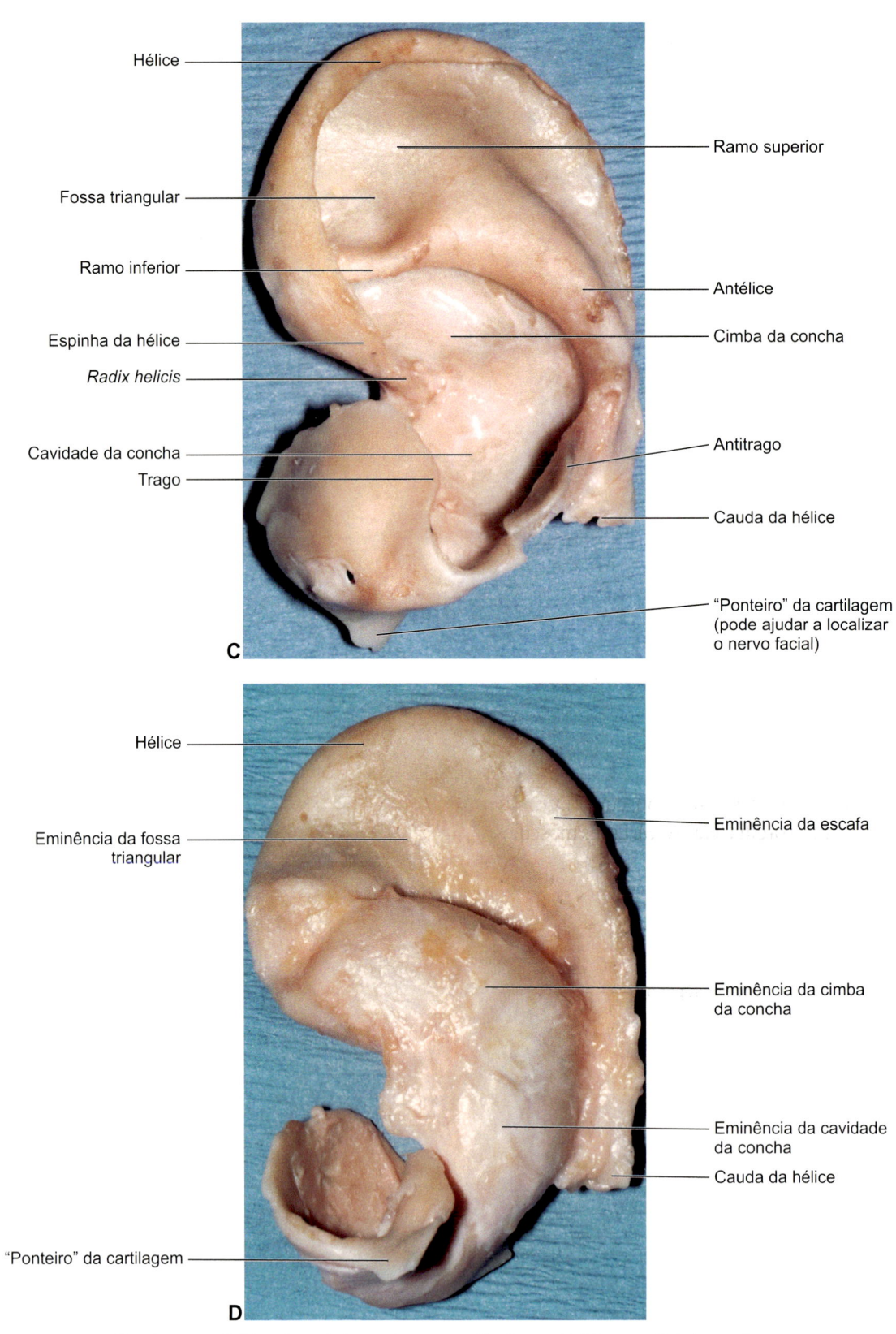

FIG. 16.5. *Continuação*. **C.** Vista lateral do arcabouço cartilaginoso. **D.** Vista medial do arcabouço cartilaginoso.

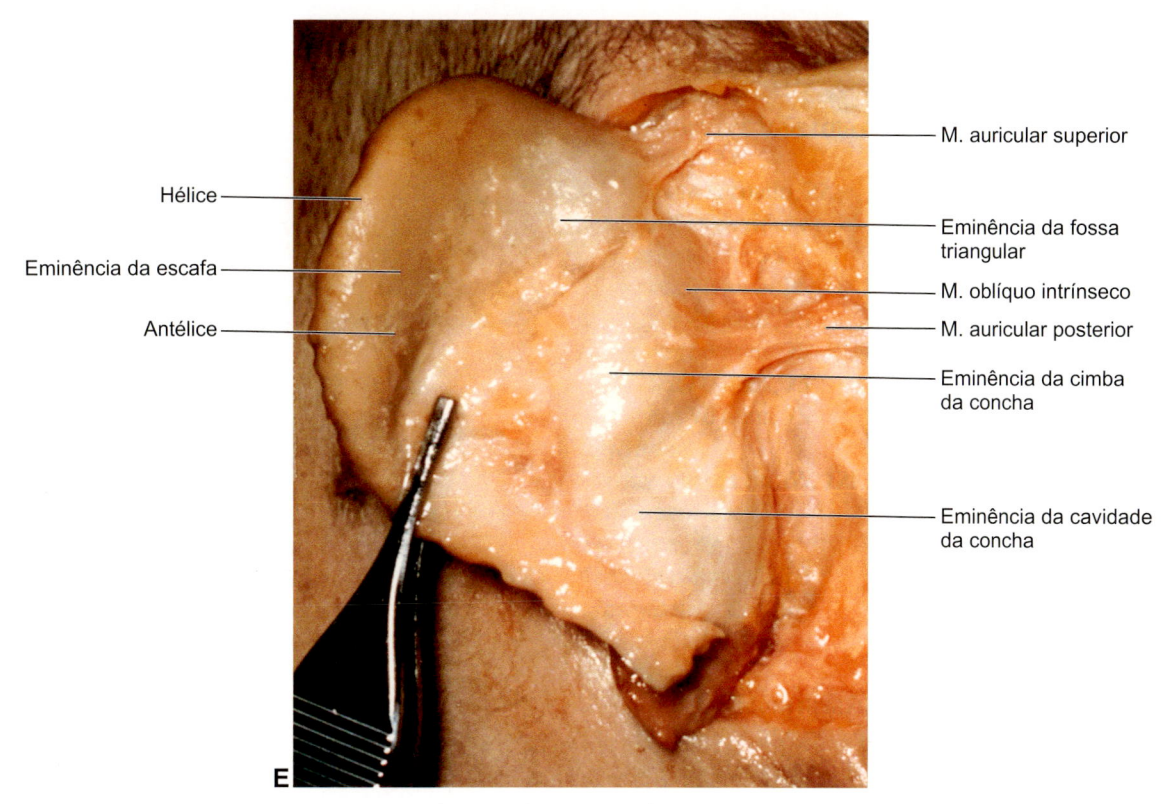

FIG. 16.5. *Continuação.* **E.** Vista posterior da musculatura auricular.

■ MÚSCULOS E LIGAMENTOS

Cada orelha possui seis músculos intrínsecos e três extrínsecos que trazem pequeno suporte estrutural à orelha (Fig. 16.6). Esses músculos são inervados por ramos do sétimo nervo craniano.

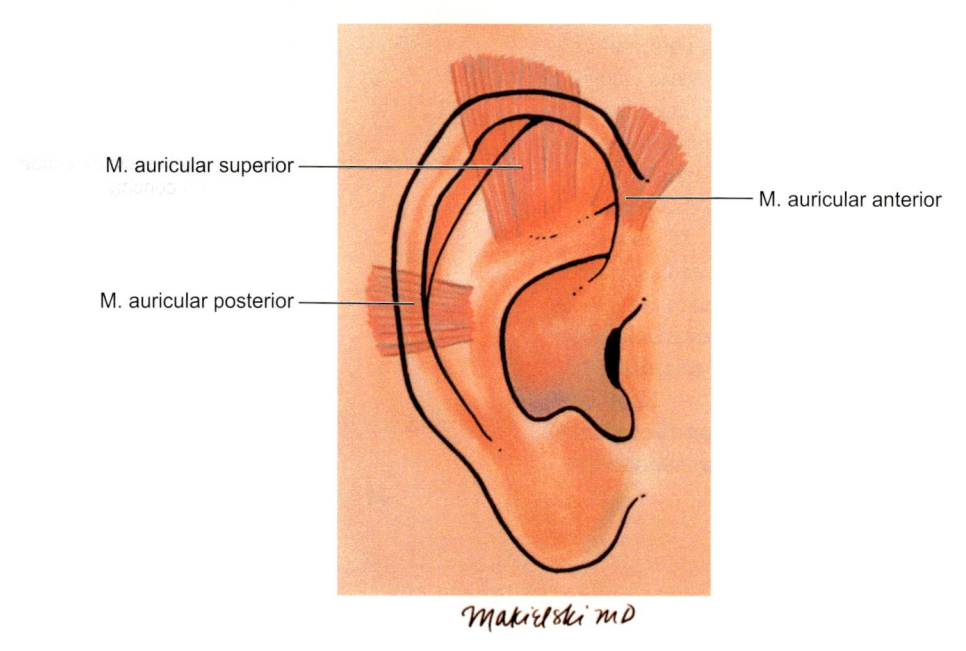

FIG. 16.6. Musculatura da orelha. Os três músculos auriculares principais no humano são rudimentares e fornecem, principalmente, suporte aos tecidos moles.

A posição básica da orelha externa resulta das propriedades elásticas inerentes à cartilagem da orelha, com suporte adicional vindo de vários ligamentos. O ligamento extrínseco anterior estende-se da raiz do zigoma à cartilagem tragal e à espinha da hélice. O ligamento extrínseco posterior fixa a face posterior da cartilagem da concha ao periósteo mastóideo subjacente.

APLICAÇÕES CLÍNICAS

ORELHA PROTRUSA

Há um enorme número de variações na posição, no tamanho e na forma da orelha. Pelo menos 40 nomes descritivos na literatura clínica foram aplicados a essas variações. Os dois componentes anatômicos mais comuns da orelha protrusa são a ausência de uma antélice (Fig. 16.3) e uma concha proeminente. Uma deformidade associada comum adicional é um lóbulo protruso.

As condutas cirúrgicas para com essas deformidades criam uma nova antélice com uma técnica de sutura ou manipulação da cartilagem e reduzem o tamanho da concha, conforme necessário (Larrabee, 1992).

ENXERTO DE CARTILAGEM AURICULAR

Enxerto de cartilagem autóloga é útil em uma variedade de contextos clínicos, tais como rinoplastia cosmética e em cirurgia reconstrutora de nariz, pálpebra e orelha. A orelha externa pode servir como fonte de material de enxerto nas circunstâncias em que fontes mais funcionais de cartilagem, como o septo nasal, forem inadequadas ou indisponíveis. A colheita de material para enxerto geralmente é limitada à concha. A ressecção de cartilagem deve ser limitada à região medial mais achatada da concavidade da concha, evitando a remoção da porção vertical que contribui para a estrutura da antélice. Além disso, a *radix helicis* deve ser deixada intocada para assegurar uma forma estética agradável e para manter suporte.

LEITURAS SUGERIDAS

1. Adamson JE, Horton CE, Crawford HMI: The growth pattern of the external ear. *Plast Reconstr Surg* 1965;36:466-469.
2. Anson BJ, McVay CB: *Surgical anatomy*, 6th ed. Philadelphia: WB Saunders, 1984:110.
3. Bardach J: Surgery for congenital and acquired malformations of the auricle. In: Cummings CW, Fredrickson JM, Hawker LA, et al., eds. *Otolaryngology: head and neck surgery*. St. Louis: Mosby, 1986:2861-2876.
4. Brent B: Reconstruction of the auricle. In: McCarthy JG, ed. *Plastic surgery*. Philadelphia: WB Saunders, 1990:2094.
5. Hollinshead WH: *Anatomy for surgeons, vol. 1, the head and neck*. New York: Harper and Brothers, 1961:166.
6. Larrabee WF Jr: Otoplasty. In: Bumstead R, Smith J, eds. *Pediatric facial plastic surgery*. New York: Raven Press, 1992.
7. Levine H: Auricular and periauricular cutaneous carcinomas. In: Thawley SE, Panje WR, eds. *Comprehensive management of head and neck tumors*. Philadelphia: WB Saunders, 1987:195-206.
8. Maniglia AJ, Maniglia JV: Congenital lop ear deformity. *Otolaryngol Clin North Am* 1981;4:83-93.
9. Polyak SL, McHugh G: In: McKenna TH, ed. *The human ear*. New York: Sonotone Corporation, 1946:53.
10. Rogers BO: Microtic, lop, cup and protruding ears: four directly inheritable deformities? *Plast Reconstr Surg* 1968;41:208-231.
11. Webster RC, Smith RC: Utoplasty for prominent ears. In: Goldwin RM, ed. *Long-term results in plastic and reconstructive surgery*. Boston: Little, Brown 1980:146.
12. Wright WK: Utoplasty goals and principles. *Arch Otolaryngol Head Neck Surg* 1970;92:568-572.

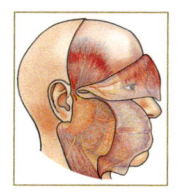

CAPÍTULO 17

Bochechas e Pescoço

O contorno da bochecha, diferentemente das outras unidades estéticas da face, é definido principalmente por tecido mole. Esse tecido mole tem como arcabouço o complexo malar acima e a mandíbula abaixo, mas sua forma é, em grande parte, determinada pela glândula parótida, pela musculatura facial e gordura bucal.

O contorno do pescoço representa uma soma dos efeitos do arcabouço ósseo/cartilaginoso e do envoltório de tecidos moles. Pelas vistas lateral e oblíqua, a força da mandíbula define a forma do pescoço. A proeminência relativa do músculo esternocleidomastóideo e da mandíbula criam um triângulo lateral esteticamente importante. O ângulo cervicomentoniano e o perfil do pescoço são determinados pelas posições da mandíbula, do osso hióide e da cartilagem tireóide mais a gordura, o músculo e a pele sobrejacentes. A quantidade e a localização da gordura, a frouxidão da pele e a anatomia do músculo platisma contribuem para a estética global do pescoço tanto em indivíduos jovens quanto velhos.

O procedimento estético mais comum efetuado nas bochechas e no pescoço é a ritidoplastia cervicofacial ou *face-lift*. Os procedimentos de *face-lift* geralmente envolvem (1) graus variados de descolamento da pele e do tecido subcutâneo, (2) tensionamento do sistema musculoaponeurótico superficial e do platisma subjacente e (3) rearranjo e excisão de excesso de pele. A maior parte da gordura removida durante lipoaspiração do pescoço é superficial ao platisma; alguns cirurgiões removem gordura entre suas bordas anteriores.

COMPLEXO MALAR

O complexo malar é um componente-chave da forma facial, mas suas curvas não são analisadas com facilidade. Dois métodos foram desenvolvidos para determinar a posição estética da parte mais proeminente da eminência malar. A análise de Hinderer é apresentada na Figura 17.1; o sistema de Powell é mostrado na Figura 17.2.

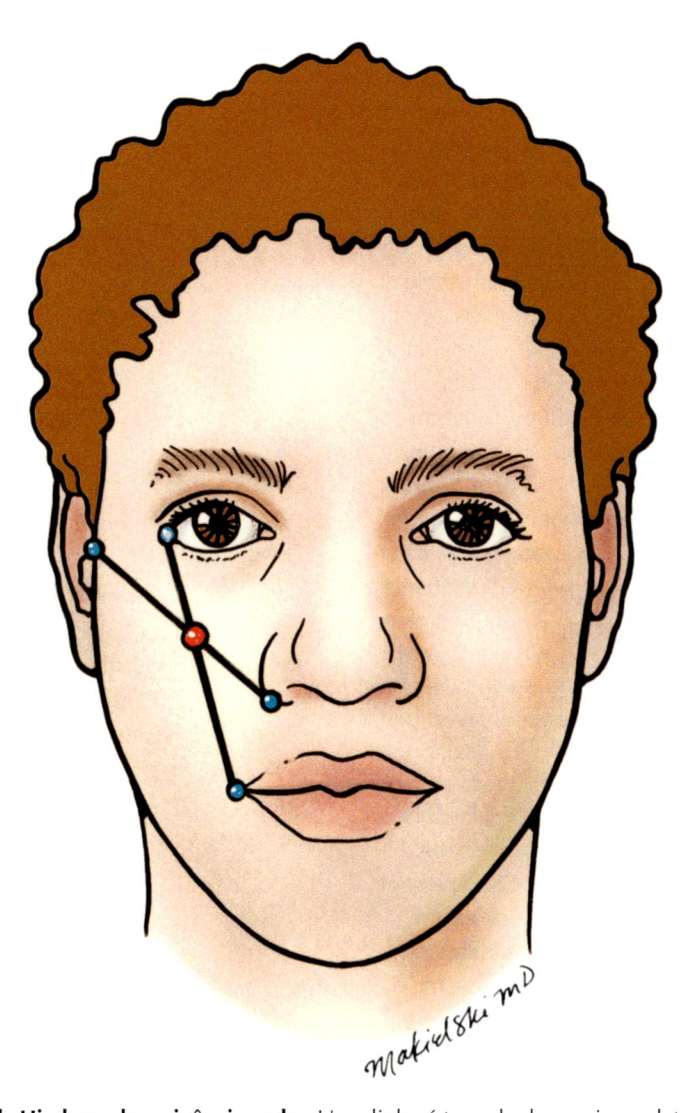

FIG. 17.1. Análise de Hinderer da eminência malar. Uma linha é traçada da comissura lateral do lábio ao canto lateral. Outra linha é traçada da face inferior da asa ao trago superior. A área posterior e superior à interseção dessas linhas deve ser a parte mais proeminente da eminência malar.

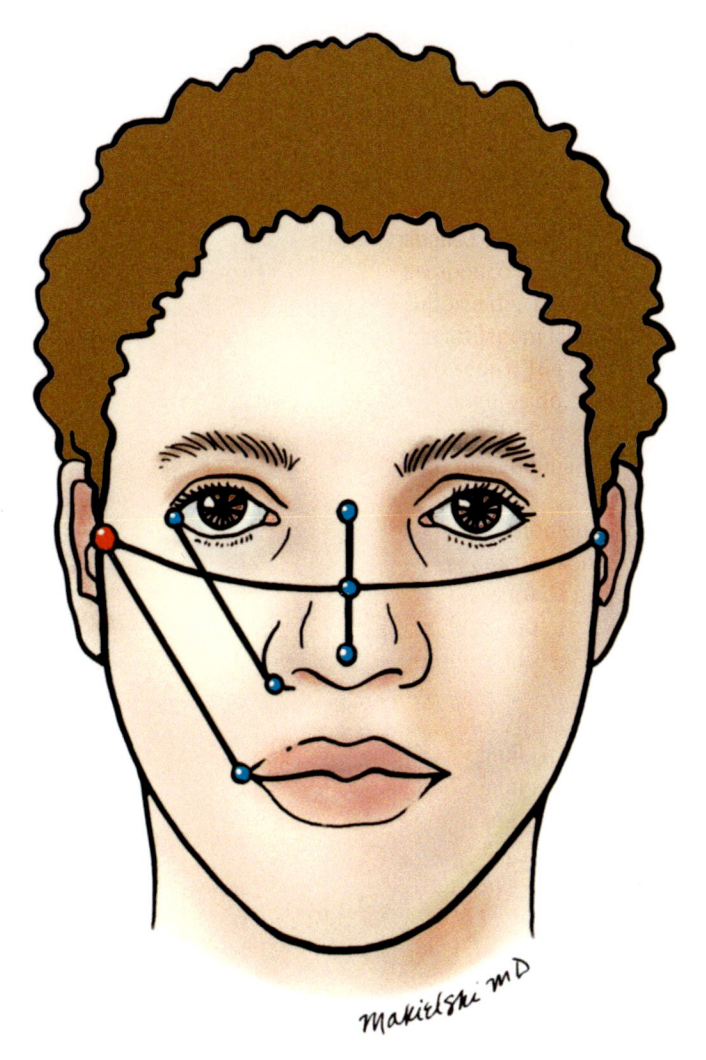

FIG. 17.2. Análise de Powell da eminência malar. Uma linha vertical do násio à ponta nasal é bisseccionada com uma linha curva desde o trago da orelha; essa linha localiza a posição vertical da eminência malar. Duas outras linhas são traçadas; a primeira se estende da asa ao canto lateral, e a segunda é traçada a partir da comissura paralela à primeira. O ponto onde a linha mais lateral cruza a horizontal define a localização mais estética da eminência malar.

CORPO ADIPOSO BUCAL

A parte esteticamente importante do corpo adiposo bucal situa-se lateralmente ao bucinador e proporciona enchimento à bochecha inferior à proeminência malar. O corpo adiposo como um todo é uma estrutura tridimensional complexa. É uma forma única de gordura, chamada sissarcose, cuja função principal é fornecer uma superfície para o movimento de deslizamento dos músculos da mastigação. Sua anatomia pode ser mais bem compreendida neste contexto.

O corpo adiposo bucal foi descrito pela primeira vez acuradamente por Bichat, em 1801, embora Heister (1732) o tivesse anteriormente relatado como uma glândula salivar bucal. Ele se situa dentro do espaço mastigatório. Seu peso é notavelmente constante em aproximadamente 8 g e não varia com o grau global de adiposidade do paciente. Não há variação entre os sexos ou de um lado para outro em um indivíduo. Ele é muito diferente, em aspecto, da gordura facial e se assemelha à gordura orbitária em textura e cor. Há poucos septos fibrosos, e na dissecção a gordura pode ser desfiada com facilidade em grandes lóbulos.

A massa principal do corpo adiposo bucal assenta-se sobre a superfície póstero-lateral da maxila sobrejacente à porção superior do músculo bucinador, embaixo da porção anterior do músculo masseter (Figs. 17.3 e 17.4). Possui três extensões principais: bucal, pterigóidea e temporal, embora alguns autores o tenham dividido em até nove partes.

A extensão bucal é a mais importante do ponto de vista estético. Ela se estende ântero-inferiormente a partir do corpo principal em uma massa globular com uma face lateral convexa,

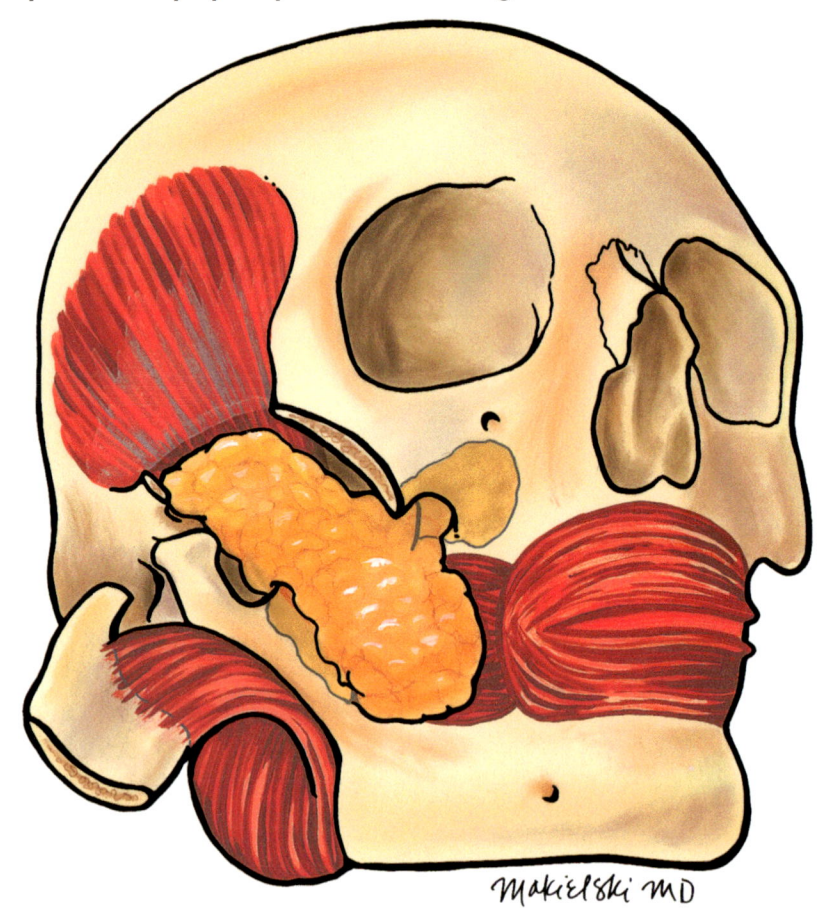

FIG. 17.3. Corpo adiposo bucal. O zigoma e o masseter foram refletidos para demonstrar o corpo adiposo bucal e sua relação com os músculos da mastigação. Além da extensão bucal principal, são vistas as extensões pterigóidea e temporal. Os ramos bucais do nervo facial e o ducto parotídeo residem sobre a superfície superficial da extensão bucal. O músculo bucinador é profundo a ela e tem que ser perfurado para se chegar à gordura bucal por uma via de acesso intra-oral.

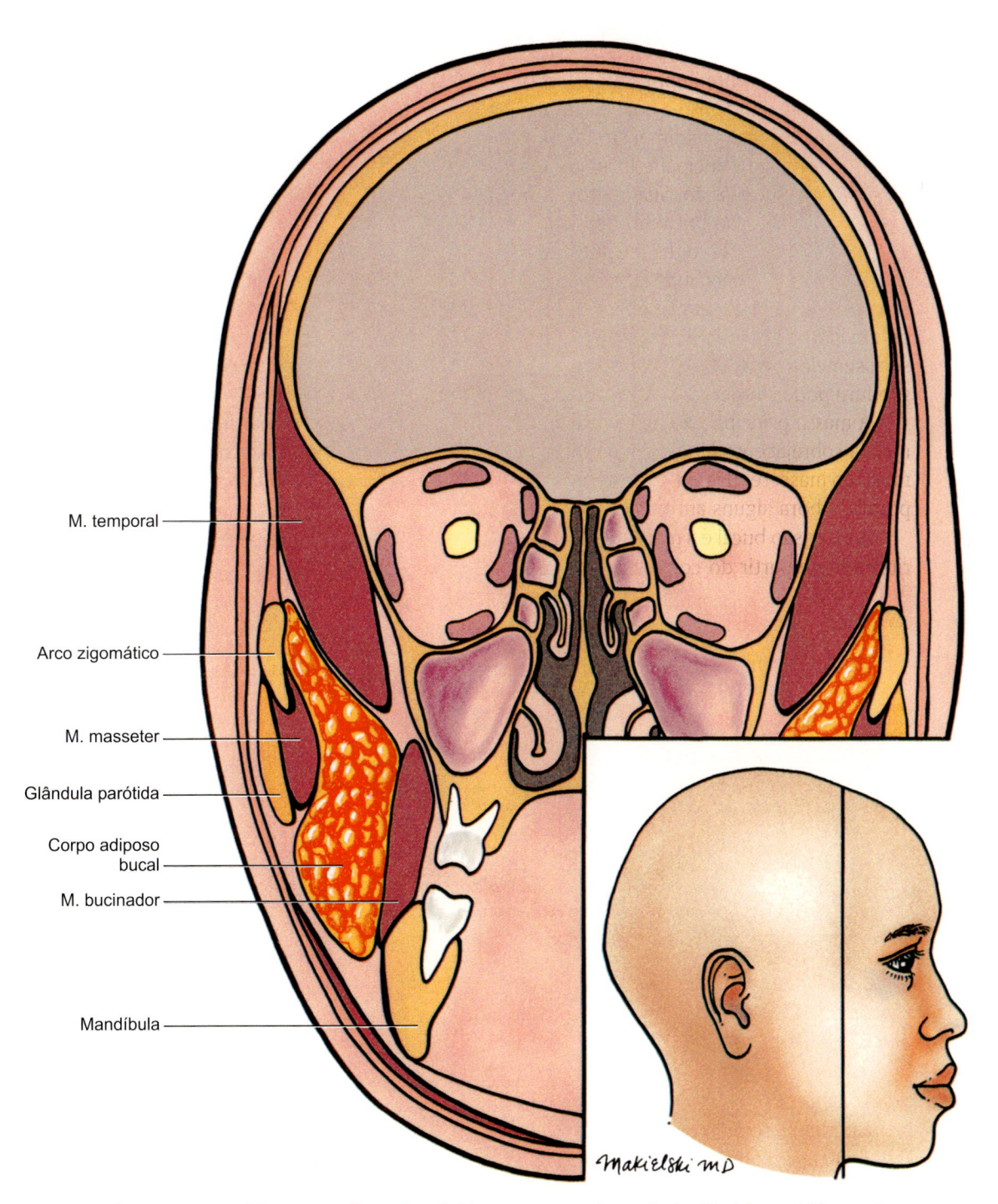

FIG. 17.4. Corte transversal do corpo adiposo bucal. Um corte coronal através da glândula parótida anterior demonstra as importantes relações esqueléticas e musculares da gordura bucal. Sua função principal é proporcionar uma superfície de deslizamento para os músculos da mastigação. Ele assim está situado entre os músculos temporal e masseter neste plano. Sua extensão pterigóidea circunda os músculos pterigóideos. A extensão temporal da gordura bucal é separada do corpo adiposo temporal superior pela camada profunda da fáscia temporal profunda.

cobrindo a maior parte do bucinador. Duas estruturas cirurgicamente vulneráveis, o nervo facial e o ducto parotídeo, situam-se em estreita proximidade à extensão bucal. Os ramos bucais do nervo facial que saem pela borda anterior da glândula parótida situam-se sobre a superfície do músculo masseter, apertadamente fixados pela fina lâmina de fáscia parotidomassetérica. Uma extensão dessa fáscia envolve o corpo adiposo bucal; assim, a extensão bucal possui fibras do nervo facial imediatamente laterais a ela. O ducto parotídeo corre imediatamente superior à extensão bucal antes de mergulhar através das fibras do bucinador para entrar na cavidade oral.

A extensão pterigóidea continua posteriormente a partir do corpo principal sobre a superfície lateral dos músculos pterigóideos medial e lateral e prossegue medialmente em torno da parede posterior da maxila e através da fissura pterigomaxilar. Ela pode ser encontrada estreitamente associada à artéria maxilar e à divisão maxilar do nervo trigêmeo durante a via de acesso transinusal maxilar à artéria maxilar. A extensão temporal passa póstero-superiormente a partir do músculo bucinador embaixo do arco zigomático e lateral ao processo coronóide da mandíbula, separando o músculo temporal do arco. O corpo adiposo temporal superficial é uma estrutura à parte, separada da extensão temporal do corpo adiposo bucal pela camada profunda da fáscia temporal profunda.

O suprimento sangüíneo do corpo adiposo bucal é feito a partir de ramos da artéria facial, que se situa ao longo da porção mais anterior, e da artéria facial transversa, que tem anastomoses com a artéria facial na região da extensão bucal. Há também contribuições a partir da maxilar interna para as porções mais profundas, principalmente por meio da artéria bucal. O suprimento nervoso se dá a partir do ramo bucal do nervo mandibular antes da sua distribuição à pele e à mucosa da bochecha.

O corpo adiposo bucal pode ser usado para enxertos livres de gordura, porém com mais freqüência, ele é removido de maneira crescente para efetuar uma alteração no contorno da bochecha. Isso tem mais sucesso em uma paciente com eminências malares proeminentes na qual a concavidade produzida pela remoção da gordura acentuará a altura óssea malar. Em uma paciente com arcos malares achatados, a remoção de gordura levará a uma aparência macilenta. A via de acesso cirúrgica pode ser externa ou intra-oral. Os ramos bucais do nervo facial correm riscos em uma via de acesso externo.

PLATISMA

O músculo platisma é um músculo achatado cuja espessura varia amplamente entre os indivíduos; os homens geralmente têm um platisma mais grosso que as mulheres. Inferiormente, ele se insere nos tecidos subcutâneos das regiões subclavicular e acromial; superiormente, insere-se no mento nas comissuras da boca e no terço anterior da linha oblíqua da mandíbula. O platisma é um abaixador do lábio inferior inervado pelo ramo cervical do nervo facial. Posterior e superiormente, as fibras formam um S e passam posteriormente ao ângulo da mandíbula. Medialmente, as fibras geralmente se interdigitam e formam um V invertido no mento, 1 a 2 cm abaixo dele (mais comum), ou ao nível da cartilagem tireóide (Cardosa, 1980). Profundamente ao platisma, situam-se as glândulas submandibulares, o nervo facial e a artéria facial. Frouxidão do platisma com a idade cria bandas de platisma e pode acentuar ptose da glândula submandibular.

LEITURAS SUGERIDAS

1. Cardosa C: The anatomy of the platysma muscle. *Plast Reconstr Surg* 1980;66:680-683.
2. McKinney P, Gottlieb J: The relationship of the greater auricular nerve to the SMAS. *Ann Plast Surg* 1985;14:310-314.

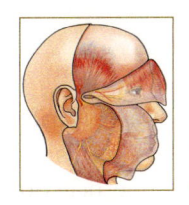

CAPÍTULO 18

Lábios e Mento

A área perioral representa uma unidade estética, a qual pode ser ainda mais dividida em cinco subunidades (Fig. 18.1). Os lábios funcionam como um esfíncter oral, uma fonte de sons labiais e um meio de expressar emoções.

PROPORÇÕES ESTÉTICAS DOS LÁBIOS

Como se pode ver na Figura 18.2, o lábio superior situa-se ligeiramente anterior ao inferior e tem aproximadamente a metade da altura vertical do lábio inferior e o mento. O lábio superior é limitado pelo sulco mesolabial, que desce da área alar aproximadamente 1 cm lateral à comissura oral. A linha horizontal do mento separa o lábio inferior do mento. Marcos importantes do lábio superior incluem a coluna do filtro, a covinha do filtro, o rolo de pele branca, o arco de Cupido e o tubérculo. Os dentes determinam, em grande medida, o contorno dos lábios. Em média, deve-se ver aproximadamente um terço dos incisivos em repouso e aproximadamente três quartos com um sorriso. A largura horizontal do filtro é aproximadamente um quarto da largura do lábio superior de comissura a comissura. O contorno e o tamanho dos lábios variam entre as raças (Millard, 1976).

ANATOMIA DOS LÁBIOS

Os lábios propriamente ditos consistem em uma mucosa e uma submucosa, uma camada de músculo circular e pele. A mucosa e a pele são firmemente fixadas ao músculo subjacente. A mucosa úmida encontra-se com uma região de transição, o vermelhão seco, que possui uma mucosa fina sem glândulas; essa região vascular é responsável pelo vermelhão dos lábios.

    O suprimento vascular dos lábios é baseado, principalmente, nas artérias labiais superior e inferior, as quais são ramos da artéria facial. Essas artérias correm superficialmente no músculo, próximo da superfície mucosa, aproximadamente ao nível do vermelhão (Smith, 1961) (Fig. 18.3). A artéria labial situa-se superficialmente no músculo próximo da mucosa aproximadamente ao nível da junção mucocutânea. Ramos da artéria labial superior, como o ramo septal ascendente, ascendem para a base do nariz. As artérias labiais devem ser preservadas para uso bem-sucedido dos vários retalhos labiais cruzados *(cross-lip)*.

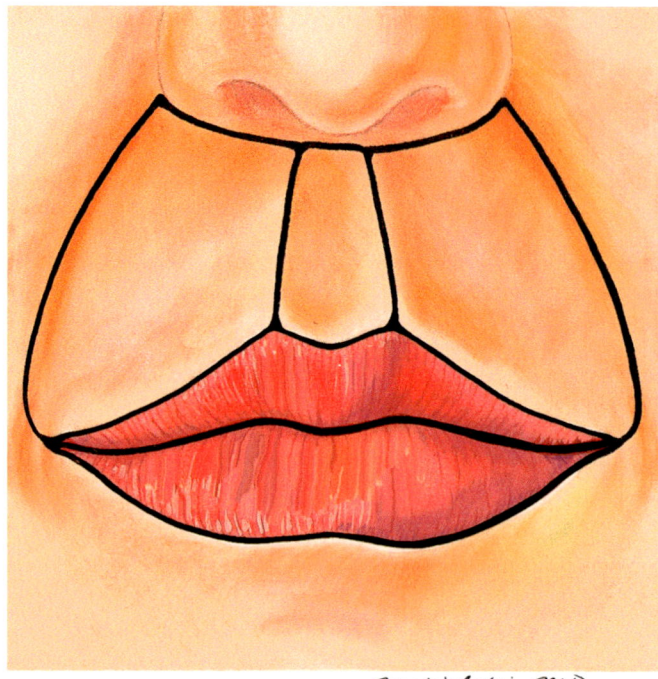

FIG. 18.1. Subunidades estéticas do lábio superior. O lábio superior pode ser dividido em subunidades medial e laterais. A subunidade lateral começa no sulco mesolabial (nasolabial) e termina na coluna do filtro. Súpero-lateralmente, o pequeno triângulo na base da asa deve ser incluído na subunidade estética. Inferiormente, as subunidades laterais e a medial acompanham a borda do vermelhão. A reconstrução de uma subunidade completa coloca incisões nos limites onde elas são minimamente notadas.

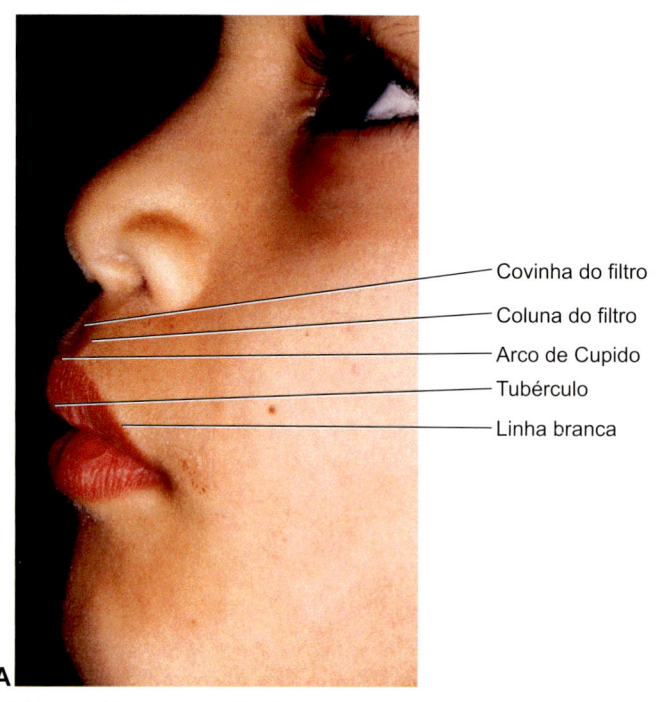

- Covinha do filtro
- Coluna do filtro
- Arco de Cupido
- Tubérculo
- Linha branca

FIG. 18.2. Marcos dos lábios. O filtro, a crista filtral, o arco de Cupido, a linha branca e o tubérculo estão mostrados. O lábio superior situa-se um pouco mais anteriormente do que o inferior. **A.** Vista lateral.

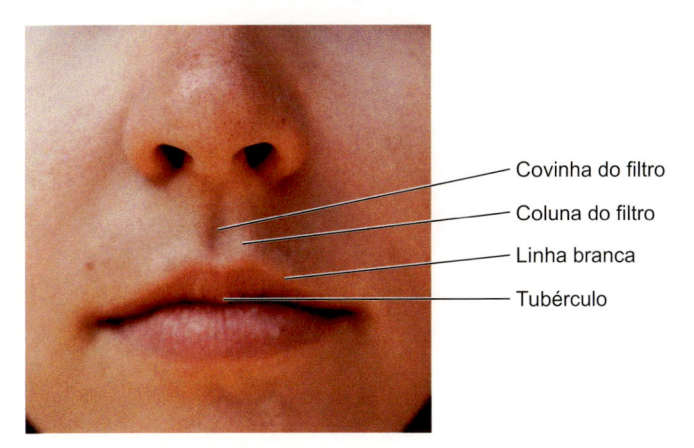

FIG. 18.2. *Continuação.* **B**. Vista frontal.

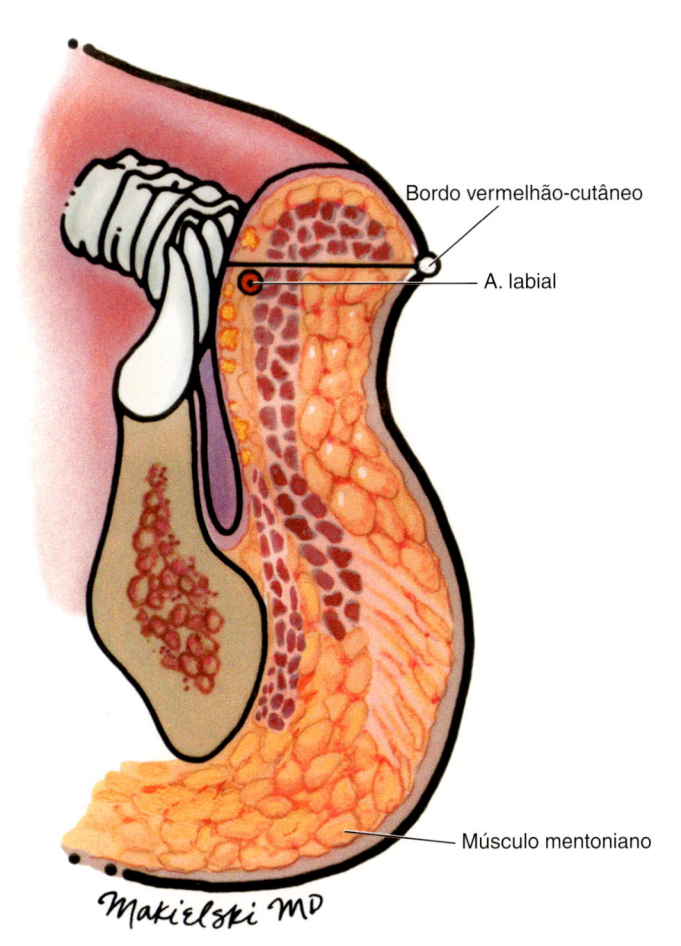

Covinha do filtro
Coluna do filtro
Linha branca
Tubérculo

Bordo vermelhão-cutâneo
A. labial
Músculo mentoniano

FIG. 18.3. Corte transversal dos lábios. A artéria labial corre no músculo orbicular da boca, profundamente à mucosa, aproximadamente ao nível da borda do vermelhão.

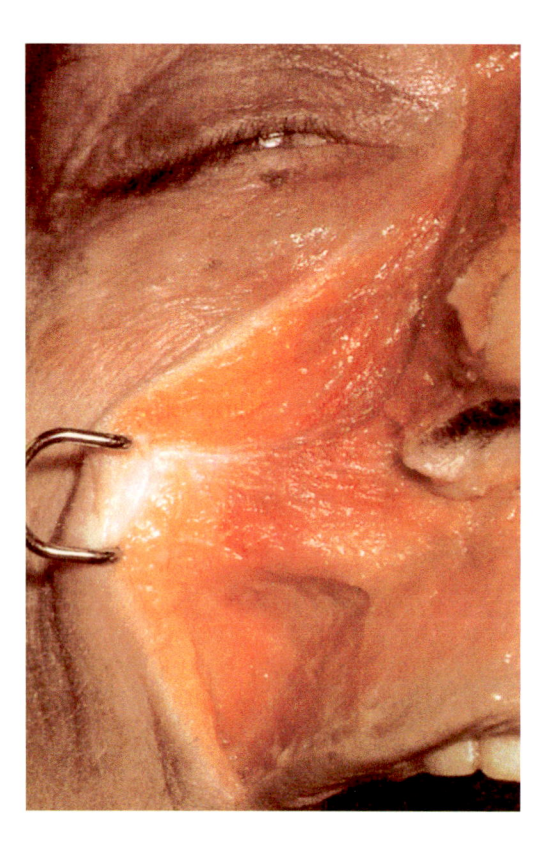

FIG. 18.4. Sulco mesolabial (nasolabial). O sistema musculoaponeurótico superficial (SMAS) é mostrado inserindo-se na derme. A contração do SMAS inserido e a musculatura facial criam o sulco melolabial.

Os músculos na área perioral são extremamente bem desenvolvidos nos humanos. O orbicular da boca, esfinctérico, origina-se da região da comissura oral. O orbicular pode ser dividido em uma parte periférica mais profunda e uma parte marginal mais superficial, a qual é subjacente ao vermelhão. Rodeando esse músculo esfinctérico está situado um complexo de músculos. Alguns desses músculos levantam o lábio superior (zigomático maior, levantador do lábio superior e levantador do lábio superior e da asa do nariz); alguns elevam o ângulo da boca (zigomático maior, risório); alguns são abaixadores do ângulo da boca e lábio inferior (abaixador do ângulo da boca, abaixador do lábio inferior, platisma) (Rubin, 1977).

▪ SULCO MESOLABIAL (NASOLABIAL)

O sulco mesolabial é um marco estético importante que separa o lábio da bochecha. Sua profundidade percebida depende do enchimento relativo das bochechas e dos tecidos moles dos lábios mais a frouxidão da pele da bochecha. As fixações faciais à derme que ajudam a criar o sulco (Fig. 18.4) devem ser recriadas durante cirurgia de reanimação facial, fixando-se tecidos subcutâneos ou derme ao músculo subjacente.

MENTO

O mento se relaciona visualmente com os lábios e o pescoço. Sua posição influencia significativamente a aparência da face inferior. A relação ântero-posterior entre o mento e o resto do perfil tem importância prática. Nenhuma medida simples é capaz de definir com exatidão a posição do mento. Os estudos de referências estéticas e arte clássica mostraram uma preferência por uma relação na qual o lábio inferior é ligeiramente posterior ao lábio superior e o mento é situado sobre uma linha reta que liga os dois (o mento masculino pode ser um pouco mais anterior). A técnica de Rish é amplamente usada. Com esse sistema, uma linha perpendicular é traçada da

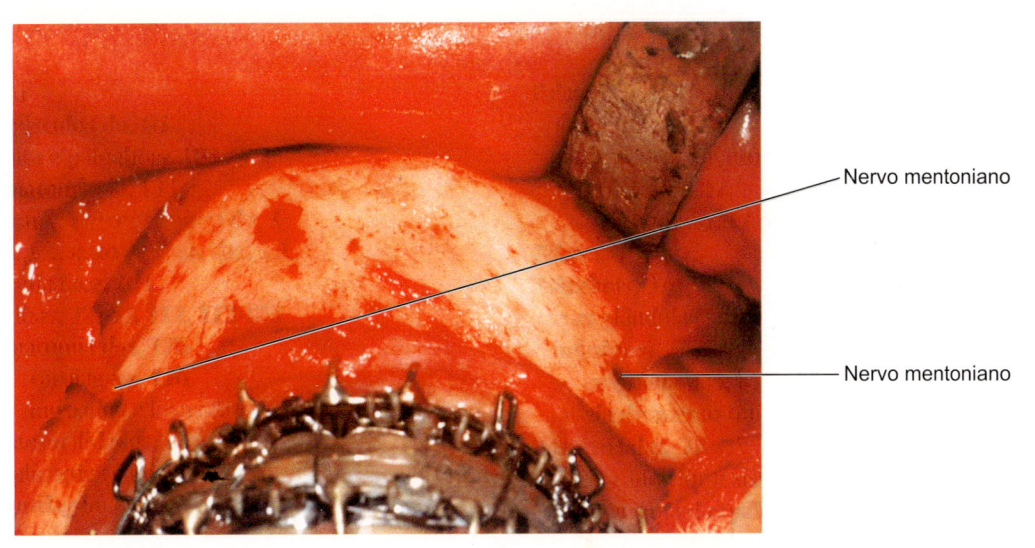

FIG. 18.5. Nervos mentonianos. Os nervos mentonianos estão expostos intra-oralmente. Esses nervos provêem sensibilidade ao lábio inferior e mento, e estão situados aproximadamente na linha hemipupilar ou entre o primeiro e segundo pré-molares. (Cortesia de Gary Feldman, M.D., D.D.S.)

junção mucocutânea do lábio inferior e do mento, e considera-se fazer aumento se o mento não atingir essa linha. Obviamente, a oclusão do paciente e a relação funcional mandibulomaxilar devem ser consideradas antes do aumento cosmético simples do mento.

Ao realizar cirurgia na mandíbula anterior, a principal estrutura em risco é o nervo mentoniano, visto na Figura 18.5.

Componentes freqüentemente desprezados da posição do mento são os músculos mentonianos (Zide e McCarthy, 1989). Esses músculos que formam um par na linha mediana originam-se na mandíbula anterior embaixo dos incisivos e correm inferiormente para se fixar na pele do mento. Eles assim são levantadores do mento e indiretamente levantam o lábio. Se esses músculos forem cortados ou enfraquecidos, pode resultar ptose do mento. Os músculos mentonianos, como os abaixadores do lábio, são inervados pelo ramo mandibular marginal do nervo facial.

LEITURAS SUGERIDAS

1. Burget GC, Menick FJ: Aesthetic restoration of one-half of the upper lip. *Plast Reconstr Surg* 1986;78: 583-593.
2. Millard DR: *Cleft craft, vol. 1.* Boston: Little, Brown, 1976.
3. Rubin LR: *Reanimation of the paralyzed face.* St. Louis: Mosby, 1977.
4. Smith JW: Clinical experience with the vermilion bordered lip flap. *Plast Reconstr Surg* 1961;27:527-543.
5. Zide BM, McCarthy J: The mentalis muscle: an essential component of chin and lower lip position. *Plast Reconstr Surg* 1989;83:413-420.

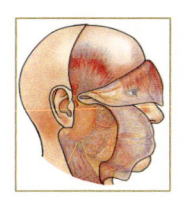

Índice Remissivo

Os números em **negrito** indicam os locais onde o assunto é abordado mais extensamente. Algarismos em *itálico* significam que os temas podem ser encontrados em Figuras ou Quadros.

A

Abramson, 44
Alexander, 23
Análise cefalométrica, **5**
   dos tecidos duros, 6
      padrões normais de referência, 7
      pontos cefalométricos, 6
   dos tecidos moles, **8**
      pontos principais, 8
      sistemas cefalométricos nos, 8
Análise de Hinderer, 181
   da eminência malar, *182*
Análise de Powell
   da eminência malar, *183*
Análise de Steiner, 7, *7*
Anatomia dos lábios, **187**
   subunidades estéticas, *188*
   suprimento vascular dos, 187
Anatomia facial
   variações devidas a raça, sexo e idade, **23-29**
      alterações na pele, 28
      envelhecimento, 25
      idade, 25
      raça, 23
      sexo, 25
Anatomia palpebral
   diferenças raciais na, **150**
      asiática, 150
      caucasiana, 150

Anatomia vascular e desenho de retalhos, **107**
   ramos, 107
   retalhos, 107
      divisão dos, 107
   suprimento vascular, 107
Anatomia vascular regional, **102**
   área temporal, 102
      artéria fascial transversa, 102
   lábios, 106
   nariz, 106
   órbita e pálpebras, 103
Anderson
   tripé de, *166*
Angiossomas, **99**
   conceito, 99
   segmentos, 99
Angle da oclusão
   classificação de, *37*
Ângulo
   A-N-B, 7
   cervicomentoniano, 28
   de Peck e Peck, *10*
   facial, *10*
   H, 9
      de Holdaway, *11*
   maxilar, *10*
   maxilofacial, *10*
   mentocervical, *9*
   nasal, *10*
   nasofacial, *9*

nasolabial, 25
  e dupla quebra, *156*
nasomaxilar, de Peck e Peck, *10*
nasomentoniano, *9*
S-N-A, 7
S-N-B, 7
Antro, 96
Aparelho branquial, **13**
  arcos branquiais, 13
    e seus derivados, *14*
  componentes do, **14**
  desenvolvimento do, 13
  estruturas do, 13
  formação do, 13
  nervo branquiométrico, 13
  sulcos branquiais, 13
Aponeurose levantadora, **144**, *145*
  corno lateral da, 146
  origem, 144
  localização da, 144
Arcabouço de tecidos duros, **33-46**
  arquitetura do esqueleto craniofacial, 35
  aumento e enxerto do esqueleto facial, 44
  biomecânica do esqueleto facial, 38
  desenvolvimento do esqueleto craniofacial, 33
  locais comuns de fratura facial, 39
Arcabouço nasal, *163*
Arco aórtico
  artéria do, 13
Arco do Cupido, 187
Arco zigomático, 57, 69, 71, 103
Artérias, **100**
  fontes, 101
  indiretas, 101
  palpebral lateral, 105
  palpebral medial, 105
  perfurantes, 100
  temporal superficial, 105
    distribuição da, *105*

B

Baker, 84
Barra cartilaginosa, 13
Bigorna, 22
Boca e lábios
  músculos, **67**
    do sorriso, *68*
    musculatura da, *68*
    protusão do lábio superior, *69*
Bochecha
  e pescoço, **181-186**
    complexo malar, 181
    corpo adiposo bucal, 184

platisma, 186
músculos da, **67**
Bolsa faríngea, 13
Bolsas branquiais, *14*
Bolsas de gordura palpebrais, *142*
Borges, 49
Broadbent, 7
Burget, 47

C

Cabelo e couro cabeludo, **119-125**
  anatomia do, 119
  padrões de crescimento do pêlo, 119
    calvície, 123
    ciclo de crescimento, 119
    direção do crescimento, 121
Calvície, 123
  classificação da, *123*
  linha do cabelo, *125*
  local da, *124*
Canal nasopalatino, 18
Carlisle, 28
Cartilagem de Meckel, 22
Cartilagem de Reichert, 22
Cavidade nasal, **16**
Cavidade oral, **95**
  inervação da, 95, *96*
  nervo alveolar, 95
  nervo lingual, 95
  palato, 95
Cefalometria, 5
Células etmoidais, 17
  anteriores, 17
  posteriores, 17
Circulação cutânea, 100
Classificação de Lê Fort, 39
Colágeno, 47
Columela, *8,* 94
Complexo malar, 181
Conley, 69, 84
Contorno facial
  análise do, **3-11**
    cefalométrica, 5
      dos tecidos duros, 6
        pontos comuns, *6*
      dos tecidos moles, 8
      proporções faciais, 3
        horizontais, *4*
        verticais, *5*
Corpo adiposo bucal, **184**
  corte transversal do, *185*
  extensão bucal, 184
  extensão pterigóidea, 186

massa principal do, 184
suprimento sanguíneo, 186
Couro cabeludo parietal e occipital, **112**
   anatomia do, 119
   camadas do, *121*
   drenagem do, 112
   epicrânio, 119
Crânio
   áreas comuns a aumentar ou reduzir, *44*
   fontes de osso e cartilagem sobressalentes, *45*
Crumley, 153
Cupido
   arco do, 187

D

Darwin
   tubérculo de, 173
Dermátomos, 89
   da cabeça e do pescoço, *91*
Derme, 47
   composição da, 47
      colágeno, 47
   delgada, 47
   papilar, 47
   profunda, 47
Dingman, 84
Dissecção nasal, *167-171*
Downs
   análise de, 7
Drenagem linfática da face, **109**
   divisão, 109
   grupo pericervical, 109
   padrão geral, *110*
   padrões linfáticos, 109
   sistema de drenagem, 109
Drummond, 23
Dupuytren, 49

E

Embrião humano
   desenvolvimento facial, *16*
   vista lateral de, *15*
Embriogênese facial, **13-22**
   aparelho branquial, 13
      componentes do, 14
   cavidade nasal e seios paranasais, 16
   formação do palato, 17
   meato acústico externo, 22
   membrana timpânica, 22
   orelha, 18, 22
      interna, 18
      média, 22

   primórdios faciais, 16
   proeminências mandibulares, 18
Envelhecimento
   alterações cervicais com o, *27*
      hióide, *27*
      mento recuado, *27*
   alterações devidas ao, **25**
      velocidade, 25
      aos 30 anos, 25
      aos 40 anos, 25
      aos 50 anos, 25
      aos 60 anos, 25
      aos 70 anos, 25
Epicrânio
   corte através do, *65, 121*
   diagrama do, *122*
Epiderme, 47
Esqueleto craniofacial
   arquitetura do, **35**
      abóbada, 35
      dentes, 36
         nomenclatura dentária, *36*
      face média, 36
      mandíbula, 35
      osso craniano, 35
      ossos temporais, 35
   desenvolvimento do, **33**
      crescimento da face, 35
      crescimento do crânio, *34*
      crânio com forames-chave, *34*
      ossificação do crânio, 33
Esqueleto facial
   arcabouço ósseo, 44
   aumento e enxerto do, *44*
   células osteoprogenitoras, 44
   classificação do, **38**
      arcobotantes, 38
         horizontais do crânio, *38*
         verticais do crânio, *39*
      arcos, 38
   enxertos ósseos autógenos, 44
   enxertos ósseos cranianos, *46*
   osteoindução, 45
   reconstrução craniofacial, 45
Estribo, 22
Estruturas-chave neurovasculares
   e o sistema musculoaponeurótico superficial, 57

F

Face
   côncava, 3
   convexa, 3

classificação da, 3
embriogênese, **13**
lateral e têmpora, 111
    drenagem linfática da, 111
ligamentos retentores da, *53*
    principais, *59*
linfáticos da, **109**
média, 36, 110
padrões vasculares da, **99-108**
    anatomia vascular e desenho de retalhos, 107
    anatomia vascular regional, 102
      área temporal, 102
      lábios, 106
      nariz, 106
      órbita e pálpebras, 103
    angiossomas, 99
    circulação cutânea, 100
      artérias, 100
      veias, 101
    plexo vascular cutâneo, 102
    proporções da, 3
reta, 3
Fáscia
    parotídea, 51, 52
    massetérica, 69
    temporal profunda, 57, **71**
    temporal superficial, 55, 57
    temporoparietal, 55, 57
Feixes colágenos, *48*
Feixes neurovasculares
    supra-orbitário, 57
    supratroclear, 57
Fendas branquiais, 13, *14*
Fibras colágenas, 47
Fibras elásticas, 49
Fixações fasciocutâneas, 52
    nos planos seqüenciais, *54*
Flores, 28
Folículo piloso, 119
    base do, 119
    desenho esquemático do, *120*
    no couro cabeludo, *122*
Forame estilomastóideo, *81*
Forames ósseos, 57
Frankfort
    plano horizontal de, 3, 6, 8
Fratura facial
    da face média, 39
      lateral, 43
    da mandíbula
      locais de, *40*
      tração muscular, *40, 41*
    da margem orbitária, 43

do complexo dentoalveolar maxilar, 39
do tripé, 43
explosiva, 43
globo, 43
locais comuns de, **39**
    incidência, 39
    influência dos músculos, 39
malares, 43
músculo masseter, *43*
nasais, 42
    ossos nasais, *42*
piramidal, 39
Frey
    síndrome de, 93

G

Gálea aponeurótica fibrosa, *56*, 61, 119
Gallagher, 3
Garcia, 23
Gilchrist, 28
Glabela, *8*, 9, 153
Glândula parótida, 69
Glândulas lacrimais, 142
González, 3, 25, 47
Grabb, 84
Guo, 23

H

Hastes auriculares, 6
Hinderer, 23
    análise de, 181, *182*
His
    proeminência de, 22
Hitchcock, 23
Holdaway, 8, 9
Humpreys, 8

I

Idade
    alterações regionais devidas à, **25**
      gordura, 28
      mento, 28
      osso hióide, 28
Inervação sensitiva facial, **89-98**
    áreas especiais, 94
      cavidade oral, 95
      nariz, 94
      pálpebras, 97
      seio esfenoidal, 97
      seio frontal, 97
      seio maxilar, 96

ÍNDICE REMISSIVO

seios etmoidais, 96
testa, 98
divisões do nervo trigêmio, 89
Infundíbulo, 96

K

Kocher, 49

L

Lábios, **106**
  anatomia dos, 187
  corte transversal dos, *106, 189*
  e mento, **187-191**
  marcos dos, *188-189*
  músculo orbicular, 106
  proporções estéticas dos, **187**
  sulco mesolabial, 190
  suprimento dos, 106
Langer, 49
  linhas de, 49
Larrabee, 9, 49
Le Fort
  classificação de, 39
Leonardo
  terços faciais de, 3
Leptorrino, 23
Liebman, 86
Ligamentos
  de Lockwood, 139, 149
  de Whitnall, 144
  fasciocutâneos, 52
  mandibulocutâneos, 55
  osteocutâneos, 52, 55
  palpebral medial, 65
  retentores da face, *53*
  principais, *59*
  zigomaticocutâneos, 55
Lines, 25
Linfáticos da face, **109-115**
  drenagem linfática da face, 109
    couro cabeludo parietal e occipital, 112
    face lateral e têmpora, 111
    face média, 110
    nariz, 111
    orelha, 112
  drenagem linfática do pescoço, 113
  linfonodos acessórios espinhais, 114
  linfonodos cervicais anteriores, 115
  linfonodos cervicais transversos, 115
  linfonodos jugulares internos, 113
  sistemas de classificação, 115
Linfonodos extraglandulares, 112
Linfonodos jugulares internos, **113**
Linfonodos submandibulares, 110
  do grupo pericervical, *111*
Linha de harmonia, 9, *11*
Linha de referência
  NA, 7
  NB, 7
Linha H, 9
Lóbulo, 153

M

Mandíbula, 35
  periósteo da, 55
Marcos nasais, *154-155*
Martelo, 22
Masseter, 69
  e a glândula parótida, 69
  e direção da tração sobre a eminência malar, *70*
  inserção, 69
  origem do, 69
  ramos bucais, 69
  rotação do, 69
  suprimento nervoso, 69
  tração do, 69
Mathes, 107
McCarthy, 191
McGregor
  placa de, 55
Meato acústico externo, 6, **22**
  origem do, 22
Meato auditivo externo, 6
Meckel
  cartilagem de, 22
Medições facias, 6
Membrana timpânica, **22**
  estrutura, 22
  formação da, 22
Membranas branquiais, 14
Menick, 47
Mento, *8,* 153, **190**
  componentes do, 191
  músculo do, 67
  proeminente, 7
Mesênquima, 13
Mesorrino, 23
Mitz, 51
Miura, 23
Montagna, 28
Musculatura facial, **61-78**, *63*
  músculos da expressão facial, 61
    boca, 67
    e lábios, 67

bochecha, 67
   nariz, 66
   olho, 65
   orelha, 65
   testa, 61
   músculos da mastigação, 69
      direção da tração muscular, 71
      fáscia temporal, 71
      masseter, 69
      temporal, 70
Músculo(s)
   abaixadores do lábio, 67
   abaixador do septo, 66
   bucinador, 57, 67
      origem do, 67
   corrugador, *64*
   da mastigação, 69
   de Müller, **146**
      contração do, 146
      origem do, 146
   digástrico, 94
   do mento, 67
   faciais
      auriculares anteriores, 65
      auriculares posteriores, 52
      auriculares superiores, 65
      embrionário esfíncter, 52
      formação dos, 18
      profundos, 51, 57
   frontal, 55, 61, *64*
   levantadores do lábio, 67
      função dos, *144*
   masseter, 71
      relações com o temporal, *73-78*
   mentoniano, 57
   miloióideo, 94
   nasal, 66
   occipital, 55
   orbicular, 65
      da boca, 67
      do olho, *137*, 137
         divisão do, 137
   periauriculares, 55
   platisma, 84
   prócero, 55, 66
   pterigóides, 71
   temporal, 70, 71
      relações com o masseter, *73-78*
   zigomáticos, 67

N

Nahai, 107
Nariz, **66, 95, 106, 111, 153-172**
   arcabouço nasal, *163*

   artérias do, 106
   cavidade nasal
      inervação da, *95*
   caucasiano, 23
   considerações sobre os tecidos moles, 160
   drenagem linfática do, 112, *163*
   drenagem venosa, 106
   espinha nasal, 95
   inervação do, 94
   linfáticos do, 111
   músculos do, **66**
      musculatura do lábio superior e nasal, *66*
   proporções nasais estéticas, 153
   ramos do, 106
   suporte de tecido duro, 164
   vista oblíqua do, *159*
Násio, 3, *8,* 153
   colocação do, *7*
Nervo alveolar, 89
Nervo auriculotemporal, 93
Nervo branquimétrico, 13
Nervo bucal, 93
Nervo craniano, 18
Nervo fascial, **79-87**
   e a sutura timpanomastóidea, *80*
   ramos do, 82
      bucais do, *83*
      mandibular, 84
         marginal, 84
      temporais, 82, *83*
   tronco principal do, 79
Nervo infra-orbitário, 89, 94, 97
Nervo lacrimal, 97
Nervo lingual, 93
Nervo marginal
   dissecção detalhada do, *87*
Nervo mentoniano, *191*
Nervo nasopalatino, 95
Nervo pterigopalatino, 92
Nervo supra-orbitário, 97
Nervo supratroclear, 97
Nervo trigêmeo
   divisões do, **89**
      mandibular, 94
      maxilar, 89, *93*
      oftálmica, 92
      principais, *90*
   ramo mandibular, 92
Nervo zigomaticofacial, 89
Nomenclatura dentária, *36*
Norwood
   classificação de, *123*

O

Olho
    músculos do, **65**
Órbita e pálpebras, **103**
    anatomia da, 133
    cirurgia reconstrutora da, *131*
    suprimento vascular das, 103
        da face, *104*
Orelhas, **22, 65, 112, 173-180**
    anatomia das, **176**
        cartilagem, 176
        músculos e ligamentos, 179
    anormalidades, 22
    aplicações clínicas, **180**
    cartilagem das, **176**
        enxerto da, 180
        face medial da, 176
    cortes de, *175*
    dissecção das, *177-179*
    enxerto de cartilagem auricular, 180
        orelha protusa, 180
    desenvolvimento da, 22, 173
    distúrbios, 22
    drenagem linfática da, 112
    embriologia, 173
    formação das, 22
    externa, *21*
        formação da, *21*
        fusão, *21*
    interna, **18**
        desenvolvimento, 18
        estrutura da, 18
        fossa ótica, 18
        mesoderma, 18
    ligamentos das, 179
    média, 22
        derivação das, 22
        formação das, 22
        ossículos, 22
    músculos das, 65, 179
        musculatura da, *66*
    proporções estéticas, 173, *174*
        marcos das, 173, *174*
    protrusa, **180**
Osso nasal
    dissecção nasal, *167-171*
    e a cartilagem lateral, *166*
Osso orbitário
    contorno do, *129*
Osteoblastos, 45
Osteoindução, 45
Osteotomias, 171
    dos ossos nasais, *172*
    padrões das, 171

P

Palato
    formação do, **17**
        desenvolvimento do, 17, *19-20*
            primário, 17
            secundário, 17
Palmer, 99
Pálpebras, **97**
    e as glândulas lacrimais, 142
    inferiores
        anatomia das, *147-148*
        via de acesso transconjuntival, *143*
    nervos das, 97
    órbita anterior e sistema lacrimal, **133-151**
        anatomia das pálpebras, 133
            aponeurose levantadora, 144
            corte transversal das pálpebras, *136*
            estrutura da pálpebra inferior, 148
            músculo de Müller, 146
            músculo orbicular do olho, 137
            placas tarsais, 148
            septo e gordura orbitários, 139
            tendão cantal do olho, 137
            tendão cantal lateral, 13
        diferenças raciais, 150
        sistema lacrimal, 150
        topografia superficial, 133, *134-135*
    superiores
        anatomia das, *140*
        asiática, *149*
        caucasianas, *149*
    veias das, 105
Paroitectomia total, 82
    nervo facial após, 82
Peck, 8
Pedículos neurovasculares, *98*
Pele
    alterações na, **28**
        bioquímicas, 28
        exame, 28
        fatores genéticos, 28
        glândulas sebáceas, 28
        gravidade, 28
        histológicas, 28
    características mecânicas da, 49
    corte tranvesal da, *48*
    e tecidos moles, **47-50**
        arquitetura da pele, 47
        linhas de tensão da pele relaxada, 49, *50*
        propriedades mecânicas, 49
        unidades estéticas faciais, 47
Pêlo
    padrões de crescimento do, **119**

calvície, 123
ciclo, 119
direção, 121
Perfinoplastia, 3
Pescoço
  drenagem linfática do, 113
  linfonodos do, *113*
    níveis dos, *114*
Peyronie, 51
Placa de McGregor, 55
Placa pedal, 22
Placóides nasais, *17*
Placóides olfatórios, 16
Plano horizontal de Frankfort, 3, 6, 8
Platirrino, 23
Platisma , **186**
  definição do, 186
  embrionário, 52
    abaixador, 52
    risório, 52
    verdadeiro, 52
  e os vasos faciais, *87*
  inervação do, 84
  inserção do, 186
  primitivo, 52
Plexo subdérmico, 51
Plexo vascular, 49
  cutâneo, 49, **102**
    subcutâneo, 102
    subdérmico, 102
  profundo, 49
Pogônio, 7, *8*, 9
Ponta nasal
  conceito do tripé, *166*
  projeção da, *156*
  suporte da, *165*
  variações anatômicas da, *157*
Powell, 8
  sistema de, 181
Primórdios faciais, **16**
  embriogênese, 16
Processos
  frontonasal, 89
  mandibular, 89
  maxilar, 89
Processos nasais laterais, *18*
Proeminência
  de His, 22
  facial, 16
  frontonasal, 16, *17*
  mandibular, 7, **18**
    estruturas, 18
    músculos faciais, 18
  maxilares, 16

Proporções faciais
  horizontais, *4*
  verticais, *5*
Proporções nasais, *159*
Ptose superciliar unilateral, 61

R

Raça
  variações devidas à, 23
    características, 23
      na forma do nariz, *24*
Rafe pterigomandibular, 67
Ramo mandibular, **84**
  marcos para o, *86*
Ramo marginal
  dissecção do, *86*
Ramos do nervo facial, **82**
  bucais, *83*
  principais, 82
  risco de lesão, 82
Ramos temporais, **82**
  do nervo facial, 83
    e a fáscia temporal, *85*
  relações, **82**
Recessão mandibular, 7
Regiões anatômicas, **116**
Reichert
  cartilagem de, 22
Rembrandt, 25
  auto-retrato, *26*
Ressonância magnética
  nas medições cefalométricas, 6
Retalhos
  compostos, 107
  cutâneos arteriais, 107
  fasciocutâneos, 107
  miocutâneos, 107
Riola, 7
Rínio, *8,* 153
Rouvière, 109

S

Saco lacrimal, 137
Seio esfenoidal, 17, **97**
  divisões do, 97
Seio frontal, **97**
Seio maxilar, **96**
  antro, 96
  infundíbulo, 96
Seios etmoidais, 16, **96**
  inervação do, 96
Seios nasolacrimais, 16

Seios paranasais, 16
    formação dos, 16
    inervação dos, 97
Septo e gordura orbitários, **139**, *141*
    definição, 139
    estrutura do, 139
    origem do, 139
Septo fibroso, 49, 51
    vasos do, 49
Septo nasal, 18, *45*
Septo ósseo, *45*
Sexo
    variações devidas ao, **25**
        diferenças anatômicas, 25
            barba, 25
            cabelos, 25
            cartilagem tireóide, 25
            supercílio, 25
Síndrome de Frey, 93
Sistema de Powell, 181
Sistema lacrimal, **150**
    conceito do, 150
    de drenagem lacrimal, 151
    saco e fossa lacrimais, *151*
Sistema musculoaponeurótico superficial, **51-59**, 82, 161
    corte coronal, *56*
    corte transversal na face inferior, *52*
    definição do, 51
    derivações musculares do, *53*
    e a fáscia temporal, *85*
    refletido, *55*
    relação, *57*
    significado cirúrgico, 57
    vista total do, *58*
Sistema universal de numeração dos dentes, *37*
Sistemas anatômicos, **32**
Sistemas cefalométricos, 7, 9
    dos tecidos moles, 8
Smith, 44
Steiner
    análise de, 7, *7*
Subunidades estéticas nasais, *154*
Sulco mesolabial, **190**
Sulcos nasolacrimais, 16, *18*
Supercílios, 153
    contorno do osso orbitário, *129*
    femininos, 127
    masculinos, 127
    posição dos, 127
    típicos, *128*
Sutura timpanomastóidea, 79
    e o nervo facial, *80*

T

Tabb, 79
Tannehill, 79
Taylor, 23, 99
Tecidos duros
    análise cefalométrica dos, 8
    arcabouço de, **33-46**
    suporte de, **164**
        cartilagem lateral, 164
        o septo, 164
            ângulos do, *164*
        tripé, 164
Tecido mesequimal, 13
Tecidos moles
    análise cefalométrica dos, 6
    considerações sobre os, **160**
        espessura da pele, *160*
    e pele, **47-50**
Têmpora, 111
Temporal
    músculo, **70**
Tendão cantal lateral, **139**, *139*
Tendão cantal medial, **137**, *138*
    complexo do, 139
    e o saco lacrimal, 137
Territórios vasculares cutâneos, *100*
Tessier, 51
Testa, **98**
    e supercílios, **127-132**
        estruturas cirurgicamente importantes, **130**
        posição dos, 127
    lift coronal da, *130*
    músculos da, **61**
        corrugador, 61
        frontal, 61
    nervos da, 98
Tomografia computadorizada
    nas medições cefalométricas, 6
Tração muscular
    sobre a mandíbula, 71
        abaixadores, *71*
        levantadores, *71*
    sobre o zigoma, 71
Trágio, 8
Triângulo estético de Powell e Humpreys, 9
Tripé de Anderson, *166*
Tubérculo de Darwin, 173
Tubérculo orbitário de Whitnall, 139

U

Unidades estéticas faciais, **47**, *48*
    conceito, 47

V

Veias, **101**
    retalhos teciduais, 101
    sistema venoso, 101
Ventre frontal, 61

W

Whitaker, 44

Whitnall
    ligamento de, 144
    tubérculo orbitário de, 139
Woolnoth, 3

Z

Zide, 191
Zigoma, 51, 52, 57
    periósteo do, 55
    via de acesso ao, *132*
Zins, 44